全国中医药行业高等教育"十四五"创新教材

经络腧穴学技能实训

（供中医学、针灸推拿学、康复治疗学等专业用）

主　编　冯淑兰　陈美仁

全国百佳图书出版单位
中国中医药出版社
·北 京·

图书在版编目（CIP）数据

经络腧穴学技能实训 / 冯淑兰，陈美仁主编 . —
北京：中国中医药出版社，2022.8
全国中医药行业高等教育"十四五"创新教材
ISBN 978 - 7 - 5132 - 7610 - 8

Ⅰ . ①经… Ⅱ . ①冯… ②陈… Ⅲ . ①经络—中医
学院—教材 ②俞穴（五腧）—中医学院—教材 Ⅳ . ① R224

中国版本图书馆 CIP 数据核字（2022）第 079885 号

免费使用本书数字资源步骤说明

本书为融合出版物，相关数字化资源（如图片、视频等）在全国中医药行业教育云平台"医开讲"发布。

资源访问说明

扫描右侧二维码下载"医开讲 APP"或到"医开讲网站"（www.e-lesson.cn）注册登录，在搜索框内输入书名，点击"立即购买"，选择"全部"，点击"选择支付"（0.00 元），显示支付成功。

点击 APP 首页下方"书架"→"我的订单"，找到本书，即可阅读并使用数字资源；或点击 APP 首页"扫图"，扫描书中二维码，即可阅读对应数字资源。

中国中医药出版社出版

北京经济技术开发区科创十三街 31 号院二区 8 号楼
邮政编码　100176
传真　010 - 64405721
三河市同力彩印有限公司印刷
各地新华书店经销

开本 787 × 1092　1/16　印张 15　字数 336 千字
2022 年 8 月第 1 版　2022 年 8 月第 1 次印刷
书号　ISBN 978 - 7 - 5132 - 7610 - 8

定价　68.00 元
网址　www.cptcm.com

服 务 热 线　010 - 64405510
购 书 热 线　010 - 89535836
维 权 打 假　010 - 64405753

微信服务号　zgzyycbs
微商城网址　https://kdt.im/LIdUGr
官 方 微 博　http://e.weibo.com/cptcm
天猫旗舰店网址　https://zgzyycbs.tmall.com

全国中医药行业高等教育"十四五"创新教材

《经络腧穴学技能实训》编委会

全国中医药行业高等教育"十四五"创新教材

《经络腧穴学技能实训》融合出版数字化资源编创编委会

主　　审　路　玫（河南中医药大学）

主　　编　冯淑兰（广州中医药大学）

　　　　　　贾春生（河北中医学院）

副 主 编　陈美仁（湖南中医药高等专科学校）

　　　　　　李　敏（广州中医药大学）

　　　　　　张　梁（广州中医药大学）

　　　　　　郭锡全（广州中医药大学）

　　　　　　陈柏书（深圳市宝安区中医院）

编　　委　易　玮（广州中医药大学）

　　　　　　何新芳（广州中医药大学）

　　　　　　陈　劼（广州中医药大学）

　　　　　　黄康柏（广州中医药大学）

　　　　　　刘　荣（广州中医药大学）

　　　　　　王海宽（广州中医药大学）

　　　　　　钟国新（广州中医药大学）

　　　　　　林　涵（广州中医药大学）

　　　　　　方　芳（广州中医药大学）

　　　　　　李　静（广州中医药大学）

　　　　　　林锦泉（广州中医药大学）

　　　　　　白东艳（广州中医药大学）

伦　新（香港浸会大学）

周　华（广州中医药大学）

周　鹏（深圳市宝安区中医院）

诸葛建（广东食品药品职业学院）

陈秘密（湖南中医药高等专科学校）

编写说明

　　《经络腧穴学技能实训》是全国中医药行业高等教育"十四五"创新教材。其主要创新之处体现在教材中增加了腧穴定取操作的短视频，共421段，以随文二维码的形式呈现，扫码即可学习。经络学、腧穴学是针灸学的理论核心，对临床有着直接的指导作用，也是针灸、推拿和中医外治法的应用基础。因此，经络腧穴学不仅是针灸推拿学专业的基础和主干课程，也是中医师学习应用针灸必须掌握的基本理论、基本知识和基本技能。而经络画线、腧穴定位等基本技能的掌握，必须通过有效的技能训练和反复的实践操作才能实现，进而提高临床诊疗水平。

　　本教材分为上、下两篇和附录部分。上篇为总论，包括第一章经络总论和第二章腧穴总论，其中以表格的形式介绍了经络系统概貌，经络的功能及经络理论的临床应用，经络的标本、根结、气街、四海，腧穴的分类、命名、定位方法、腧穴的作用和主治规律及特定穴等内容。下篇为各论，其中第三章至第十六章为十二经脉和任脉、督脉，以及其所属腧穴的内容，第十七章为常用经外奇穴的内容。各章中以图表的形式介绍了十四正经的循行分布，经穴及常用经外奇穴的取穴标志、定位、取穴方法，并对常见取穴要点进行了概括提示。附录部分包括了分部腧穴和相似腧穴，以思维导图形式列举出全身各部位的腧穴，并对名称相似的腧穴进行了总结。此外，本教材配套的数字化内容包括腧穴常用解剖标志、取穴方法、362个经穴及51个经外奇穴定位与取法的操作，共421段短视频，以随文二维码的形式呈现，扫码即可自主学习。

　　本教材的编写以普通高等教育"十一五"国家级规划教材《经络腧穴学技能实训》（河南中医药大学路玫主编）和全国中医药行业高等教育"十四五"规划教材《经络腧穴学》（上海中医药大学沈雪勇、北京中医药大学刘存志主编）为主要蓝本，上靠教学大纲，下联执业医师考核的重点内容，既保持了教材的权威性，又强调了其实用性。本教材的腧穴定位依据国家标准《腧穴名称与定位》（GB/T 12346—2021），突出了其先进性和规范性，并配合腧穴定位的数字化教学，使学习者可以更加清晰、形象地学习和掌握定取腧穴的操作方法。

本教材的具体编写分工：上篇第一章、第二章由黄泳、杨路、岳增辉编写；下篇第三章由冯淑兰、陈美仁编写，第四章由陈美仁编写，第五章由黄宇辉、陈秘密编写，第六章由邓海平编写，第七章由候玉铎编写，第八章由于冬冬编写，第九章由冯淑兰、张梁编写，第十章由狄忠编写，第十一章由程凯编写，第十二章由李嘉编写，第十三章由陈美仁编写，第十四章由王述菊编写，第十五章由孙鬈、沈巍编写，第十六章由周华编写，第十七章由张梁编写；附录部分由杨路、范郁山编写。

本教材数字化部分由广州中医药大学团队拍摄和制作完成。广州中医药大学于2014年、2016年、2018年连续三届蝉联全国针灸推拿临床技能大赛团体冠军。从2016年开始，该拍摄团队即组织青年教师、国赛选手和研究生坚持每周一次的解剖学习。在广州中医药大学校领导、老师及兄弟院校的大力支持、配合下，于2018年始，至2022年完成了《经络腧穴学》教材常用解剖标志、取穴方法、362个经穴及51个经外奇穴定位的视频拍摄和制作工作。

本教材最后由冯淑兰、陈美仁、孙鬈统稿。全书由河南中医药大学路玫教授最终审定。

本教材主要供全国本、专科院校针灸推拿学专业和中医学专业三年制、五年制、八年制、九年制学生使用，也可供临床医技人员学习参考，还可作为中医执业医师和执业助理医师资格考试的参考书籍。

本教材集中了全国十余所高等院校的十几位经络腧穴学教学方面的专家教授编写和审稿，体例和形式均有较大创新，但难免有不足之处，恳请广大师生和学习者在使用过程中提出宝贵意见和建议，以便今后修订完善。

《经络腧穴学技能实训》编委会

2022年5月

目 录

绪 言

《经络腧穴学》不仅是针灸推拿专业的基础和主干课程，也涵盖了中医类专业学习、应用针灸必须掌握的基本理论、基本知识、基本技能。针灸疗法的实用性和操作技巧性决定了在经络腧穴学的教学过程中，除了要求学生学习和掌握经络、腧穴的理论知识之外，还必须重视操作的技能实训，这是培养高素质针灸人才不可或缺的教学环节。本教材即是围绕如何提高中医类专业学生对经络、腧穴基本知识和基本技能的综合应用能力，尤其是实践操作能力而编写的。其目的就是突出强调经络学与腧穴学理论的系统性、知识的实用性和技能的操作性，不仅使学生进一步巩固和掌握针灸的基本理论和基本知识，而且着重训练学生的实际动手操作能力、综合应用知识能力，从而为针灸临床奠定良好的基础。

经络、腧穴是人们在长期的医疗实践中陆续发现的。从远古时期的"砭石刺脓疡"、热熨、叩击、按摩体表一定的部位来减轻伤痛，到人们有意识地刺激人体一些特殊部位来治疗疾病；从最初发现的散在刺激点，到将其定位、分类归经，经络与腧穴的基本知识和技能操作经历了不断积累和完善的过程。

长沙马王堆汉墓出土的周朝古医籍《足臂十一脉灸经》《阴阳十一脉灸经》《脉法》《阴阳脉死候》4 部，均与经络理论有着密切关系。此时的医学书籍中虽然只谈经而未论穴，但《帛书·脉法》所载的"阳上于环二寸而益为一久（灸）";《五十二病方》中"久（灸）足中指""久（灸）左胻"等，都明确指出了治疗疾病的刺激部位，可以看作是腧穴的雏形。而《史记·扁鹊仓公列传》中始有"五脏之输"和"三阳五会（输）"的记载，标志着腧穴概念的出现。

中医经典著作《黄帝内经》的问世，标志着针灸学说的创立，其首次系统地论述了经络、腧穴的有关内容，形成了针灸学的基础理论。书中不仅记述了经脉的循行路线和"是动""所主"病候，还记载了约 160 个经穴的部位、名称、分经、主治等，而且提出了"以痛为腧"(《灵枢·经筋》)、"以手疾按之，快然，乃刺之"(《灵枢·五邪》)、"缺盆骨上切之坚痛如筋者灸之"(《素问·骨空论》)、"肾俞在十四椎之旁，皆夹脊相去三寸所，则欲得而验之，按其处，应在中而痛解，乃其俞也"(《灵枢·背腧》)、"灸譩譆，譩譆在背下夹脊傍三寸所，压之令病人呼譩譆，譩譆应手"(《素问·骨空论》) 等阿是穴概念。《黄帝内经》系统介绍了定取穴位的方法，不仅详细阐述了"骨度分寸"法(《灵枢·骨度》)，而且还提出了简便取穴法，如《素问·血气形志》所述:"欲知背俞，先度其两乳间，中折之，更以他草度去半已，即以两隅相拄也，乃举以度其背，令其一隅居上，齐脊大椎，两隅在下，当其下隅者，肺之俞也。复下一度，心之俞也。复下一度，左角肝之俞也，右角脾之俞也。复下一度，肾之俞也。是谓五脏之俞，灸刺之度也。"此外，其对部分特殊部位的取穴方法也作了介绍，如《灵枢·本输》载"刺上关者，呿不能欠，刺下关者，欠不能呿"；取阳陵泉，"伸而得之"；取曲池，"屈臂而得之"等。总之，此期经络、腧穴的理论和技能已发展到相当水平。

大约成书于汉代的《黄帝八十一难经》，进一步发挥了《黄帝内经》的精髓，对十二经脉的走向、病症、预后，以及奇经八脉的含义、功能、循行路线和病候等都有较详细的论述；对正经和奇经的关系也有较好的阐发；提出了"十二经皆有动脉""肾间动气为十二经脉之根"等理论，大大丰富了经络学说的内容。其对腧穴学的贡献在于，不仅首次提出了八会穴的概念，且对五输穴、俞募穴、原穴的理论和应用均有所论及。汉代，首次出现了绘有经脉的漆雕人体模型。1993年在四川省绵阳市永兴镇双包山汉墓发掘出的一具西汉早期木胎圆雕漆人模型，高28厘米、长8.9厘米、宽4.5厘米，裸体直立，两掌向前，体表刻有19条色泽鲜明的红色循行线，头与手多处有线条交会，形似人体经脉，因而被命名为"西汉人体经脉漆雕"。虽然漆雕木人所反映的经脉系统有别于其后的"帛书"和《黄帝内经》记载的经脉系统，但这是我国最早的人体经脉模型。中国中医科学院马继兴研究员指出："这是至今为止不仅在中国，也是在全世界所发现最早的标有经脉流注的木质人体模型。"东汉医家张仲景将《黄帝内经》《难经》中的经络理论运用于临床实践，其代表著作《伤寒杂病论》总结病邪侵犯经络、脏腑，由表及里的过程，摸索出伤寒发病规律，创立了六经辨证施治纲领，对后世影响很大。汉末名医华佗擅长临床各科并善用针灸治病，创立了著名的"华佗夹脊穴"。

晋代医家皇甫谧对《灵枢经》《黄帝内经素问》《明堂孔穴针灸治要》三部书的针灸内容进行整理，并结合了秦汉以来针灸学的成就和他本人的临床经验，编著了《针灸甲乙经》（公元256—260年）。这部书是我国现存最早的系统性针灸专著，全书128篇中有70余篇专论腧穴内容，并依照四肢分经，按头面、胸、腹、背分部排列的方式，记述了349个腧穴的位置，不但将"穴"与"经"联系起来，以经统穴，还通过交会穴的形式表现了各经之间的关系。书中对其穴名、别名、位置、取法、主治、配伍、何经脉气所发、何经所会等作了全面论述，为研究经络、腧穴理论做出了重大贡献。其后，南北朝时期，医家秦承祖绘制了最早的经穴图——"明堂图"。

隋唐时期，甄权、杨上善、杨玄操等医家，对"明堂图"进行了修订。甄权著有《针方》《针经钞》，绘有"明堂人形图"。《隋书·经籍志》中还记载有《明堂流注》《明堂孔穴》《明堂孔穴图》等书，但这些书大多已亡佚。唐代孙思邈的《备急千金要方》《千金翼方》中，收载有大量经外奇穴的内容，首次明确提出了"阿是穴"的概念和应用，并介绍了"手指同身寸"取穴法，丰富了腧穴的理论和技能操作知识；而且其认为学习经络"非图莫可"，并绘制出了针灸史上最早的彩色人体经络腧穴图——"明堂三人图"。孙思邈在《备急千金要方·明堂三人图》中述："旧明堂图，年代久远，传写错误，不足指南，今一依甄权等新撰为定云耳……其十二经脉，五色作之；奇经八脉，以绿色为之。"即图中把人体正面、背面和侧面的十二经脉和穴位分别用青、赤、黄、白、黑五色绘出，奇经八脉用绿色绘出。后王焘又分绘成十二幅大型彩色经络挂图，也是采用不同的颜色绘出十二经脉和奇经八脉，使学习者能以视图的形式更加直观地学习经络腧穴。唐高祖武德七年（公元 624 年）唐"太医署"在京都长安（今陕西西安）建立，其是世界上最早由国家创办的高等医学专科学校。当时的太医署里还专门设立了针灸专科，有针博士、针助教、针师、针工、针生等职衔。其时针灸学被正式列入了国家的医学教育课程，并明确规定以《黄帝内经》《黄帝明堂经》等作为教材，要求学"明堂"时，必须能够"检图"，即认识孔穴，说明唐太医署亦非常注重针灸实践技能的学习。这些都为针灸学的实训教育奠定了基础。

北宋以前，针灸医家们主要运用唐代《黄帝明堂经》里指定的人体经穴来治疗疾病。然而《黄帝明堂经》因唐朝末年的战乱而下落不明，该书的流失使针灸在取穴方面失去了标准。宋天圣四年（公元 1023 年），北宋国家医学最高机构医官院接到宋仁宗诏令，对腧穴进行订正讹谬、统一部位，重新制定针灸经穴国家标准。这一重任委托给了北宋著名医学家王惟一。1026 年，王惟一通过对针灸腧穴的重新厘定，终于完成了我国第一部针灸经穴国家标准——《新铸铜人腧穴针灸图经》三卷。该书详述了手、足三阴经、三阳经和督、任二脉的循行路线，参考各家学说订正并确立了 354 个腧穴，并绘有经脉腧穴图。书中采用经络和部位相结合的腧穴排列方法、图文并茂的编写形式，既有利于学习针灸者了解经络系统，又便于其临床取穴及经络腧穴的规范学习。由于其内容简明扼要，颇为后世医家所推崇。该书曾刻在石碑上，树立在汴京城（今河南开封），供学习针灸者拓印和阅读。在编撰《新铸铜人腧穴针灸图经》的过程中，王惟一体会到，形象的模型比仅有的文字记载效果要好得多。而对医学略有研究的宋仁宗也认为，"传心岂如会目，著辞不如案形"，故下令根据《新铸铜人腧穴针灸图经》来铸造针灸铜人。1027 年，由王惟一负责设计铸造的两具铜铸针灸模型人完工，因铸成时正值宋天圣五年，所以这两具铜人又被称为"宋天圣针灸铜人"，并作为针灸教学和针灸医生考试之用。针灸教学用针灸铜人作为人体模特，促进了经络腧穴实训教学的发展，开创了针灸学直观教学的先河，对规范腧穴定位、促进针灸推广做出了杰出贡献。遗憾的是，"宋天圣针灸铜人"现已下落不明。明正统八年，明英宗朱祁镇决定依照"宋天圣针灸铜人"重新铸造一具天圣铜人，同时还仿制了宋天圣石刻《新铸铜人腧穴针灸图经》。史书记载：重新铸造的针灸铜人与宋天圣铜人"不差毫厘"，后人将其称为"明正统针灸铜人"。这具铜人被安置在明太医院署的药王庙内，一直保留到了清代。1978 年11 月，按照卫生部指示，河南省开封市卫生局组织有关专家论证，参考"宋天圣针灸铜人"的规格，重新铸造了针灸铜人，取名"重铸宋天圣针灸铜人"，并在开封市大相国寺举行了揭幕仪式。目前这具铜人就安放在该寺院。

元代忽泰必烈禀承当时已出现的任、督与十二经并重的学术思想，著成《金兰循经取穴图解》一书，将十二经发展成为十四经体系。1341 年，滑伯仁在其《十四经发挥》中，进一步明确论述了十二经脉和任、督两脉气血运行的关系，首次提出"十四经"的名称，其着重对十四经的分布、循行路线进行了考证，把全身经穴按《灵枢·经脉》的循行顺序排列，称其为"十四经穴"。《十四经发挥》对经络学说的发展影响甚为深远，也因此成为后世研究经络、经穴的主要参考书。

明代李时珍对奇经八脉文献进行了汇集、考证，著成《奇经八脉考》，其对于研究奇经八脉大有裨益。杨继洲根据家传《卫生针灸玄机秘要》一书的内容，博取历代名医著述，结合自己丰富的临床经验，编撰成《针灸大成》一书。该书对腧穴的主治病证分门别类加以论述，颇为详尽，对经络、穴位、适应证等也都作了颇有创意的探讨。如该书详细描述了取穴方法："凡点穴，以手揣摸其处，在阳部筋骨之侧，陷者为真。在阴部郄腘之间，动脉相应。其肉厚薄，或伸或屈，或平或直，以法取之，按而正之，以大指爪切掐其穴，于中庶得进退，方有准也。"在掌握经络和经穴的要领方面，他认为应该"宁失其穴，勿失其经，宁失其时，勿失其气"。这种不拘旧说的探究精神，对后世颇有影响。《针灸大成》是明代一部重要的针灸学专著。此外，张介宾的《类经》、李梴的《医学入门》、沈子录的《经络全书》、高武的《针灸聚英》、徐凤的《针灸大全》、张明的《经络集说》、张三锡的《经络考》、韦勤甫的《经络笺注》、翟良的《经络汇编》、严振的《循经考穴编》等著述或写本，都对这一时期经络腧穴学的发展起到了一定作用。

清代，统治阶级拘于封建礼教，重药轻针，限制了针灸的发展，对经络腧穴学的发展也起到消极的影响。这一时期除了针灸书中有部分涉及经络腧穴的内容外，经络、腧穴专著较少，也缺乏新意。但清政府组织编写的大型类书《古今图书集成》中的《医部全录》，对经络的研究还是有参考价值的。此外，还有陈惠畴的《经络图考》、黄谷的《明堂经络图册》、钱镜的《脏腑正伏侧人明堂图》等，也是这一时期有关经络的著述。清代吴谦的《医宗金鉴·刺灸心法要诀》，以歌诀和插图为主，很切合实用。李学川的《针灸逢源》将历代针灸医籍所载十四经穴数目收集到 361 个，一直沿用至公元 2006 年。以后至民国时期，因种种原因，中医学遭受严重的摧残，经络腧穴学的应用和发展也受到很大限制，有关著述寥若晨星，在学术上没有什么见地。

民国时期，政府曾下令废止中医，但针灸疗法因受广大人民群众的喜爱，在民间仍广为应用而得以流传。以承淡安先生为代表的许多有识之士，为保存和发展针灸学术这一祖国医学瑰宝，做了大量努力，为振兴针灸学术做出了贡献。1929 年，承淡安创办了无锡针灸学研究所，后又创办了中国针灸医学专门学校及中国针灸学研究社，公开招收全国各地的学员，通过印发教材、通函指导的方式，开展针灸学的函授教育工作。他敏锐地把握了针灸学实践性强的特点，开辟了教学实践场所，要求所有学员必须临床实习五个月。1935 年，承淡安创建了中国近代针灸专业学校——中国针灸讲习所，明确规定学制，设有三个月的速成班、六个月的普通班和两年制的本科班，并系统开设了内经、经穴学、针科学、灸科学、针灸治疗学等中医针灸专业课程。在此期间，他编著了大量的针灸教材讲义，诸如《中国针灸学》《中国针灸治疗学》等均已公开发行。

中华人民共和国成立以来，针灸学得到了极大的普及和提高，其在国际社会的学术地位也逐步确立。针灸工作者围绕经络腧穴学的理论探讨、临床应用、作用机理，以及腧穴标准化等进行了多方面的研究，取得了许多研究成果；针灸临床得到了广泛普及；针灸教育取得前所未有的发展。尤其在经穴规范化定位研究方面，1990 年，国家市场监督管理总局，国家标准化管理委员会首次颁布了中华人民共和国国家标准《经穴部位》(GB/T 12346—1990)，其中对人体 361 个经穴和 48 个经外奇穴的定位进行审定，制订出标准化方案。这是我国第一部现代经络腧穴国家标准。在其实施十余年后，2006年，第一次修订为《腧穴名称与定位》(GB/T 12346—2006)。2006 年版标准规定了人体腧穴体表定位的方法，以及 362 个经穴和 46 个经外奇穴的名称与定位；首次将印堂纳入督脉，把经穴的数目扩展到 362 个。该标准于 2021 年第二次修订为《经穴名称与定位》(GB/T 12346—2021)。

随着针灸在国内外的广泛应用，社会对针灸人才培养的质量也提出了更高的要求。作为针灸学基础的经络腧穴学，其教学质量的好坏更是与临床疗效直接相关。广大针灸教育工作者也越来越认识到针灸学是一门技能性很强的应用学科，传统的课堂教学模式已很难适应新形势下对针灸人才培养的需求，而重视实践教学、增强学生的动手能力，则是提高针灸教学质量的关键环节。各中医院校开始重视学生实践能力的培养，增加实践教学课时比例，并强化临床技能培训。经络腧穴的教学均加入了划经、点穴等实训环节，课程考核也增加了技能操作的内容。很多院校还建立了技能实验室和实践教学基地。随着科学技术的发展，教学手段也不断得到改进，出现了天津中医药大学研制的《国家标准穴位取穴》CAI 课件、北京中医药大学杨甲三教授录制的点穴示教录像片、上海中医药大学研制的针灸智能模型人，以及多版本的《经络腧穴学》多媒体教学课件等模型和声像教具，其能形象生动地展示经脉的循行走向、分布规律和腧穴的定位及取穴方法。许多中医院校还围绕针灸专业实践教学的方法、手段和课程体系的改革，开展了多方面的科学研究，取得了具有应用和推广价值的成果。尽管如此，针灸人才的实践能力培养仍然是针灸教育继续努力的方向。在国家规划实训教材编写方面，2010 年河南中医药大学路玫教授主编的普通高等教育"十一五"国家级规划教材《经络腧穴学技能实训》在中国中医药出版社出版。该教材的出版对经络腧穴的技能实训起到了很好的指导作用。

由冯淑兰教授、陈美仁教授担任主编，路玫教授担任主审，十余所中医药院校的专家教授参与编写的全国中医药行业高等教育"十四五"创新教材《经络腧穴技能实训》，是在原教材的基础上，对其形式和内容进一步总结、精简、融合、提炼，并且创新性增加了腧穴定位和取穴方法的操作视频，旨在落实教育部提出的"高度重视实践环节，提高学生实践能力"的教育教学精神，使针灸专业的教学更加适应我国高等中医针灸教育发展的需要和中医针灸国际化人才培养的需求。

上 篇 经络腧穴总论

第一章 经络总论 ▷▷▷▷

第一节 经络系统概貌

一、经络的概念

定义	组成	功能	核心
经络	经脉 络脉	联络脏腑肢节，沟通上下内外 运行气血，协调阴阳	通道、通路

二、经络的组成

经脉	十二经脉	手三阴经	手太阴肺经	气血运行的主要通道，与脏腑有直接属络关系
			手厥阴心包经	
			手少阴心经	
		手三阳经	手阳明大肠经	
			手少阳三焦经	
			手太阳小肠经	
		足三阴经	足太阴脾经	
			足厥阴肝经	
			足少阴肾经	
		足三阳经	足阳明胃经	
			足少阳胆经	
			足太阳膀胱经	

经脉	奇经八脉	督脉、任脉、冲脉、带脉、阴跷脉、阳跷脉、阴维脉、阳维脉	统率、联络、调节十二经脉气血
	十二经别	从十二经脉别行分出的支脉	加强表里两经在体内的联系
	十二经筋	十二经脉之气结、聚、散、络于筋肉、关节的体系	联系四肢百骸，主司关节运动
	十二皮部	十二经脉功能活动于体表的反应部位，也是络脉之气散布之所在	反映十二经脉功能活动
络脉	十五络脉	十二经脉、督脉、任脉所分出之别络及脾之大络	沟通表里两经、灌溉气血
	浮络	浮于浅表的络脉	
	孙络	络脉中最细的分支	

歌诀记忆：经络系统组成多，十二经脉奇经数，经别经筋与皮部，十五络脉和孙脉。

简便记忆：四十二，一十五，奇经八脉浮孙数。

三、十二经脉

（一）十二经脉的命名

命名	阴阳	脏腑	手足	名称
十二经脉	六阴经	五脏（心、肝、脾、肺、肾）＋心包	手三阴	手太阴肺经
				手厥阴心包经
				手少阴心经
			足三阴	足太阴脾经
				足厥阴肝经
				足少阴肾经
	六阳经	六腑（小肠、胆、胃、大肠、膀胱、三焦）	手三阳	手阳明大肠经
				手少阳三焦经
				手太阳小肠经
			足三阳	足阳明胃经
				足少阳胆经
				足太阳膀胱经

（二）十二经脉的分布规律

1. 整体分部规律

十二经脉	外行部分（体表循行，外络肢节）	总的规律	左右对称地分布于头面、躯干、四肢部位；阴经分布于阴面，阳经分布于阳面		
		四肢部	阳经（阳面——外侧面）	阳明	前
				少阳	中
				太阳	后
			阴经（阴面——内侧面）	太阴	前
				厥阴	中
				少阴	后
		头部	头为阳面，六阳经均上头，头为诸阳之会	阳明	额（前）
				少阳	颞（中）
				太阳	枕（后）
		躯干部	阳经	阳明	胸腹（前）
				少阳	两胁（中）
				太阳	背腰（后）
			阴经	阴面——胸腹部	
	内行部分	体内循行，内属脏腑			

歌诀记忆：太阴阳明行在前，厥阴少阳行中间，少阴太阳行在后，肝脾中都交叉变。

简便记忆：阳经行阳面，阴经行阴面；阳少太，太厥少，前中后。

2. 躯干部外行经脉总结

躯干部	腰背部	中线	后正中线	督脉
		第一侧线	后正中线旁开 1.5 寸	足太阳膀胱经
		第二侧线	后正中线旁开 3 寸	
	胸腹部	中线	前正中线	任脉
		第一侧线	胸部：前正中线旁开 2 寸	足少阴肾经
			腹部：前正中线旁开 0.5 寸	
		第二侧线	胸部：前正中线旁开 4 寸	足阳明胃经
			腹部：前正中线旁开 2 寸	
		第三侧线	胸部：前正中线旁开 6 寸	手太阴肺经、足太阴脾经
			腹部：前正中线旁开 4 寸	足太阴脾经

（三）十二经脉的走向、交接规律

	阴经	走行方向				阳经	
阴升 ↑	手三阴	从胸走手	手三阳 → 头 ← 足三阳 手		从手走头	手三阳	↓ 阳降
	足三阴	从足走腹（胸）	手三阴 ← 胸 → 足三阴 足		从头走足	足三阳	

歌诀记忆：手之三阴胸走手，手之三阳手走头，足之三阳头走足，足之三阴足走胸。

十二经脉交接点，胸部阴经相互衔，阳经交接于头面，表里两经在肢端。

简便记忆：上肢举起时，阴经向上升，阳经向下降。

表里经在四肢末端交接，同名阳经在头面部交接，阴经在胸部交接。

（四）十二经脉的表里属络规律

			阴阳表里关系			
阴经 属脏络腑	手三阴	太阴——肺		阳明——大肠	手三阳	阳经 属腑络脏
		厥阴——心包		少阳——三焦		
		少阴——心		太阳——小肠		
	足三阴	太阴——脾		阳明——胃	足三阳	
		厥阴——肝		少阳——胆		
		少阴——肾		太阳——膀胱		

简便记忆：阴经属脏络腑，阳经属腑络脏；手经配手经，足经配足经，阴阳经相配。

（五）十二经脉的流注、衔接规律

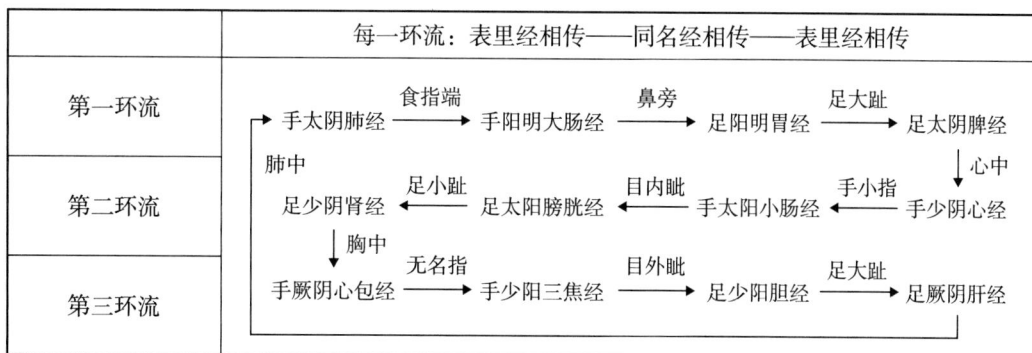

	每一环流：表里经相传——同名经相传——表里经相传
第一环流	→手太阴肺经 —食指端→ 手阳明大肠经 —鼻旁→ 足阳明胃经 —足大趾→ 足太阴脾经 ↓心中
第二环流	肺中 足少阴肾经 ←足小趾— 足太阳膀胱经 ←目内眦— 手太阳小肠经 ←手小指— 手少阴心经 ↓胸中
第三环流	手厥阴心包经 —无名指→ 手少阳三焦经 —目外眦→ 足少阳胆经 —足大趾→ 足厥阴肝经

歌诀记忆：一肺二大三胃经，四脾五心六小肠，七膀八肾九心包，三焦胆肝相连行。

简便记忆：肺大胃脾心小肠，膀肾包焦胆肝肺。

（六）十二经脉与脏腑、器官的联系

脏腑	心	足太阴脾经、手少阴心经、手太阳小肠经、足少阴肾经
	肺	手太阴肺经、手阳明大肠经、手少阴心经、足少阴肾经、足厥阴肝经
	脾	足太阴脾经、足阳明胃经
	肝	足少阴肾经、足少阳胆经、足厥阴肝经
	肾	足少阴肾经、足太阳膀胱经
	心包	手厥阴心包经、手少阳三焦经
	小肠	手少阴心经、手太阳小肠经、足阳明胃经
	大肠	手太阴肺经、手阳明大肠经
	胃	手太阴肺经、足阳明胃经、足太阴脾经、手太阳小肠经、足厥阴肝经
	胆	足少阳胆经、足厥阴肝经
	膀胱	足少阴肾经、足太阳膀胱经
	三焦	手少阳三焦经、手厥阴心包经
器官	脑	足太阳膀胱经、足厥阴肝经、督脉
	耳	手太阳小肠经、足太阳膀胱经、手少阳三焦经、足少阳胆经
	目	手少阴心经、手太阳小肠经、足太阳膀胱经、手少阳三焦经、足少阳胆经、足厥阴肝经
	鼻	手阳明大肠经、足阳明胃经
	口	手阳明大肠经、足阳明胃经
	牙齿	手阳明大肠经、足阳明胃经
	舌	足太阴脾经、足少阴肾经
	喉咙	手太阴肺经、足阳明胃经、足少阴肾经、任脉
	咽	足太阴脾经、手少阴心经、手太阳小肠经、任脉

四、奇经八脉

特点	作用	名称	循行路线	生理功能
奇经八脉：有具体的循行路线，但无规律；不直属脏腑；无表里配合关系；无逐经相接关系；除任、督脉外，余经无本经专属的腧穴	密切与加强十二经脉之间的联系；调节十二经脉的气血；与奇恒之腑有密切联系	督脉	行于后正中线	总督六阳经，阳脉之海
		任脉	行于前正中线	总任六阴经，阴脉之海
		冲脉	行于腹部第一侧线，交会足少阴肾经穴	涵蓄十二经气血，为十二经之海、血海
		带脉	横斜行于腰腹，交会足少阳经穴	约束纵行躯干的诸条经脉
		阳跷脉	行于下肢外侧及肩、头部，交会足太阳等经穴	主一身左右之阳、之动，司眼睑开阖
		阴跷脉	行于下肢内侧及眼，交会足少阴经穴	主一身左右之阴、之静，司眼睑开阖
		阳维脉	行于下肢外侧、肩和头项，交会足少阳等经及督脉穴	调节六阳经经气
		阴维脉	行于下肢内侧、腹部第三侧线和颈部，交会足少阴等经及任脉穴	调节六阴经经气

五、十五络脉

十五络脉	组成	四肢部十二络：十二经脉在四肢部各分出一络
		躯干部三络：躯干前的任脉络、躯干后的督脉络及躯干侧的脾之大络
	循行分布	十二经络脉在四肢部从相应络穴分出后均走向相应表里经
		躯干部三络则分别分布于身前、身后和身侧
	作用	四肢部的十二络：主要起沟通表里两经和补充经脉循行不足的作用
		躯干部的三络：起渗灌气血的作用
	与经别的比较	相同点：都是经脉的分支，均有加强表里两经联系的作用
		不同点：经别分布较深，无所属腧穴，也无所主病症；络脉分布较浅，各有一络穴，并有所主病症

六、十二经别、十二经筋、十二皮部

名称	定义	循行分布	作用
十二经别	从十二经脉另行分出，分布于胸腹和头部，起沟通作用的支脉，又称"别行之正经"	多从四肢肘膝上下的正经分出，分布于胸腹腔和头部，有"离、入、出、合"特点离：从十二经脉分出；入：进入胸腹腔；出：于头项部出来；合：阳经经别合于本经，阴经经别合于其相表里的阳经，共有"六合"	沟通了表里两经，加强了经脉与脏腑的联系，弥补了阴经经脉在头面部分布的不足，扩大了经脉的循行联系和经穴的主治范围
十二经筋	十二经脉之气所濡养的筋肉，随同经脉结聚散布于四肢、头身，其分布范围与十二经脉大体一致	联属于十二经脉，起于四肢末端，走向头身，结聚于关节和骨骼部，有的散布于浅部，有的进入胸腹腔，但不像经脉那样属络于脏腑	联络筋肉，约束骨骼，利于关节的屈伸，保持人体正常的运动功能，维持人体正常的体位姿势
十二皮部	与十二经脉相应的皮肤部分，属十二经脉及其络脉之气的散布部位	以十二经脉在皮肤上的分属部位为依据而划分	抗御外邪，保卫机体；反映病候，协助诊断

第二节　经络的作用及经络理论的临床应用

经络的作用	沟通内外，网络全身
	运行气血，协调阴阳
	抗御病邪，反映证候
	传导感应，调整虚实
经络理论的临床应用	经络诊法
	分经辨证
	循经取穴
	药物归经

第三节　经络的标本、根结、气街、四海

一、标本

1. 概述

标本	定义	经脉腧穴分布部位的上下对应关系
	部位	标：树梢，意为上部，与人体头面胸背的位置相应
		本：树根，意为下部，与人体四肢下端相应
	意义与应用	标本理论说明了四肢与躯干两极之间经气的联系，从而阐明了四肢肘膝以下的经穴，对头身远隔部位的重要治疗作用 此外，本部与标部穴位相配合，是临床普遍应用的配穴方法

2. 十二经的标本部位

经名		本部	相应腧穴	标部	相应腧穴
足三阳	足太阳	足跟上 5 寸	跗阳	命门（目）	睛明
	足少阳	足窍阴之间	足窍阴	窗笼（耳前）	听会
	足阳明	厉兑	厉兑	人迎、颊、夹颃颡	人迎、地仓
足三阴	足太阴	中封前上 4 寸	三阴交	背俞、舌本	脾俞、廉泉
	足少阴	内踝下上 3 寸	交信	背俞、舌下两脉	肾俞、廉泉
	足厥阴	行间上 5 寸	中封	背俞	肝俞
手三阳	手太阳	手外踝之后，指尺骨小头后	养老	命门（目）上 1 寸	攒竹
	手少阳	小指次指间上 2 寸	液门	耳后上角，下外眦	丝竹空、瞳子髎
	手阳明	肘骨中，上至别阳	曲池、臂臑	颜下合钳上	扶突
手三阴	手太阴	寸口之中	太渊	腋内动脉	中府
	手少阴	锐骨之端	神门	背俞	心俞
	手厥阴	掌后两筋间 2 寸中	内关	腋下 3 寸	天池

二、根结

1. 概述

根结	定义	十二经脉的经气起始和归结的部位，反映经气上下两极间的关系
	部位	根：指根本、开始，即四肢末端的井穴
		结：指结聚、归结，即头面、胸、腹的一定部位和器官
	意义与应用	根结理论说明了经气活动的上下联系，表明经气在经脉中的输注，出发于根部，并循着"根→溜→注→入"的方向上入于头，强调以四肢末端为出发点，着重于经络之气循行的根源与归结； 与五输穴的排列先后一致； 根结理论指出了四肢末端的腧穴对头身疾病的重要治疗作用

2. 足六经的根结部位

经名	根	结
足太阳	至阴	命门（目）
足阳明	厉兑	颃颡（鼻咽部）
足少阳	窍阴	窗笼（耳中）
足太阴	隐白	太仓（胃）
足少阴	涌泉	廉泉（舌下两脉）
足厥阴	大敦	玉英，络膻中（胸部）

3. 六阳经的根、溜、注、入穴位

经名	根	溜	注	入	
				下（络）	上（颈）
足太阳	至阴（井）	京骨（原）	昆仑（经）	飞扬	天柱
足少阳	足窍阴（井）	丘墟（原）	阳辅（经）	光明	天容
足阳明	厉兑（井）	冲阳（原）	足三里（合）	丰隆	人迎
手太阳	少泽（井）	阳谷（原）	小海（合）	支正	天窗
手少阳	关冲（井）	阳池（原）	支沟（经）	外关	天牖
手阳明	商阳（井）	合谷（原）	阳溪（经）	偏历	扶突

三、气街

1. 概述

气街	定义	经气汇聚、纵横、通行的共同道路
	部位	头气之街：止之于脑
		胸气之街：止之膺与背俞
		腹气之街：止之背俞与冲脉于脐左右之动脉者
		胫气之街：止之气街与承山踝上以下
	意义与应用	气街理论，以十二经标本为基础，反映了经络系统在人体头、胸、腹、胫循行分布中相互交通的关系，主要说明了经络的横向联系，体现了经络在人体各部联系形式的多样性； 气街是纵横交错的网络状通道，与诸经脉脏腑器官组织在生理、病理上密切相关并广泛地联系； 分布于气街部位的腧穴，既能治疗局部疾病，又能治疗相关内脏的疾病

2. 气街与"结""标"部位的对照

气街	部位	"结"	"标"
头	脑	目（命门） 耳（窗笼） 鼻咽（颃大）	目（命门）上 耳（窗笼）前、耳后上角、下外眦 人迎、颊、夹颃颡、颜下合钳上
胸	膺 背俞（心、肺俞）	胸喉（玉英、膻中） 舌下（廉泉）	背俞（心俞） 腋内动脉（肺） 腋下3寸（心）
腹	冲脉 背俞（肝、脾、肾俞）	胃（太仓）	背俞（肝、脾、肾俞） 舌本（脾） 舌下两脉（肾）
胫	气街（气冲）、承山、踝上以下		

四、四海

1. 概述

四海	定义	人体营卫气血产生、分化和汇聚的四个重要的部位
	部位	髓海：位于头部，为元神之府，是神气的本源，脏腑经络活动的主宰
		气海：位于胸部，宗气所聚之处，贯心脉而行呼吸
		水谷之海：位于上腹部（胃），是营气、卫气的化源之地，即气血化生之处
		血海：位于下腹部，冲脉为十二经之海，起于胞宫，伴足少阴经上行，为十二经之根本，三焦原气之所出，人体生命活动的原动力
	意义与应用	四海理论强调了水谷、气、血、脑髓在人体的重要作用，指出了四海是全身精神、气血的化生和汇聚之处，是对头、胸和上、下腹脏器功能的最大概括； 四海的虚实逆顺与十二经脉的盈亏、脏腑功能的盛衰息息相关。四海各有其功能特点，又相互配合，共同主持全身的气血、津液、精神，对人体生命活动极为重要； 在诊治疾病时，应掌握四海的全面情况，辨明四海的有余、不足，以补虚泻实

2. 四海部位与输注腧穴

四海	部位	所输注腧穴	
		上输穴	下输穴
脑为髓海	头部	百会	风府
膻中为气海	胸部	大椎	人迎
胃为水谷之海	上腹部	气冲	足三里
冲脉为血海	下腹部	大杼	上巨虚、下巨虚

第二章 腧穴总论 ▷▷▷▷

第一节 腧穴的分类和命名

一、腧穴的概念与分类

概念	分类	定义	命名	归经	定位	主治作用	数目
脏腑经络之气输注出入的特殊部位；既是疾病的反应点，也是针灸治疗的刺激点	经穴	归属于经脉的腧穴	有专用穴名	有归经	有固定位置	局部治疗作用；循经治疗作用	362
	奇穴	未归入经脉，而有具体的位置和名称的经验效穴	有专用穴名	无归经	有固定位置	局部治疗作用；对某些疾病有特效	数目不定，近代发展较快
	阿是穴	按压痛点取穴	无专用穴名	无归经	无固定位置	局部治疗作用	数目不定

简便记忆：惊（经）奇啊（阿）。

二、腧穴的命名

腧穴的命名	天象地理类	以日月星辰命名	如日月、上星、璇玑、华盖、太乙、太白、天枢等
		以山、谷、丘、陵命名	如承山、合谷、大陵、梁丘、丘墟等
		以大小水流命名	如后溪、支沟、四渎、少海、尺泽、曲池、曲泉、经渠、太渊等
		以交通要冲命名	如气冲、水道、关冲、内关、风市等
	人事物象类	以动植物名称命名	如鱼际、鸠尾、伏兔、犊鼻、攒竹、口禾髎等
		以建筑居处命名	如天井、玉堂、巨阙、曲垣、库房、府舍、天窗、地仓、梁门、紫宫、内庭、气户等
		以生活用具命名	如大杼、地机、阳辅、缺盆、天鼎、悬钟等
		以人事活动命名	如人迎、百会、归来、三里等
	形态功能类	以解剖部位命名	如腕骨、完骨、大椎、曲骨、京骨、巨骨等
		以脏腑功能命名	如脏腑背俞、神堂、魄户、魂门、意舍、志室等
		以经络阴阳命名	如三阴交、三阳络、阴都、阳纲、阴陵泉、阳陵泉等
		以腧穴作用命名	如承浆、承泣、听会、迎香、廉泉、劳宫、气海、血海、光明、水分等

第二节　腧穴的作用及主治规律

一、腧穴的作用

腧穴的作用	治疗作用	分类	含义	腧穴范围	指导选穴
		近治作用	腧穴所在，主治所在	所有腧穴的主治共性	近部取穴
		远治作用	经脉所过，主治所及	以十四经穴为主	远部取穴
		特殊作用	双向良性调整作用	少部分腧穴的主治特点	随证取穴
			特异性治疗作用		
		诊断作用			

二、腧穴的主治规律

（一）分经主治规律

1. 手三阴经穴主治规律

经名	本经主治	二经相同主治	三经相同主治
手太阴肺经	肺、喉病		胸部病
手厥阴心包经	心、胃病	神志病	
手少阴心经	心病		

2. 手三阳经穴主治规律

经名	本经主治	二经相同主治	三经相同主治
手阳明大肠经	前头、鼻、口齿病		眼病、咽喉病、热病
手少阳三焦经	侧头、胁肋病	耳病	
手太阳小肠经	后头、肩胛、神志病		

3. 足三阳经穴主治规律

经名	本经主治	二经相同主治	三经相同主治
足阳明胃经	前头、口、齿、咽喉、胃肠病		神志病、热病
足少阳胆经	侧头、耳、项、胁肋、胆病	眼病	
足太阳膀胱经	后头、项、背腰、肛肠病		

4. 足三阴经穴主治规律

经名	本经主治	二经相同主治	三经相同主治
足太阴脾经	脾胃病		腹部病
足厥阴肝经	肝病	前阴病	
足少阴肾经	肾、肺、咽喉病		

5. 任督二脉经穴主治规律

经名	本经主治	二经相同主治
任脉	中风脱证、虚寒、下焦病	神志病、脏腑病
督脉	中风昏迷、热病、头部病	

（二）分部主治规律

1. 头面颈项部经穴主治规律

	分部	主治
头面颈项	前头、侧头区	眼、鼻病
	后头区	神志、头部病
	项区	神志、咽喉、眼、头项病
	眼区	眼病
	鼻区	鼻病
	颈区	舌、咽喉、气管、颈部病

2. 胸腹背腰部经穴主治规律

	前	后	主治
胸腹背腰	胸膺部	上背部（胸$_1$→胸$_7$）	肺、心病（上焦病）
	胁腹部	下背部（胸$_8$→腰$_2$）	肝、胆、脾、胃病（中焦病）
	少腹部	腰尻部（腰$_3$→骶$_4$）	前后阴、肾、肠、膀胱病（下焦病）

3. 上肢部经穴主治规律

	分部		主治
上肢	内侧部	上臂部	肘臂内侧病
		前臂部	胸、肺、心、咽喉、胃、神志病
		掌指部	神志、发热病、昏迷、急救
	外侧部	上臂部	肩、臂、肘、外侧病
		前臂部	头、眼、鼻、口、齿、咽喉、胁肋、肩胛、神志、发热病
		掌指部	咽喉、发热病、急救

4. 下肢部经穴主治规律

	分部		主治
下肢	内侧部	大腿部	经带、小溲、前阴病
		小腿部	经带、脾胃、前阴、小溲病
		足部	经带、脾胃、肝、前阴、肾、肺、咽喉病

下肢	外侧部	大腿部	腰尻、膝股关节病
		小腿部	胸胁、颈项、眼、侧头部病
		足部	侧头部、眼、耳、胁肋、发热病
	后面部	大腿部	臀股部病
		小腿部	腰背、后阴病
		足跟部	头、项、背腰、眼、神志、发热病
	前面部	大腿部	腿膝部病
		小腿部	胃肠病
		足跗部	前头、口齿、咽喉、胃肠、神志、发热病

第三节 特定穴

一、特定穴的定义及分类

概念		分类	含义	分布
特定穴	具有特殊治疗作用，并按特定称号归类的经穴	五输穴	十二经脉在肘膝关节以下各有称为井、荥、输、经、合的五个腧穴。通过井、荥、输、经、合穴，以说明经气由小至大、由浅入深的变化过程	从四肢末端向肘、膝关节方向依次排列。"井"穴多位于手足之端；"荥"穴多位于掌指或跖趾关节之前；"输"穴多位于掌指或跖趾关节之后；"经"穴多位于腕踝关节以上；"合"穴多位于肘膝关节附近
		原穴	十二经脉上脏腑原气经过和留止的部位	在十二经脉腕、踝关节附近
		络穴	络脉由经脉分出之处的腧穴，具有沟通联络表里两经的作用	十二经脉的络穴在四肢部；任脉的络穴在胸部；督脉的络穴在背腰部；脾之大络的络穴在侧胸部
		郄穴	十二经脉、阴阳跷脉、阴阳维脉在四肢经气深聚部位的腧穴	在四肢肘膝关节以下部位
		背俞穴	脏腑之气输注于背腰部的腧穴	在背腰部足太阳膀胱经的第一侧线上，其位置依据脏腑位置的高低上下排列
		募穴	脏腑之气结聚于胸腹部的腧穴	在胸腹部，其所在部位均接近其脏腑所在的位置
		八会穴	脏、腑、气、血、筋、脉、骨、髓等精气会聚的八个腧穴	在全身部。其中脏会、腑会、气会在胸腹部；血会、骨会在背腰部；筋会、脉会、髓会在四肢部
		八脉交会穴	十二经脉与奇经八脉脉气相通的八个腧穴	在四肢腕、踝关节上下
		下合穴	六腑之气下合于足三阳经的六个腧穴	在下肢膝关节附近。其中胃、大肠、小肠的下合穴在足阳明胃经；三焦、膀胱的下合穴在足太阳膀胱经；胆的下合穴在足少阳胆经
		交会穴	两条以上经脉相交或会合处的腧穴	大多数分布在头面部和胸腹部，少数分布在四肢部

二、五输穴

（一）六阴经五输穴及其与五行配属

六阴经		井（木）	荥（火）	输（土）	经（金）	合（水）
手三阴	手太阴肺经（金）	少商	鱼际	太渊	经渠	尺泽
	手厥阴心包经（相火）	中冲	劳宫	大陵	间使	曲泽
	手少阴心经（火）	少冲	少府	神门	灵道	少海
足三阴	足太阴脾经（土）	隐白	大都	太白	商丘	阴陵泉
	足厥阴肝经（木）	大敦	行间	太冲	中封	曲泉
	足少阴肾经（水）	涌泉	然谷	太溪	复溜	阴谷

（二）六阳经五输穴及其与五行配属

六阳经		井（金）	荥（水）	输（木）	经（火）	合（土）
手三阳	手阳明大肠经（金）	商阳	二间	三间	阳溪	曲池
	手少阳三焦经（相火）	关冲	液门	中渚	支沟	天井
	手太阳小肠经（火）	少泽	前谷	后溪	阳谷	小海
足三阳	足阳明胃经（土）	厉兑	内庭	陷谷	解溪	足三里
	足少阳胆经（木）	足窍阴	侠溪	足临泣	阳辅	阳陵泉
	足太阳膀胱经（水）	至阴	足通谷	束骨	昆仑	委中

三、原穴

六阴经		原穴	六阳经		原穴
手三阴	手太阴肺经	太渊	手三阳	手阳明大肠经	合谷
	手厥阴心包经	大陵		手少阳三焦经	阳池
	手少阴心经	神门		手太阳小肠经	腕谷
足三阴	足太阴脾经	太白	足三阳	足阳明胃经	冲阳
	足厥阴肝经	太冲		足少阳胆经	丘墟
	足少阴肾经	太溪		足太阳膀胱经	京骨

附：井荥输原经合歌

少商鱼际与太渊，经渠尺泽肺相连；商阳二三间合谷，阳溪曲池大肠牵。
隐白大都太白脾，商丘阴陵泉要知；厉兑内庭陷谷胃，冲阳解溪三里随。
少冲少府属于心，神门灵道少海寻；少泽前谷后溪腕，阳谷小海小肠经。
涌泉然谷与太溪，复溜阴谷肾所宜；至阴通谷束京骨，昆仑委中膀胱知。

中冲劳宫心包络，大陵间使传曲泽；关冲液门中渚焦，阳池支沟天井索。
大敦行间太冲看，中封曲泉属于肝；窍阴侠溪临泣胆，丘墟阳辅阳陵泉。

四、络穴

	经脉	络穴		经脉	络穴
手三阴	手太阴肺经	列缺	手三阳	手阳明大肠经	偏历
	手厥阴心包经	内关		手少阳三焦经	外关
	手少阴心经	通里		手太阳小肠经	支正
足三阴	足太阴脾经	公孙	足三阳	足阳明胃经	丰隆
	足厥阴肝经	蠡沟		足少阳胆经	光明
	足少阴肾经	大钟		足太阳膀胱经	飞扬
任脉		鸠尾	脾之大络		大包
督脉		长强			

附：十五络穴歌

人身络脉一十五，我今逐一从头数，手太阴络为列缺，手少阴络即通里，
手厥阴络为内关，手太阳络支正是，手阳明络偏历当，手少阳络外关位，
足太阳络号飞扬，足阳明络丰隆记，足少阳络为光明，足太阴络公孙记，
足少阴络名大钟，足厥阴络蠡沟配，阳督之络号长强，阴任之络名尾翳，
脾之大络是大包，十五络名君须记。

五、郄穴

	经脉	郄穴		经脉	郄穴
手三阴	手太阴肺经	孔最	手三阳	手阳明大肠经	温溜
	手厥阴心包经	郄门		手少阳三焦经	会宗
	手少阴心经	阴郄		手太阳小肠经	养老
足三阴	足太阴脾经	地机	足三阳	足阳明胃经	梁丘
	足厥阴肝经	中都		足少阳胆经	外丘
	足少阴肾经	水泉		足太阳膀胱经	金门
阴维脉		筑宾	阳维脉		阳交
阴跷脉		交信	阳跷脉		跗阳

附：郄穴歌

郄是孔隙义，气血深藏聚，病证反应点，临床能救急。
阳维郄阳交，阴维郄筑宾。阳跷走跗阳，阴跷交信毕。

肺郄孔最大温溜，脾郄地机胃梁丘。心郄阴郄小养老，肝郄中都胆外丘。
心包郄门焦会宗，膀金门肾水泉求。

六、背俞穴

脏	背俞穴	腑	背俞穴
肺	肺俞	大肠	大肠俞
心包	厥阴俞	三焦	三焦俞
心	心俞	小肠	小肠俞
脾	脾俞	胃	胃俞
肝	肝俞	胆	胆俞
肾	肾俞	膀胱	膀胱俞

附：俞穴歌

三椎肺俞厥阴四，心五肝九十胆俞，十一脾俞十二胃，十三三焦椎旁居，
肾俞却与命门平，十四椎外穴是真，大肠十六小十八，膀胱俞与十九平。

七、募穴

脏	募穴	归经	腑	募穴	归经
肺	中府	手太阴肺经	大肠	天枢	足阳明胃经
心包	膻中	任脉	三焦	石门	任脉
心	巨阙	任脉	小肠	关元	任脉
脾	章门	足厥阴肝经	胃	中脘	任脉
肝	期门	足厥阴肝经	胆	日月	足少阳胆经
肾	京门	足少阳胆经	膀胱	中极	任脉

附：募穴歌

大肠天枢肺中府，小肠关元心巨阙，膀胱中极肾京门，肝募期门胆日月，
胃募中脘脾章门，三焦募在石门穴，膻中穴是包络募，从阴引阳是妙诀。

八、八会穴

八会	穴位	归经	八会	穴位	归经
脏会	章门	足厥阴肝经	筋会	阳陵泉	足少阳胆经
腑会	中脘	任脉	脉会	太渊	手太阴肺经
气会	膻中	任脉	骨会	大杼	足太阳膀胱经
血会	膈俞	足太阳膀胱经	髓会	绝骨	足少阳胆经

附：八会穴歌

腑会中脘脏章门，筋会阳陵髓绝骨；骨会大杼气膻中，血会膈俞太渊脉。

九、八脉交会穴

经属	八穴	通八脉	会合部位
足太阴脾经	公孙	冲脉	胃、心、胸
手厥阴心包经	内关	阴维脉	
手少阳三焦经	外关	阳维脉	目外眦、颊、颈、耳后、肩
足少阳胆经	足临泣	带脉	
手太阳小肠经	后溪	督脉	目内眦、项、耳、肩胛
足太阳膀胱经	申脉	阳跷脉	
手太阴肺经	列缺	任脉	胸、肺、膈、喉咙
足少阴肾经	照海	阴跷脉	

附：八脉交会穴歌

公孙冲脉胃心胸，内关阴维下总同；临泣胆经连带脉，阳维目锐外关逢；

后溪督脉内眦颈，申脉阳跷络亦通；列缺任脉行肺系，阴跷照海膈喉咙。

十、下合穴

六腑	下合穴	归经	六腑	下合穴	归经
大肠	上巨虚	足阳明胃经	胃	足三里	足阳明胃经
三焦	委阳	足太阳膀胱经	胆	阳陵泉	足少阳胆经
小肠	下巨虚	足阳明胃经	膀胱	委中	足太阳膀胱经

附：下合穴歌

胃经下合三里乡，上下巨虚大小肠，膀胱当合委中穴，三焦下合属委阳，

胆经之合阳陵泉，腑病用之效必彰。

第四节　腧穴定位法

一、腧穴定位法的分类

定位法	定义及分类	优缺点
骨度分寸法	按《灵枢·骨度》内容，以骨节为主要标准测量周身各部的大小、长短，并依其尺寸按比例折算作为定穴标准的方法	准确，不受体型限制，适用面广，但相对复杂

定位法	定义及分类		优缺点
体表标志法	以体表解剖学的各种体表标志为依据来取穴的方法	固定标志：不受人体活动影响而固定不移的标志	准确，简便，但不适用于所有腧穴
		活动标志：需要采取相应的动作才能出现的标志	
手指比量法	以患者本人的手指为标准来度量取穴的方法	中指同身寸：中指屈曲时中节内侧两端纹头之间的距离为 1 寸	简便，相对准确，但必须以患者的手指为标志
		拇指同身寸：拇指指间关节之宽度为 1 寸	
		横指同身寸：第 2～5 指并拢时，中指近端指间关节横纹水平的 4 指宽度为 3 寸	
简便取穴法	从临床实践中总结出来的简便易行的取穴法		简便，相对准确，但不适用于所有腧穴

二、常用骨度分寸

	部位	起止点	折量寸	度量法	说明
常用骨度分寸	头面部	前发际正中→后发际正中	12	直寸	用于确定头部腧穴的纵向距离
		眉间（印堂）→前发际正中	3	直寸	用于确定前发际及其头部腧穴的纵向距离
		第 7 颈椎棘突下（大椎）→后发际正中	3	直寸	用于确定后发际及其头部腧穴的纵向距离
		两额角发际（头维）之间	9	横寸	用于确定头前部腧穴的横向距离
		耳后两乳突（完骨）之间	9	横寸	用于确定头后部腧穴的横向距离

续表

	分部				
常用骨度分寸	胸腹胁部	胸骨上窝（天突）→剑胸结合中点（歧骨）	9	直寸	用于确定胸部任脉穴的纵向距离
		剑胸结合中点（歧骨）→脐中	8	直寸	用于确定上腹部腧穴的纵向距离
		脐中→耻骨联合上缘（曲骨）	5	直寸	用于确定下腹部腧穴的纵向距离
		两肩胛骨喙突内侧缘之间	12	横寸	用于确定胸部腧穴的横向距离
		两乳头之间	8	横寸	用于确定胸腹部腧穴的横向距离
	背腰部	肩胛骨内侧缘→后正中线	3	横寸	用于确定背腰部腧穴的横向距离
	上肢部	腋前、后纹头→肘横纹（平尺骨鹰嘴）	9	直寸	用于确定上臂部腧穴的纵向距离
		肘横纹（平尺骨鹰嘴）→腕掌（背）侧远端横纹	12	直寸	用于确定前臂部腧穴的纵向距离
	下肢部	耻骨联合上缘→髌底	18	直寸	用于确定大腿部腧穴的纵向距离
		髌底→髌尖	2		
		髌尖（膝中）→内踝尖	15	直寸	用于确定小腿内侧部腧穴的纵向距离
		胫骨内侧髁下方阴陵泉→内踝尖	13		
		股骨大转子→腘横纹（平髌尖）	19	直寸	用于确定大腿外侧部腧穴的纵向距离
		臀沟→腘横纹	14	直寸	用于确定大腿后部腧穴的纵向距离
		腘横纹（平髌尖）→外踝尖	16	直寸	用于确定小腿外侧部腧穴的纵向距离
		内踝尖→足底	3	直寸	用于确定足内侧部腧穴的纵向距离

注：前后发际线不明者，依据眉间（印堂）→前发际正中→第 7 颈椎棘突下（大椎），直寸，18 寸，确定头部腧穴的纵向距离。

三、主要体表标志

	分部	体表标志	定位方法
主要体表标志	头面部	前发际正中	头部有发部位的前缘正中
		后发际正中	头部有发部位的后缘正中
		额角发际	前发际额部曲角处
		耳尖	在耳向前折时的最高点处
		枕外隆突	枕骨外面中间最隆起的骨突

分部	体表标志	定位方法
	完骨	耳郭后下方的颞骨乳突
	眉间	两眉头之间的中点
	瞳孔／目中	正坐，目正视，瞳孔中点／目内眦与目外眦的中点
颈项部	喉结	位于颈前部，喉头突起处
	第7颈椎棘突	颈后隆起最高且能随头旋转而转动处
胸腹部	第2肋	平胸骨角水平，锁骨下可触及的肋骨即第2肋
	第4肋间隙	男性乳头平第4肋间隙
	胸骨上窝	胸骨切迹上方凹陷处
	胸剑联合／剑胸结合	胸骨体与剑突结合处
	耻骨联合上缘	下腹部正中，耻骨联合部的上缘处
	髂前上棘	侧腹部，髂骨嵴前部的上方突起处
	乳头	乳头突起之中央处，即乳中穴
	脐中	脐窝的中央处，即神阙穴
胁肋部	腋窝顶点	腋窝正中央最高点，腋动脉搏动处
	第11肋游离端	侧卧举臂，从腋后线的肋弓软骨缘下方向后可触及第12肋游离端，再沿着肋弓缘向前触摸到的浮肋即第11肋游离端
	第12肋游离端	侧卧举臂，从腋后线的肋弓软骨缘下方向后可触及第12肋游离端
背腰骶部	第2胸椎棘突	直立，两手下垂时，两肩胛骨上角连线与后正中线的交点
	第3胸椎棘突	直立，两手下垂时，两肩胛冈内侧端连线与后正中线的交点
	第7胸椎棘突	直立，两手下垂时，两肩胛骨下角的连线与后正中线的交点
	第12胸椎棘突	直立，两手下垂时，后正中线上两肩胛骨下角连线与两髂嵴最高点连线的中点
	第2腰椎棘突	两侧第12肋游离端连线与后正中线的交点
	第4腰椎棘突	两髂嵴最高点连线与后正中线的交点
	第2骶椎	两髂后上棘连线与后正中线的交点
	骶管裂孔	取尾骨上方左右的骶角，与两骶角平齐的后正中线上
	髂后上棘	髂骨嵴后部的上方突起处

主要体表标志

续表

	分部	体表标志	定位方法
主要体表标志	上肢部	腋前纹头	腋窝皱襞前端
		腋后纹头	腋窝皱襞后端
		肘横纹	肘关节掌侧面横纹
		肘尖	尺骨鹰嘴处
		肱骨内上髁	肘关节内侧高骨
		肱骨外上髁	肘关节外侧高骨
		桡骨茎突	桡骨远端桡侧隆起之骨
		腕掌侧远端横纹	尺、桡二骨茎突远端连线上的掌侧面横纹
		腕背侧远端横纹	尺、桡二骨茎突远端连线上的背侧面横纹
		掌指关节	掌骨与指骨结合部，一侧共有 5 个
		手赤白肉际	手掌与手臂皮肤移行处
		甲根角	指甲或趾甲体基底缘所形成的夹角
	下肢部	髀枢	股骨大转子
		臀沟	臀与大腿后侧的移行部
		股骨内侧髁（内辅上）	内侧膝上，股骨远端粗大处
		胫骨内侧髁（内辅下）	内侧膝下，胫骨近心端粗大处
		犊鼻	髌韧带外侧凹陷处的中央
		髌底	髌骨上缘
		髌尖	髌骨下缘
		腘横纹	腘窝处横纹
		腓骨小头	胫骨外侧，腓骨近心端隆起处
		胫骨粗隆	膝下胫骨隆起处
		内踝尖	内踝的最高点处
		外踝尖	外踝的最高点处
		舟骨粗隆	内踝前下方突起之骨
		足赤白肉际	足底与足背皮肤移行处

四、交会穴

	经脉	交会穴	交会经脉	出处	合计
交会穴	手三阴 手太阴	中府	手太阴之会	《针灸甲乙经》 《素问·气府论》王冰注	1
	手厥阴	天池	手厥阴、足少阳之会 手足厥阴、少阳之会	《针灸甲乙经》 《针灸聚英》	1
	手少阴	—	—	—	0
	手三阳 手阳明	臂臑	手阳明、络之会 手阳明、手足太阳、阳维之会	《针灸甲乙经》 《奇经八脉考》	4
		肩髃	手阳明、阳跷之会 手阳明、少阳、阳跷之会 手阳明、太阳、阳跷之会	《针灸甲乙经》 《奇经八脉考》 《类经图翼》	
		巨骨	手阳明、阳跷之会	《针灸甲乙经》	
		迎香	手足阳明之会	《针灸甲乙经》	
	手少阳	臑会	手阳明、少阳二络气之会 手阳明之络 手少阳、阳维之会	《素问·气府论》王冰注 《针灸甲乙经》 《针灸聚英》	6
		天髎	手少阳、阳维之会 足少阳、阳维之会 手足少阳、阳维三脉之会	《针灸甲乙经》 《外台秘要》 《素问·气府论》王冰注	
		翳风	手足少阳之会	《针灸甲乙经》	
		角孙	手足少阳、手阳明之会 手足少阳之会 手太阳、手足少阳三脉之会	《针灸甲乙经》 《铜人腧穴针灸图经》 《素问·气府论》王冰注	
		耳和髎	手足少阳、手太阳之会 手足少阳之会	《针灸甲乙经》 《外台秘要》	
		丝竹空	足少阳脉气所发 手足少阳脉气所发	《针灸甲乙经》 《针灸聚英》	
	手太阳	天容	手少阳脉气所发 次脉足少阳也，名曰天容	《针灸甲乙经》 《灵枢·本输》	5
		臑俞	手太阳、阳维、阳跷之会 手足太阳、阳维、阳跷之会	《针灸甲乙经》 《素问·气府论》王冰注	
		秉风	手太阳、阳明、手足少阳之会	《针灸甲乙经》	
		颧髎	手少阳、太阳之会	《针灸甲乙经》	
		听宫	手足少阳、手太阳之会	《针灸甲乙经》	

经脉		交会穴	交会经脉	出处	合计
交会穴	足三阳	足阳明	承泣	足阳明、任脉、阳跷之会	《针灸甲乙经》	7
			巨髎	足阳明、阳跷之会 手足阳明、阳跷之会	《针灸甲乙经》 《针灸大成》	
			地仓	手足阳明、阳跷之会 手足阳明、任脉、阳跷之会	《针灸甲乙经》 《奇经八脉考》	
			下关	足阳明、少阳之会	《针灸甲乙经》	
			头维	足阳明、阳维之会 足少阳、阳明之会	《针灸甲乙经》 《素问·气府论》王冰注	
			人迎	足阳明、少阳之会	《针灸聚英》	
			气冲	冲脉起于气冲 冲脉者会于气街	《难经》 《素问·痿论》	
		足少阳	瞳子髎	手足少阳、手太阳之会 手足少阳之会	《针灸甲乙经》 《外台秘要》	29
			听会	手少阳脉气所发	《针灸甲乙经》	
			上关	手少阳、足阳明之会 手足少阳、足阳明三脉之会 足少阳、阳明之会	《针灸甲乙经》 《素问·气府论》王冰注 《铜人腧穴针灸图经》	
			颔厌	手少阳、足阳明之会 足少阳、阳明之会 手足少阳、阳明之会	《针灸甲乙经》 《外台秘要》 《铜人腧穴针灸图经》	
			悬颅	手足少阳、阳明之会 足阳明脉气所发 足少阳、阳明之会	《针灸聚英》 《素问·气府论》王冰注 《类经图翼》	
			悬厘	手足少阳、阳明之会	《针灸甲乙经》	
			曲鬓	足少阳、太阳之会	《针灸甲乙经》	
			率谷	足少阳、太阳之会	《针灸甲乙经》	
			天冲	足少阳、太阳之会	《针灸甲乙经》	
			浮白	足少阳、太阳之会	《针灸甲乙经》	
			头窍阴	足少阳、太阳之会 手足太阳、少阳之会	《针灸甲乙经》 《外台秘要》	
			完骨	足少阳、太阳之会	《针灸甲乙经》	

	经脉	交会穴	交会经脉	出处	合计
交会穴	足三阳				
	足少阳	本神	足少阳、阳维之会	《针灸甲乙经》	29
		阳白	足少阳、阳维之会 手足少阳、阳明、阳维五脉之会 足少阳、阳明、阳维三脉之会	《针灸甲乙经》 《奇经八脉考》 《素问·气府论》王冰注	
		头临泣	足少阳、太阳、阳维之会 足少阳、太阳之会	《针灸甲乙经》 《外台秘要》	
		目窗	足少阳、阳维之会	《针灸甲乙经》	
		正营	足少阳、阳维之会	《针灸甲乙经》	
		承灵	足少阳、阳维之会	《针灸甲乙经》	
		脑空	足少阳、阳维之会	《针灸甲乙经》	
		风池	足少阳、阳维之会 手足少阳、阳维之会 足少阳、阳跷之会	《针灸甲乙经》 《奇经八脉考》 《难经》	
		肩井	手足少阳、阳维之会 手足少阳、足阳明、阳维之会	《针灸甲乙经》 《奇经八脉考》	
		辄筋	足太阳、少阳之会	《针灸聚英》	
		日月	足少阳、太阴之会 足太阴、少阳、阳维之会	《针灸甲乙经》 《铜人腧穴针灸图经》	
		带脉	足少阳、带脉之会	《素问·气府论》王冰注	
		五枢	足少阳、带脉之会	《素问·气府论》王冰注	
		维道	足少阳、带脉之会	《针灸甲乙经》	
		居髎	足少阳、阳跷之会 足少阳、阳维之会	《针灸甲乙经》 《奇经八脉考》	
		环跳	足少阳、太阳之会	《素问·气府论》王冰注	
		阳交	阳维之郄 阳维、足少阳之会	《针灸甲乙经》 《奇经八脉考》	
	足太阳	睛明	手足太阳、足阳明之会 手足太阳、少阳、足阳明之会 手足太阳、足阳明、阴阳跷之会 足太阳、督脉之会	《针灸甲乙经》 《铜人腧穴针灸图经》 《素问·气府论》王冰注 《奇经八脉考》	11
		大杼	手足太阳之会 手足太阳、少阳、督脉之会 手足太阳、督脉别络之会	《针灸甲乙经》 《奇经八脉考》 《素问·气府论》王冰注	
		风门	足太阳、督脉之会	《针灸甲乙经》	

续表

	经脉		交会穴	交会经脉	出处	合计
交会穴	足三阳	足太阳	附分	足太阳之会 手足太阳之会	《针灸甲乙经》 《外台秘要》	11
			上髎	足太阳、少阳之络	《针灸甲乙经》	
			中髎	足太阳、厥阴、少阳三脉左右交结于中 足厥阴、少阳所结之会	《素问·刺腰痛》王冰注 《针灸聚英》	
			下髎	足太阳、厥阴、少阳三脉左右交结于中	《素问·刺腰痛》王冰注	
			跗阳	阳跷之郄	《针灸甲乙经》	
			申脉	阳跷所生	《针灸甲乙经》	
			仆参	足太阳、阳跷之会	《外台秘要》	
			金门	阳维所别属也	《针灸甲乙经》	
	足三阴	足太阴	三阴交	足太阴、厥阴、少阴之会	《针灸甲乙经》	5
			冲门	足太阴、厥阴之会 足太阴、阴维之会	《针灸甲乙经》 《外台秘要》	
			府舍	足太阴、厥阴、阴维之会 足太阴、厥阴、少阴、阳明、阴维之会	《针灸甲乙经》 《奇经八脉考》	
			大横	足太阴、阴维之会	《针灸甲乙经》	5
			腹哀	足太阴、阴维之会	《针灸甲乙经》	
		足厥阴	章门	足厥阴、少阳之会 足厥阴、带脉之会	《针灸甲乙经》 《奇经八脉考》	2
			期门	足厥阴、太阴、阴维之会 足厥阴、阴维之会	《针灸甲乙经》 《奇经八脉考》	
		足少阴	照海	阴跷脉所生	《针灸甲乙经》	14
			交信	阴跷之郄	《针灸甲乙经》	
			筑宾	阴维之郄	《针灸甲乙经》	
			横骨	足少阴、冲脉之会	《针灸甲乙经》	
			大赫	足少阴、冲脉之会	《针灸甲乙经》	
			气穴	足少阴、冲脉之会	《针灸甲乙经》	
			四满	足少阴、冲脉之会	《针灸甲乙经》	
			中注	足少阴、冲脉之会	《针灸甲乙经》	

续表

	经脉	交会穴	交会经脉	出处	合计
足三阴	足少阴	肓俞	足少阴、冲脉之会	《针灸甲乙经》	14
		商曲	足少阴、冲脉之会	《针灸甲乙经》	
		石关	足少阴、冲脉之会	《针灸甲乙经》	
		阴都	足少阴、冲脉之会	《针灸甲乙经》	
		腹通谷	足少阴、冲脉之会	《针灸甲乙经》	
		幽门	足少阴、冲脉之会	《针灸甲乙经》	
交会穴	任脉	会阴	任脉别络，挟督脉、冲脉之会	《针灸甲乙经》	12
		曲骨	任脉、足厥阴之会	《针灸甲乙经》	
		中极	任脉、足三阴之会	《针灸甲乙经》	
		关元	任脉、足三阴之会 足三阴、阳明、任脉之会 冲脉起于关元 三结交者，阳明、太阴也	《针灸甲乙经》 《类经图翼》 《素问·举痛论》 《灵枢·寒热论》	
		阴交	任脉、冲脉之会 任脉、冲脉、足少阴之会	《针灸甲乙经》 《外台秘要》	
		下脘	任脉、足太阴之会	《针灸甲乙经》	
		中脘	任脉、手太阳、少阳之会，足阳明所生	《针灸甲乙经》	
		上脘	任脉、足阳明、手太阳之会	《针灸甲乙经》	
		膻中	足太阴、少阴、手太阳、少阳、任脉之会	《针灸大成》	
		天突	任脉、阴维之会	《针灸甲乙经》	
		廉泉	任脉、阴维之会	《针灸甲乙经》	
		承浆	任脉、足阳明之会 手足阳明、督脉、任脉之会	《针灸甲乙经》 《奇经八脉考》	
	督脉	长强	督脉别络、少阴所结 足少阴、少阳所结会 督脉、足太阳、少阴之会	《针灸甲乙经》 《铜人腧穴针灸图经》 《奇经八脉考》	11
		命门	当十四椎，出属带脉	《灵枢·经别》	
		陶道	督脉、足太阳之会	《针灸甲乙经》	
		大椎	三阳、督脉之会 督脉、手足三阳之会	《针灸甲乙经》 《铜人腧穴针灸图经》	

注：任督二脉

	经脉		交会穴	交会经脉	出处	合计
交会穴	任督二脉	督脉	哑门	督脉、阳维之会	《针灸甲乙经》	11
			风府	督脉、阳维之会 督脉、足太阳、阳维之会	《针灸甲乙经》 《奇经八脉考》	
			脑户	督脉、足太阳之会	《针灸甲乙经》	
			百会	督脉、足太阳之会 手足三阳、督脉之会 督脉、足太阳之会，手足少阳、足厥阴俱会于此	《针灸甲乙经》 《针灸聚英》 《类经图翼》	
			神庭	督脉、足太阳、阳明之会 足太阳、督脉之会	《针灸甲乙经》 《奇经八脉考》	
			水沟	督脉、手足阳明之会	《针灸甲乙经》	
			龈交	督脉、任脉二经之会 任脉、督脉、足阳明之会	《素问·气府论》王冰注 《奇经八脉考》	
共计						108

下 篇　经络腧穴各论

第三章　手太阴肺经 ▷▷▷

一、手太阴肺经循行分布路线

见图 3-1。

1. 体表循行路线

起于胸外上方（中府穴）
↓
沿上肢内侧前缘入寸口
↓
循鱼际
↓
止于拇指桡侧端（少商穴）
一支脉从腕后 1.5 寸（列缺穴）到食指桡侧端（商阳穴）[交于手阳明大肠经]

2. 体内循行路线　起于中焦，下络大肠，循胃口，上膈，属肺，并与喉、气管有联系。

3. 循行分布特点

（1）走向和特性：从胸走手，为多气少血之经，寅时（3 ～ 5 时）气血最旺。

（2）共 11 穴：起于中府穴，止于少商穴。

（3）分布：上肢内侧前缘。

（4）交接关系：有一分支从腕后 1.5 寸桡骨茎突上方的列缺穴，到食指桡侧端商阳穴，交于手阳明大肠经。

二、手太阴肺经的腧穴分布概况

手太阴肺经的腧穴分布概况，见图 3-2。

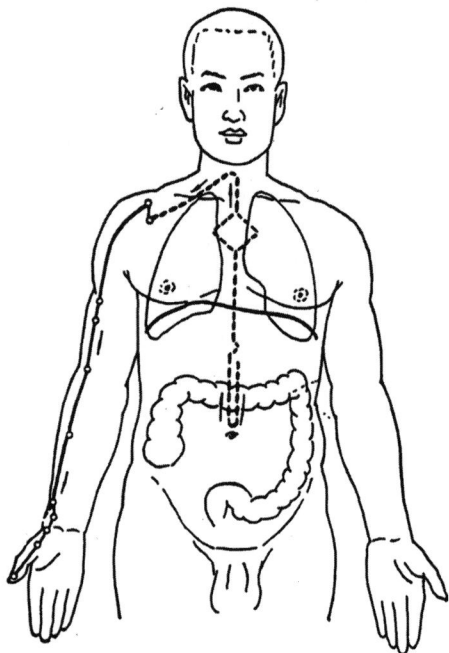

图 3-1　手太阴肺经循行示意图

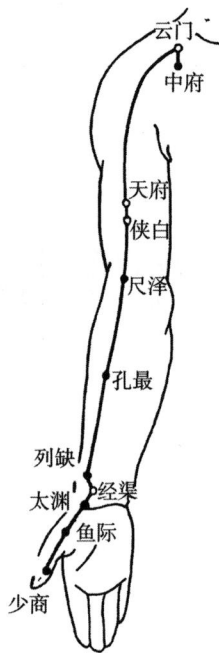

图 3-2　手太阴肺经腧穴分布总图

1. 胸部　见图 3-3。

中府 ⎱
云门 ⎰ 前正中线旁开 6 寸 ⎰ 横平第 1 肋间隙，锁骨下窝外侧
　　　　　　　　　　　　 ⎱ 锁骨下窝凹陷中，肩胛骨喙突内缘

2. 臂前区　见图 3-4。

天府 ⎱
侠白 ⎰ 肱二头肌桡侧缘，腋前纹头下 ⎰ 3 寸
　　　　　　　　　　　　　　　　　 ⎱ 4 寸

3. 肘区　见图 3-5

尺泽　　肘横纹上，肱二头肌肌腱桡侧缘凹陷中

4. 前臂前区　见图 3-6、图 3-7、图 3-8。

孔最 ⎱　　　　　　　　　　⎰ 7 寸，尺泽（LU5）与太渊（LU9）连线上

列缺 ⎬ 腕掌侧远端横纹上 ⎨ 1.5 寸，拇短伸肌腱与拇长展肌腱之间，拇长展肌腱沟的凹陷中

经渠 ⎰　　　　　　　　　　⎱ 1 寸，桡骨茎突与桡动脉之间

5. 腕前区　见图 3-9。

太渊　　桡骨茎突与腕舟状骨之间，拇长展肌腱尺侧凹陷中

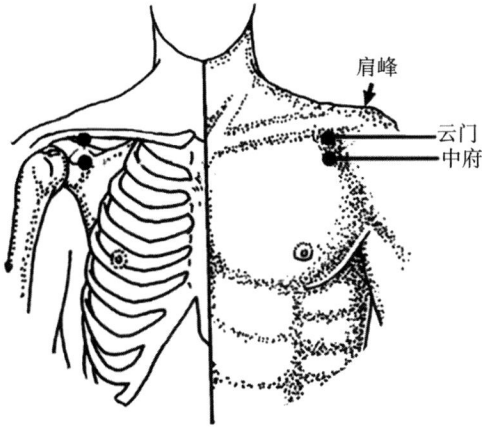

图 3-3

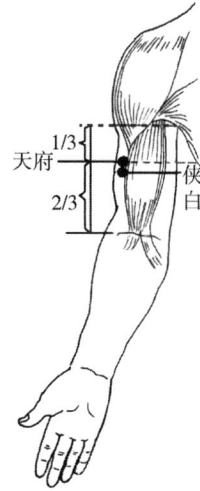

图 3-4

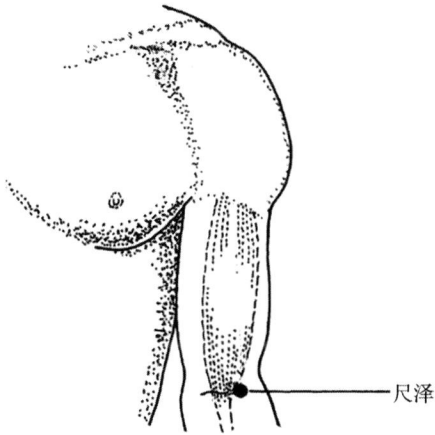

图 3-5

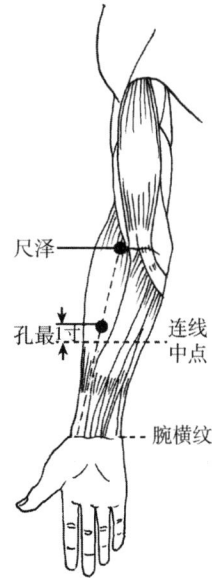

图 3-6

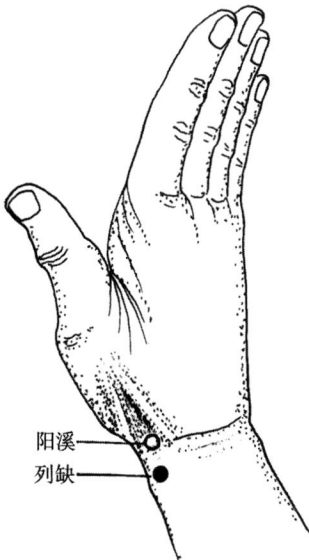

图 3-7

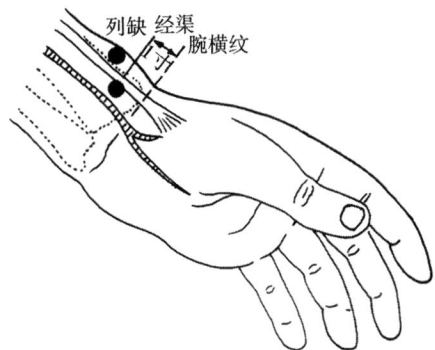

图 3-8

6. 手部 见图 3-9、图 3-10。

鱼际 第 1 掌骨桡侧中点赤白肉际处

少商 拇指末节桡侧，指甲根角侧上方 0.1 寸

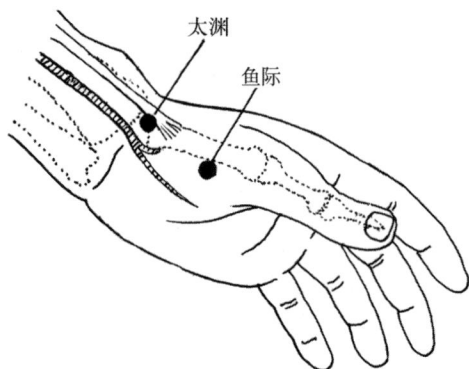

图 3-9

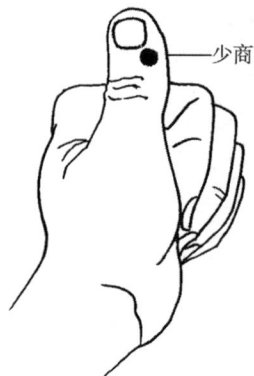

图 3-10

三、腧穴定位及取穴方法

1. 腧穴定位

穴位	国标定位	取穴要点	特定穴属性
1. 中府※ LU1	在前胸部，横平第 1 肋间隙，锁骨下窝外侧，前正中线旁开 6 寸 注 1：先确定云门（LU2），中府即在云门（LU2）下 1 寸 注 2：横平内侧的库房（ST14）、或中（KI26）、华盖（CV20），4 穴略呈一弧形分布，其弧度与第 1 肋间隙弧度相应	①坐位，双手叉腰，当锁骨外侧端前下方出现的三角凹窝的中点处取云门； ②云门直下 1 寸，平第 1 肋间隙处取中府	肺之募穴
2. 云门 LU2	在前胸部，锁骨下窝凹陷中，肩胛骨喙突内缘，前正中线旁开 6 寸 注：横平内侧的气户（ST13）、俞府（KI27）、璇玑（CV21），4 穴略呈一弧形分布，其弧度与锁骨下缘弧度相应		
3. 天府 LU3	在臂前外侧，腋前纹头下 3 寸，肱二头肌桡侧缘处	①正坐或仰卧位，上臂自然下垂。用骨度分寸从腋皱襞前纹头向下量取 3 寸，肱二头肌桡侧缘凹陷处取天府； ②天府下 1 寸取侠白	

穴位	国标定位	取穴要点	特定穴属性
4. 侠白 LU4	在臂前外侧，腋前纹头下 4 寸，肱二头肌桡侧缘处		
5. 尺泽 ※ LU5	在肘前侧，肘横纹上，肱二头肌腱桡侧缘凹陷中 注：屈肘，肘横纹上，曲池（LI11）与曲泽（PC3）之间，与曲泽（PC3）相隔一肌腱（肱二头肌腱）	①仰掌，微屈肘，肘横纹中有一粗而硬的肌腱（肱二头肌腱）； ②在其桡侧缘取尺泽	合穴
6. 孔最 ※ LU6	在前臂前外侧，腕掌侧远端横纹上 7 寸，尺泽（LU5）与太渊（LU9）连线上 注：尺泽（LU5）下 5 寸，即尺泽（LU5）与太渊（LU9）连线的中点上 1 寸	①在太渊和尺泽的连线上； ②准确平分尺寸	郄穴
7. 列缺 ※ LU7	在前臂外侧，腕掌侧远端横纹上 1.5 寸，拇短伸肌腱与拇长展肌腱之间，拇长展肌腱沟的凹陷中	①找到两肌腱凹陷，不偏离方向； ②定取腕掌侧远横纹上 1.5 寸	络穴，八脉交会穴（通任脉）
8. 经渠 LU8	在前臂前外侧，腕掌侧远端横纹上 1 寸，桡骨茎突与桡动脉之间 注：太渊（LU9）上 1 寸，约当腕掌侧近端横纹中	①伸臂仰掌，在尺泽与太渊连线的上 11/12 与下 1/12 之交点、桡动脉桡侧取穴； ②约当医者切脉时中指所按之处	经穴
9. 太渊 ※ LU9	在腕前外侧，桡骨茎突与腕舟状骨之间，拇长展肌腱尺侧凹陷中	①找到腕掌侧远端横纹桡侧； ②桡动脉搏动处	输穴，原穴，八会穴（脉会）

穴位	国标定位	取穴要点	特定穴属性
10. 鱼际[※] LU10	在手掌，第 1 掌骨桡侧中点赤白肉际处	①找准第一掌骨中点； ②分清赤白肉际	荥穴
11. 少商[※] LU11	在手指，拇指末节桡侧，指甲根角侧上方0.1 寸 注：拇指桡侧指甲根角侧上方（即沿角平分线方向）0.1 寸，相当于沿爪甲桡侧画一直线与爪甲基底缘水平线交点处取穴	①找准拇指末节桡侧； ②沿爪甲桡侧画一直线与爪甲基底缘水平线交点处取穴	井穴

2. 取穴方法

（1）常规取穴方法：扫描上表中腧穴名称下的二维码，观看腧穴定取方法的视频。

（2）特殊取穴方法

①云门——正坐位，手叉腰，当锁骨外侧端下缘出现的三角形凹窝的中点处（图3-11）。

②天府——坐位，臂向前平举，俯头鼻尖接触上臂内侧处是穴（图3-12）。

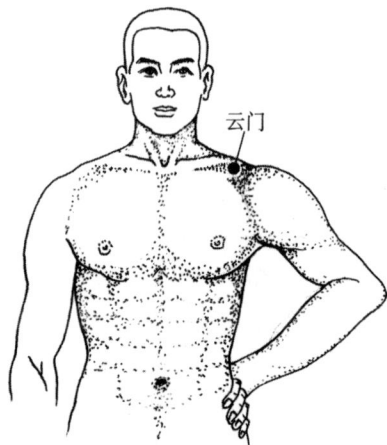

图 3-11　云门的特殊取穴　　　　图 3-12　天府的特殊取穴

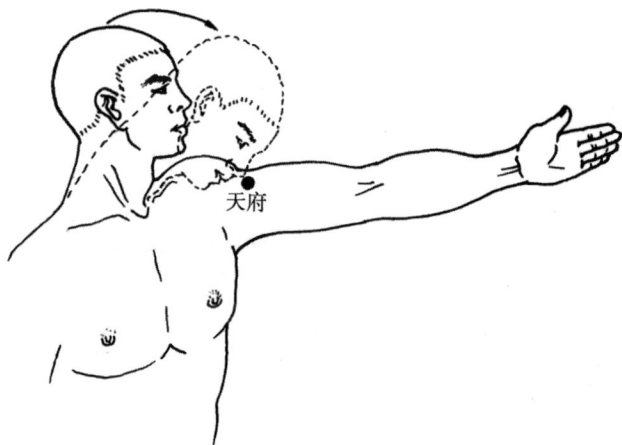

③列缺

取法一：以患者左右两手虎口交叉，一手食指压在另一手的桡骨茎突上，当食指尖到达之处是穴（图3-13）。

　　取法二：立掌，把拇指向外上方翘起，先取两筋之间的阳溪穴，在阳溪穴上 1.5 寸的桡骨茎突中部有一凹陷，即是本穴。

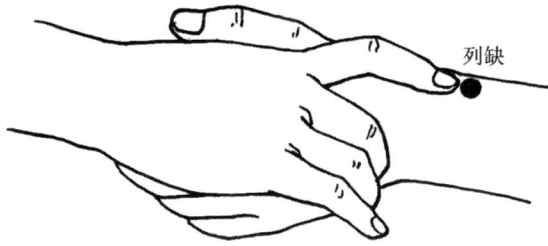

图 3-13　列缺的特殊取穴

第四章　手阳明大肠经 ▷▷▷▷

一、手阳明大肠经循行分布路线

见图 4-1。

1. 体表循行路线

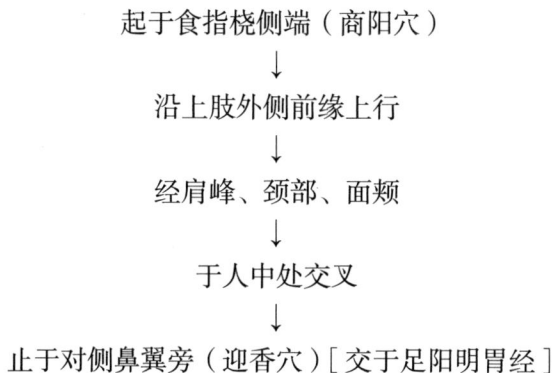

起于食指桡侧端（商阳穴）

↓

沿上肢外侧前缘上行

↓

经肩峰、颈部、面颊

↓

于人中处交叉

↓

止于对侧鼻翼旁（迎香穴）［交于足阳明胃经］

2. 体内循行路线　入缺盆，络肺，下膈，属大肠，与下齿、口、鼻有联系。

3. 循行分布特点

（1）走向和特性：从手走头，为多气多血之经，卯时（5～7时）气血最旺。

（2）共20穴：起于商阳穴，止于迎香穴。

（3）分布：上肢外侧前缘，肩颈部及面颊部。

（4）交接关系：前接手太阴肺经，在鼻翼旁迎香穴处，交于足阳明胃经。

二、手阳明大肠经的腧穴分布概况

手阳明大肠经的腧穴分布概况，见图 4-2 。

1. 手部　见图 4-3、图 4-4、图 4-5。

商阳　　食指末节桡侧，指甲根角侧上方 0.1 寸

二间　　在手指，第 2 掌指关节桡侧远端赤白肉际处

三间　　在手背，第 2 掌指关节桡侧近端凹陷中

合谷　　在手背，第 1 掌骨和第 2 掌骨之间，约平第 2 掌骨桡侧的中点处

2. 腕部　见图 4-6。

阳溪　　在腕后外侧，腕背侧远端横纹桡侧，桡骨茎突远端，解剖学"鼻烟窝"凹陷中

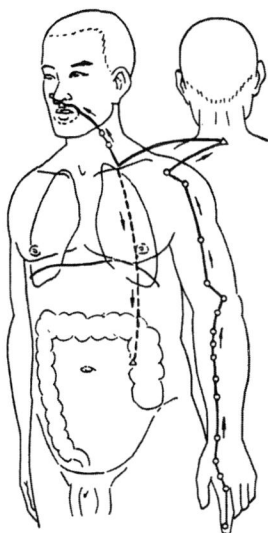

图 4-1　手阳明大肠经循行示意图

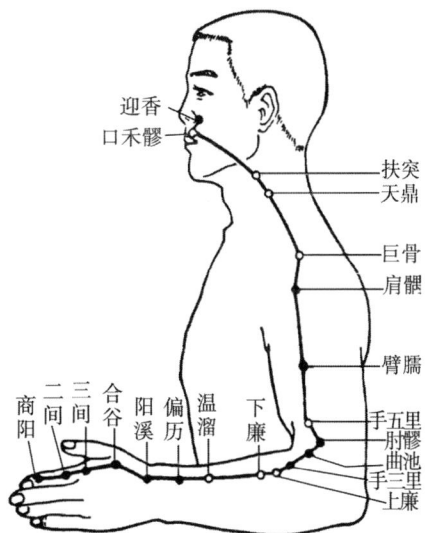

图 4-2　手阳明大肠经腧穴分布总图

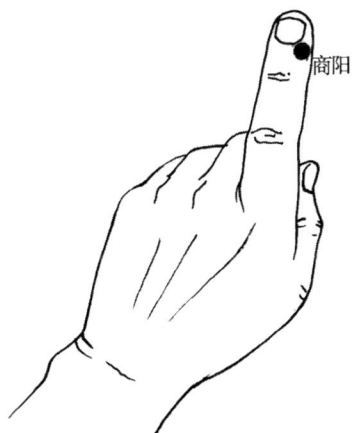

图 4-3

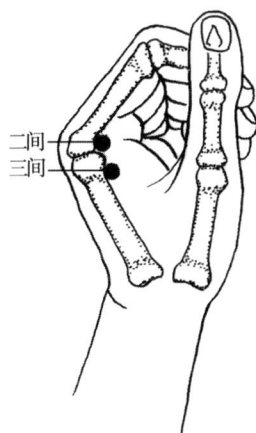

图 4-4

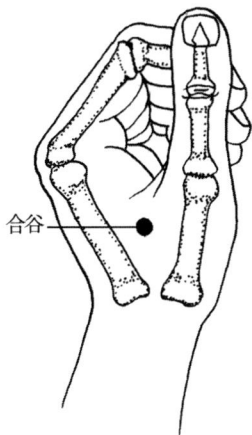

图 4-5

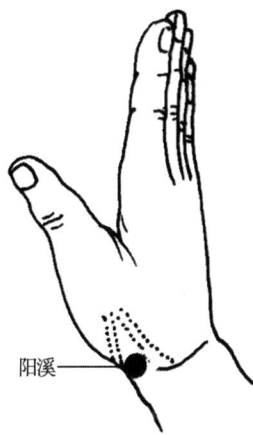

图 4-6

3. 前臂部　见图 4-7。

$$\left.\begin{array}{l}\text{偏历}\\\text{温溜}\\\text{下廉}\\\text{上廉}\\\text{手三里}\end{array}\right\}\text{阳溪（LI5）与曲池（LI11）连线上}\left\{\begin{array}{l}\text{腕背侧远端横纹上}\left\{\begin{array}{l}3\text{寸}\\5\text{寸}\end{array}\right.\\\text{肘横纹下}\left\{\begin{array}{l}4\text{寸}\\3\text{寸}\\2\text{寸}\end{array}\right.\end{array}\right.$$

4. 肘部　见图 4-8。

曲池　　在肘外侧，尺泽（LU5）与肱骨外上髁连线的中点处

5. 上臂部　见图 4-8、图 4-9。

肘髎　　在肘后外侧，当肱骨外上髁上缘，髁上嵴的前缘

手五里　　在臂外侧，肘横纹上 3 寸，曲池（LI11）与肩髃（LI15）连线上

臂臑　　在臂外侧，在曲池（LI11）与肩髃（LI15）连线上，三角肌前缘处

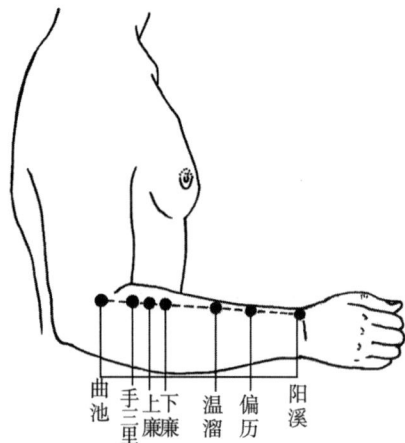

图 4-7

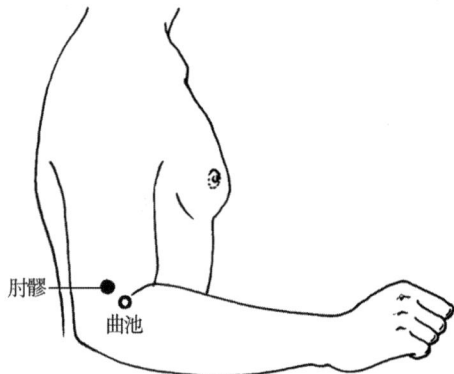

图 4-8

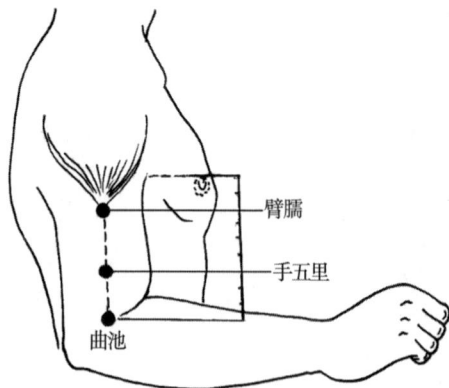

图 4-9

6. 肩部　见图 4-10、图 4-11。

肩髃　　在肩带部，肩峰外侧缘前端与肱骨大结节两骨间凹陷中

巨骨　　在肩带部，锁骨肩峰端与肩胛冈之间凹陷中

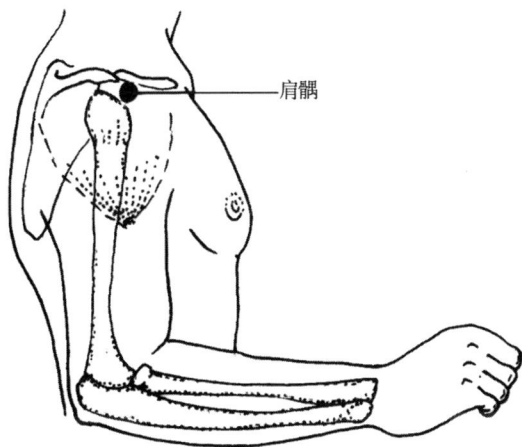

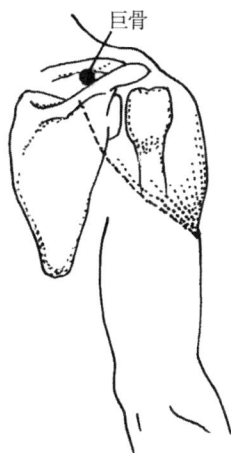

图 4-10　　　　　　　　　　　　　　　　　图 4-11

7. 颈部　见图 4-12。

天鼎　　在颈前部，横平环状软骨，胸锁乳突肌后缘

扶突　　在颈前部，横平甲状软骨上缘（约相当于喉结处），胸锁乳突肌前、后缘中间

8. 面部　见图 4-13。

口禾髎　　在面部，横平人中沟上 1/3 与下 2/3 交点，鼻孔外缘直下

迎香　　在面部，鼻翼外缘中点旁，鼻唇沟中

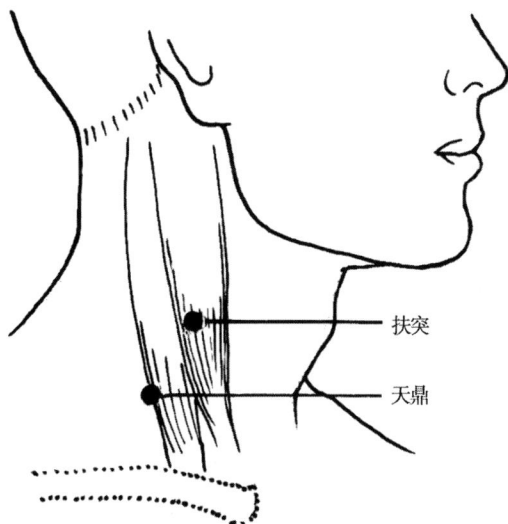

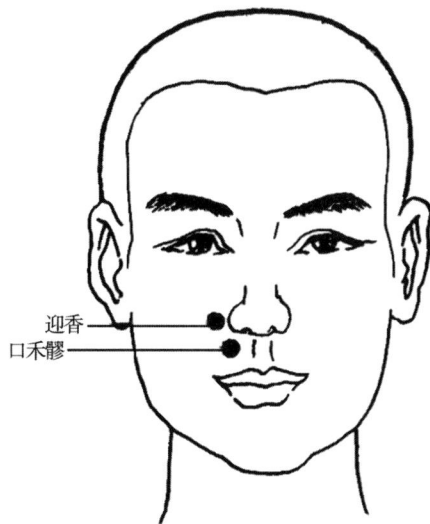

图 4-12　　　　　　　　　　　　　　　　　图 4-13

三、腧穴定位及取穴方法

1. 腧穴定位

穴位	国标定位	取穴要点	特定穴属性
1. 商阳※ LI1	在手指，食指末节桡侧，指甲根角侧上方 0.1 寸	①找准食指末节桡侧；②沿爪甲桡侧画一直线与爪甲基底缘水平线交点处取穴	井穴
2. 二间 LI2	在手指，第 2 掌指关节桡侧远端赤白肉际处	①找准第 2 掌指关节；②确定赤白肉际	荥穴
3. 三间※ LI3	在手背，第 2 掌指关节桡侧近端凹陷中	找准第 2 掌指关节桡侧近端凹陷	输穴
4. 合谷※ LI4	在手背，第 1 掌骨和第 2 掌骨之间，约平第 2 掌骨桡侧的中点处	找准第 2 掌骨桡侧的中点	原穴
5. 阳溪※ LI6	在腕后外侧，腕背侧远端横纹桡侧，桡骨茎突远端，解剖学"鼻烟窝"凹陷中 注：手拇指充分外展和后伸时，手背外侧部拇长伸肌腱与拇短伸肌腱之间形成一明显的凹陷——解剖学"鼻烟窝"，其最凹陷处即本穴	①找准腕背侧远端横纹；②确定桡骨茎突；③找准"鼻烟窝"	经穴

穴位	国标定位	取穴要点	特定穴属性
6. 偏历 LI6	在前臂后外侧，腕背侧远端横纹上3寸，阳溪（LI5）与曲池（LI11）连线上 注：阳溪（LI5）与曲池（LI11）连线的下 1/4 与上 3/4 的交点处		络穴
7. 温溜 LI7	在前臂后外侧，腕背侧远端横纹上5寸，阳溪（LI5）与曲池（LI11）连线上		郄穴
8. 下廉 LI8	在前臂后外侧，肘横纹下4寸，阳溪（LI5）与曲池（LI11）连线上 注：阳溪（LI5）与曲池（LI11）连线的上 1/3 与下 2/3 的交点处，上廉（LI9）下 1 寸	①找准阳溪穴、曲池穴； ②肘横纹至腕横纹为12寸，平分12等分，每个等分为1寸； ③腕背侧远端横纹上3寸定偏历； ④腕背侧远端横纹上5寸定温溜； ⑤肘横纹下4寸取下廉； ⑥肘横纹下3寸取上廉； ⑦肘横纹下2寸取手三里	
9. 上廉 LI9	在前臂后外侧，肘横纹下3寸，阳溪（LI5）与曲池（LI11）连线上		
10. 手三里 LI10	在前臂后外侧，肘横纹下2寸，阳溪（LI5）与曲池（LI11）连线上		
11. 曲池 LI11	在肘外侧，尺泽（LU5）与肱骨外上髁连线的中点处 注：90°屈肘，肘横纹外侧端外凹陷中；极度屈肘，肘横纹桡侧端凹陷中	①找准尺泽穴； ②找准肱骨外上髁	合穴

穴位	国标定位	取穴要点	特定穴属性
12. 肘髎 LI12	在肘后外侧，肱骨外上髁上缘，髁上嵴的前缘	①找准肱骨外上髁上缘； ②找准髁上嵴	
13. 手五里 LI13	在臂外侧，肘横纹上 3 寸，曲池（LI11）与肩髃（LI15）连线上	①找准肘横纹上 3 寸； ②确定曲池与肩髃连线	
14. 臂臑※ LI14	在臂外侧，曲池（LI11）与肩髃（LI15）连线上，三角肌前缘处 注：曲池（LI11）与肩髃（LI15）连线上，约曲池上 7 寸，三角肌前缘处	①找准曲池上 7 寸 ②确定三角肌前缘	
15. 肩髃※ LI15	在肩带部，肩峰外侧缘前端与肱骨大结节两骨间凹陷中 注：屈臂外展，肩峰外侧缘前后端呈现两个凹陷，前一较深凹陷即本穴，后一凹陷为肩髎（TE14）	①找准肩峰外侧缘前端； ②确定肱骨大结节	
16. 巨骨 LI16	在肩带部，锁骨肩峰端与肩胛冈之间凹陷中 注：冈上窝外端两骨间凹陷中	①找准锁骨肩峰端； ②确定肩胛冈之间凹陷	
17. 天鼎 LI17	在颈前部，横平环状软骨，胸锁乳突肌后缘 注：扶突（LI18）直下，横平水突（ST10）	①找准环状软骨； ②确定胸锁乳突肌	

续表

穴位	国标定位	取穴要点	特定穴属性
18. 扶突 LI18	在颈前部，横平甲状软骨上缘（约相当于喉结处），胸锁乳突肌前、后缘中间	①找准喉结； ②确定胸锁乳突肌前、后缘	
19. 口禾髎 LI19	在面部，横平人中沟上 1/3 与下 2/3 交点，鼻孔外缘直下 注：水沟（GV26）旁开 0.5 寸	①找准人中沟上 1/3 与下 2/3 交点； ②确定鼻孔外缘	
20. 迎香※ LI20	在面部，鼻翼外缘中点旁，鼻唇沟中	①找准鼻翼外缘中点； ②确定鼻唇沟	

2. 取穴方法

（1）常规取穴方法：扫描上表中腧穴名称下的二维码，观看腧穴定取方法的视频。

（2）特殊取穴方法：合谷——以一手拇指的指间关节横纹正对另一手的拇食指之间的指蹼缘上，压向第 2 掌骨方向，当拇指尖所指处是穴（图 4-14）。

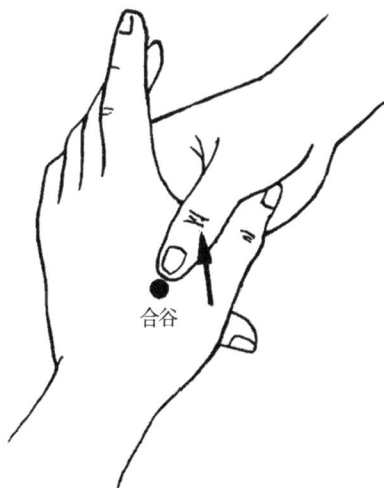

图 4-14　合谷的特殊取穴

第五章　足阳明胃经 ▷▷▷▷

一、足阳明胃经循行分布路线

见图 5-1。

1. 体表循行路线

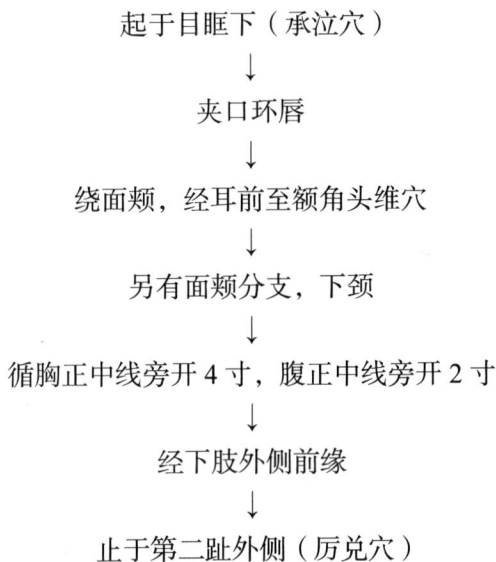

起于目眶下（承泣穴）
↓
夹口环唇
↓
绕面颊，经耳前至额角头维穴
↓
另有面颊分支，下颈
↓
循胸正中线旁开 4 寸，腹正中线旁开 2 寸
↓
经下肢外侧前缘
↓
止于第二趾外侧（厉兑穴）
一支脉从足背（冲阳穴）至足大趾内侧端（隐白穴）〔交于足太阴脾经〕

2. 体内循行路线　入缺盆，下膈，属胃络脾，与喉有联系。

3. 循行分布特点

（1）走向和特性：从头走足，为多气多血之经，辰时（7～9时）气血最旺。

（2）共 45 穴：起于承泣穴，止于厉兑穴。

（3）分布：头面部、胸部、腹部及下肢外侧前缘。

（4）交接关系：前接手阳明大肠经，有一分支从足背冲阳穴至足大趾内侧端隐白穴，交于足太阴脾经。

二、足阳明胃经的腧穴分布概况

足阳明胃经的腧穴分布概况，见图 5-2 。

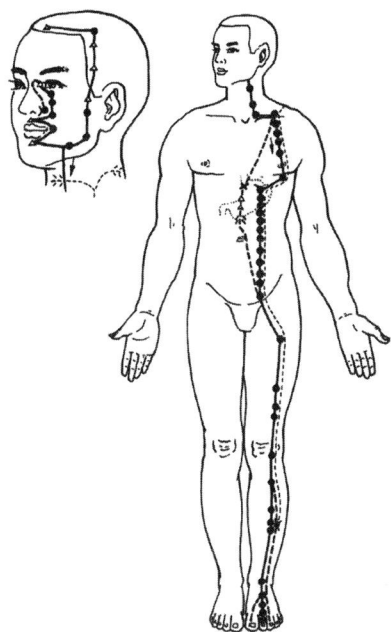

图 5-1　足阳明胃经循行示意图

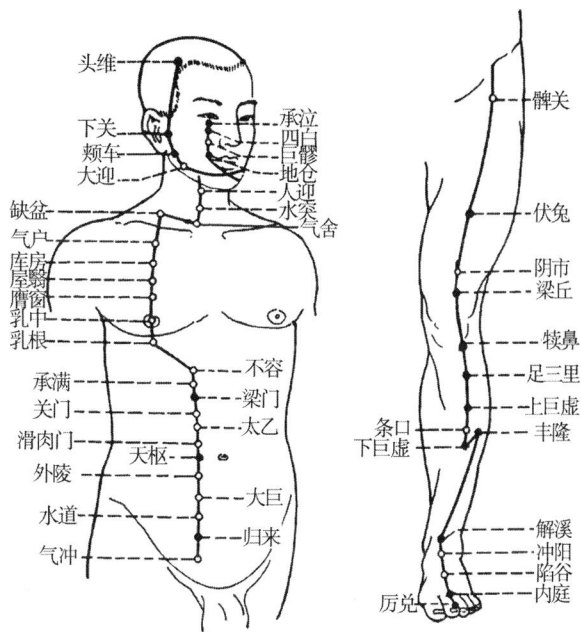

图 5-2　足阳明胃经腧穴分布总图

1. 头面部　见图 5-3、5-4、5-5、5-6。

承泣		眼球与眶下缘之间
四白	目正视，瞳孔直下	眶下孔处
巨髎		横平鼻翼下缘
地仓		口角旁开 0.4 寸

大迎　　下颌角前方，咬肌附着部的前缘凹陷中，面动脉搏动处

颊车　　下颌角前上方一横指

下关　　颧弓下缘中央与下颌切迹之间凹陷中

头维　　额角发际直上 0.5 寸，头正中线旁开 4.5 寸

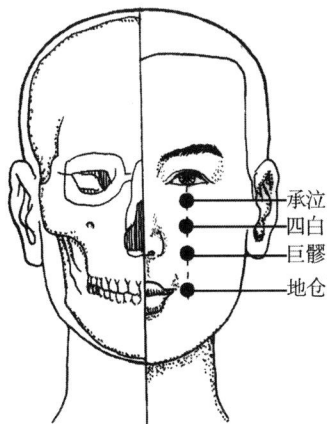

图 5-3

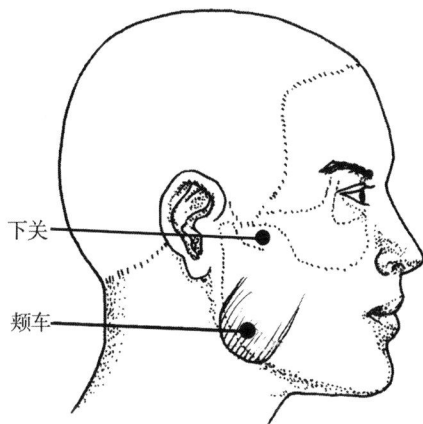

图 5-4

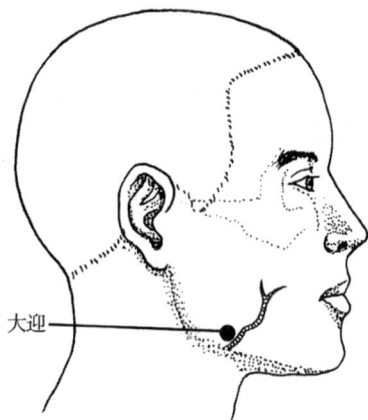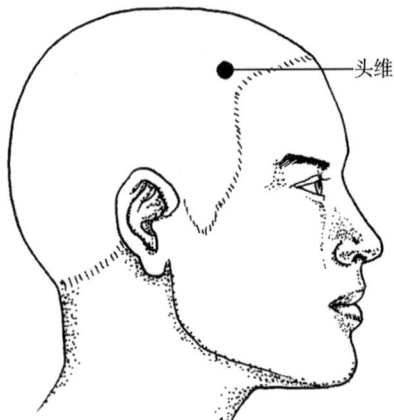

图 5-5　　　　　　　　　　　　　　　　图 5-6

2. 颈部　见图 5-7、5-8。

人迎 ⎫
水突 ⎬　胸锁乳突肌前缘 ⎧ 横平甲状软骨上缘，颈总动脉搏动处
　　 ⎭　　　　　　　　 ⎨ 横平环状软骨
　　　　　　　　　　　　⎩

气舍　锁骨上小窝，锁骨胸骨端上缘，胸锁乳突肌胸骨头与锁骨头中间的凹陷中

缺盆　锁骨上大窝，锁骨上缘凹陷中，前正中线旁开 4 寸

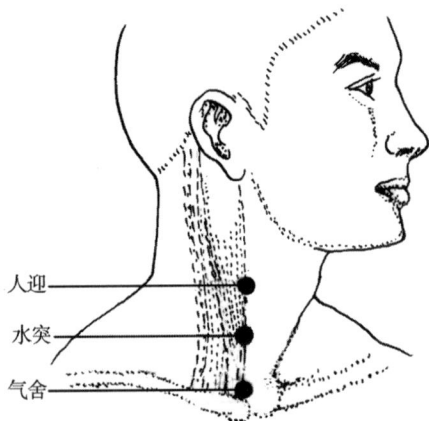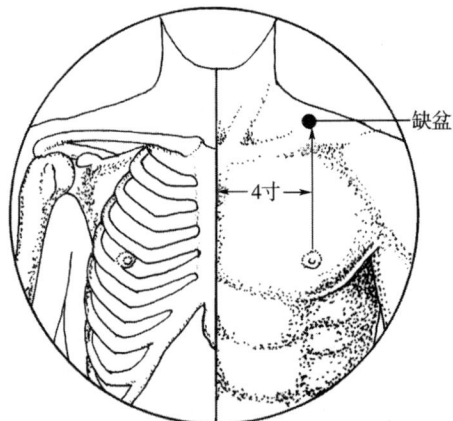

图 5-7　　　　　　　　　　　　　　　　图 5-8

3. 胸部　见图 5-9。

气户 ⎫　　　　　　　　　⎧ 锁骨下缘
库房 ⎪　　　　　　　　　⎪ 第 1 肋间隙
屋翳 ⎬　前正中线旁开 4 寸 ⎨ 第 2 肋间隙
膺窗 ⎪　　　　　　　　　⎪ 第 3 肋间隙
乳中 ⎪　　　　　　　　　⎪ 乳头中央
乳根 ⎭　　　　　　　　　⎩ 第 5 肋间隙

4. 上腹部　见图 5-10。

不容 ⎫　　　　　　　　　　　　　　　　　⎧ 6 寸
承满 ⎪　　　　　　　　　　　　　　　　　⎪ 5 寸
梁门 ⎪　　　　　　　　　　　　　　　　　⎪ 4 寸
关门 ⎬ 前正中线旁开 2 寸，脐中上 ⎨ 3 寸
太乙 ⎪　　　　　　　　　　　　　　　　　⎪ 2 寸
滑肉门 ⎭　　　　　　　　　　　　　　　　⎩ 1 寸

5. 脐部　见图 5-10。

天枢　　横平脐中，前正中线旁开 2 寸

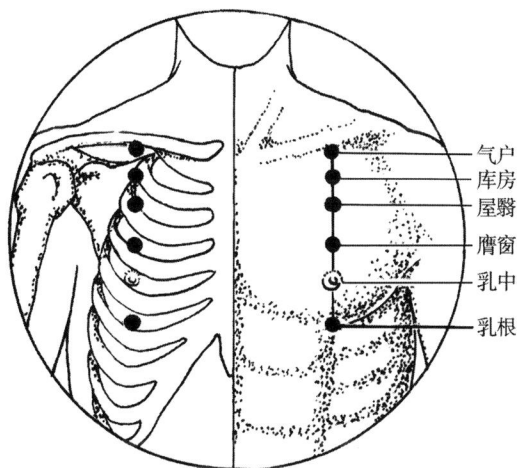

图 5-9

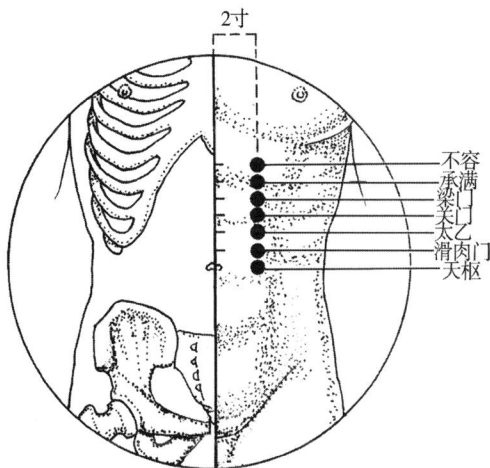

图 5-10

6. 下腹部　见图 5-11。

外陵 ⎫　　　　　　　　　　　　　　　　　⎧ 1 寸
大巨 ⎪　　　　　　　　　　　　　　　　　⎪ 2 寸
水道 ⎬ 前正中线旁开 2 寸，脐中下 ⎨ 3 寸
归来 ⎭　　　　　　　　　　　　　　　　　⎩ 4 寸

7. 腹股沟　见图 5-11。

气冲　　耻骨联合上缘，前正中线旁开 2 寸，动脉搏动处

8. 股前区　见图 5-12。

髀关　　股直肌近端、缝匠肌与阔筋膜张肌 3 条肌肉之间凹陷中

伏兔 ⎫　　　　　⎧ 6 寸，髂前上棘与髌底外侧端的连线上
阴市 ⎬ 髌底上 ⎨ 3 寸，股直肌肌腱外侧缘
梁丘 ⎭　　　　　⎩ 2 寸，股外侧肌与股直肌肌腱之间

9. 膝前区　见图 5-12。

犊鼻　　髌韧带外侧凹陷中

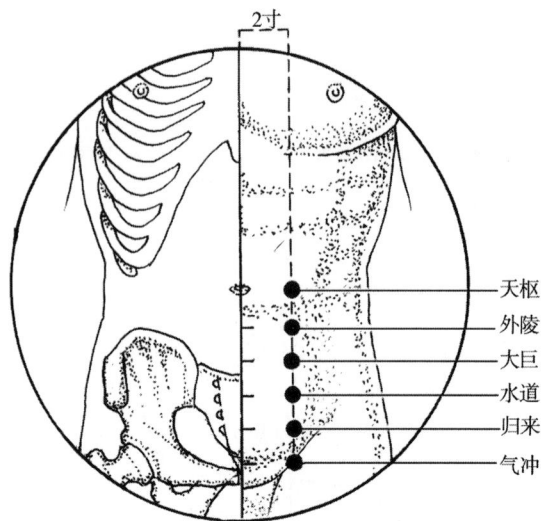

图 5-11

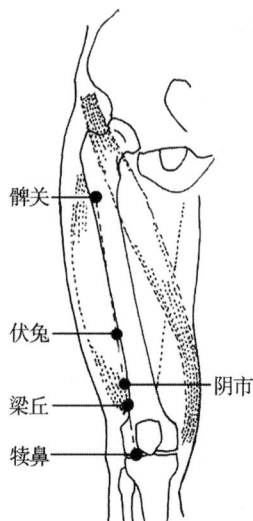

图 5-12

10. 小腿外侧 见图 5-13。

足三里
上巨虚
条口
下巨虚

犊鼻（ST35）与解溪（ST41）连线上，犊鼻（ST35）下

3 寸
6 寸
8 寸
9 寸

丰隆 　外踝尖上 8 寸，胫骨前肌的外缘

11. 踝区 见图 5-14。

解溪 　踝关节前面中央凹陷中，踇长伸肌腱与趾长伸肌腱之间

12. 足背 见图 5-14。

冲阳 　第 2 跖骨基底部与中间楔状骨关节处，可触及足背动脉

陷谷 　第 2、3 跖骨间，第 2 跖趾关节近端凹陷中

内庭 　第 2、3 趾间，趾蹼缘后方赤白肉际处

13. 足趾部 见图 5-14。

厉兑 　第 2 趾末节外侧，趾甲根角侧后方 0.1 寸

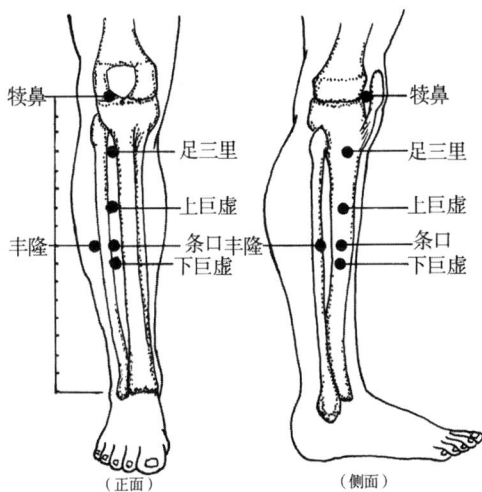

（正面）　　　（侧面）

图 5-13

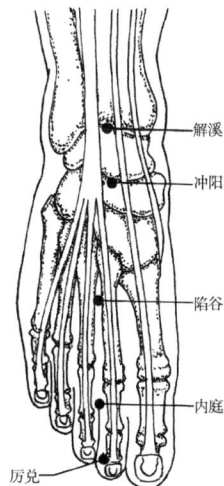

图 5-14

三、腧穴定位及取穴方法

1. 腧穴定位

穴位	国标定位	取穴要点	特定穴属性
1. 承泣 ※ ST1	在面部，眼球与眶下缘之间，瞳孔直下		
2. 四白 ※ ST2	在面部，眶下孔处	①正坐位，目视前方，找准瞳孔直下； ②眼球与眶下缘之间取承泣； ③眶下孔凹陷取四白； ④横平鼻翼下缘处取巨髎； ⑤平口角处取地仓	
3. 巨髎 ST3	在面部，横平鼻翼下缘，瞳孔直下		

续表

穴位	国标定位	取穴要点	特定穴属性
4. 地仓※ ST4	在面部，口角旁开 0.4 寸 注：口角旁，在鼻唇沟或鼻唇沟延长线上		
5. 大迎 ST5	在面部，下颌角前方，咬肌附着部的前缘凹陷中，面动脉搏动处	下颌角前方，咬肌附着部的前缘，当面动脉搏动处	
6. 颊车※ ST6	在面部，下颌角前上方一横指 注：沿下颌角角平分线上一横指，闭口咬紧牙时咬肌隆起，放松时按之有凹陷处	手按于下颌角，下颌角前上方约一横指（中指）处	
7. 下关※ ST7	在面部，颧弓下缘中央与下颌切迹之间凹陷中 注：闭口，上关（GB3）直下，颧弓下缘凹陷中	①耳前方，于耳屏前约一横指处，当颧弓下缘与下颌切迹所形成的凹陷中； ②可将手指放在耳前，通过张闭口动作找准下颌切迹	
8. 头维※ ST8	在头部，额角发际直上 0.5 寸，头正中线旁开 4.5 寸	①找准额角； ②额角发际直上 0.5 寸，头正中线旁开 4.5 寸	
9. 人迎※ ST9	在颈前部，横平甲状软骨上缘（约相当于喉结处），胸锁乳突肌前缘，颈总动脉搏动处 注 1：取一侧穴，令患者头转向对侧以显露胸锁乳突肌，抗阻力转动时则肌肉显露更明显 注 2：本穴与扶突（LI18）、天窗（SI16）二穴的关系为：胸锁乳突肌前缘处为人迎（ST9），后缘为天窗（SI16），中间为扶突（LI18）	①正坐位，头偏向一侧，找到喉结；女性喉结不明显者可通过吞咽动作触摸到； ②找准胸锁乳突肌； ③摸到颈总动脉搏动处	

穴位	国标定位	取穴要点	特定穴属性
10. 水突 ST10	在颈前部，横平环状软骨，胸锁乳突肌前缘	①找到喉结，喉结下方凸起找到环状软骨； ②找准胸锁乳突肌； ③可在人迎与气舍连线的中点取水突	
11. 气舍 ST11	在颈前部，锁骨上小窝，锁骨胸骨端上缘，胸锁乳突肌胸骨头与锁骨头中间的凹陷中 注1：取一侧穴，令患者头转向对侧以显露胸锁乳突肌，抗阻力转动时则肌肉显露更明显 注2：人迎（ST9）直下，在锁骨的上缘处	①锁骨胸骨端的上缘找到锁骨上小窝； ②头转向对侧以显露胸锁乳突肌，找到胸锁乳突肌胸骨头与锁骨头中间的凹陷	
12. 缺盆 ST12	在颈前部，锁骨上大窝，锁骨上缘凹陷中，前正中线旁开4寸	①找准前正中线旁开4寸，锁骨中线即为4寸； ②确定锁骨上缘凹陷中	
13. 气户 ST13	在前胸部，锁骨下缘，前正中线旁开4寸	①仰卧位，找准前正中线旁开4寸； ②锁骨下缘凹陷中取气户； ③第1肋间隙取库房； ④第2肋间隙取屋翳； ⑤第3肋间隙取膺窗	
14. 库房 ST14	在前胸部，第1肋间隙，前正中线旁开4寸		
15. 屋翳 ST15	在前胸部，第2肋间隙，前正中线旁开4寸 注：先于胸骨角水平确定第2肋，其下为第2肋间隙；男性可以乳头定第4肋间隙，再向上2肋为第2肋间隙		

穴位	国标定位	取穴要点	特定穴属性
16. 膺窗 ST16	在前胸部，第3肋间隙，前正中线旁开4寸		
17. 乳中 ST17	在前胸部，乳头中央	找到乳头中央	
18. 乳根 ST18	在前胸部，第5肋间隙，前正中线旁开4寸 注：男性在乳头下1肋，即乳中线与第5肋间隙的相交处。女性在乳房根部弧线中点处	①仰卧位，找准前正中线旁开4寸； ②找准第5肋间隙	
19. 不容 ST19	在上腹部，脐中上6寸，前正中线旁开2寸 注1：巨阙（CV14）旁开2寸 注2：对于某些肋弓角较狭小的人，此穴下可能正当肋骨，可采用斜刺的方法	①从乳头至胸骨中线的连线中点向下做垂线，前正中线旁开2寸； ②一手按于剑胸结合，一手按于脐中，将其连线分为8等分，每一等分是1寸； ③找准脐上6、5、4、3、2、1寸分别为不容、承满、梁门、关门、太乙、滑肉门； ④找准肚脐，脐旁为天枢	
20. 承满 ST20	在上腹部，脐中上5寸，前正中线旁开2寸 注：天枢（ST25）上5寸，不容（ST19）下1寸，上脘（CV13）旁开2寸		
21. 梁门 ※ ST21	在上腹部，脐中上4寸，前正中线旁开2寸 注：天枢（ST25）上4寸，承满（ST20）下1寸，中脘（CV12）旁开2寸		

穴位	国标定位	取穴要点	特定穴属性
22. 关门 ST22	在上腹部，脐中上 3 寸，前正中线旁开 2 寸 注：横平内侧的石关（KI18）、建里（CV11）		
23. 太乙 ST23	在上腹部，脐中上 2 寸，前正中线旁开 2 寸 注：横平内侧的商曲（KI17）、下脘（CV10）		
24. 滑肉门 ST24	在上腹部，脐中上 1 寸，前正中线旁开 2 寸 注：横平内侧的水分（CV9）		
25. 天枢※ ST25	在上腹部，横平脐中，前正中线旁开 2 寸		大肠募穴
26. 外陵 ST26	在下腹部，脐中下 1 寸，前正中线旁开 2 寸 注：横平内侧的中注（KI15）、阴交（CV7）	①从乳头至胸骨中线的连线中点向下做垂线，前正中线旁开 2 寸； ②左手无名指按于天枢穴，右手无名指按于耻骨联合上缘后再向外移至与天枢垂线水平，两手的食指、中指、无名指自然分开将其连线分为 5 等分，每一等分是 1 寸； ③找准脐中下 1、2、3、4、5 寸分别对应外陵、大巨、水道、归来、气冲	
27. 大巨 ST27	在下腹部，脐中下 2 寸，前正中线旁开 2 寸 注：横平内侧的四满（KI14）、石门（CV5）		

穴位	国标定位	取穴要点	特定穴属性
28. 水道 ST28	在下腹部，脐中下3寸，前正中线旁开2寸 注：天枢（ST25）下3寸，大巨（ST27）下1寸，关元（CV4）旁开2寸		
29. 归来 ※ ST29	在下腹部，脐中下4寸，前正中线旁开2寸 注：天枢（ST25）下4寸，水道（ST28）下1寸，中极（CV3）旁开2寸		
30. 气冲 ※ ST30	在腹股沟，耻骨联合上缘，前正中线旁开2寸，动脉搏动处 注：天枢（ST25）下5寸，曲骨（CV2）旁开2寸		
31. 髀关 ST31	在股前侧，股直肌近端、缝匠肌与阔筋膜张肌3条肌肉之间凹陷中 注1：跷足，稍屈膝，大腿稍外展外旋，绷紧肌肉，在股直肌近端显现出2条相交叉的肌肉（斜向内侧为缝匠肌，外侧为阔筋膜张肌），3条肌肉间围成一个三角形凹陷，其三角形顶角下凹陷中即为本穴 注2：约相当于髂前上嵴、髌底外侧端连线与耻骨联合下缘水平线的交点处	①仰卧位，找到髂前上嵴、髌底外侧端连线； ②平耻骨联合下缘处取髀关； ③通过耻骨联合上缘至髌底为18寸，髌底上6、3、2寸分别为伏兔、阴市、梁丘	
32. 伏兔 ※ ST32	在股前外侧，髌底上6寸，髂前上棘与髌底外侧端的连线上		
33. 阴市 ST33	在股前外侧，髌底上3寸，股直肌肌腱外侧缘 注：伏兔（ST32）与髌底外侧端连线中点		

穴位	国标定位	取穴要点	特定穴属性
34. 梁丘※ ST34	在股前外侧，髌底上 2 寸，股外侧肌与股直肌肌腱之间 注：令大腿肌肉绷紧，显现股直肌肌腱与股外侧肌，于两肌之间，阴市（ST33）直下 1 寸处取穴		郄穴
35. 犊鼻※ ST35	在膝前侧，髌韧带外侧凹陷中 注：屈膝 45°，髌骨外下方的凹陷中	①屈膝 45°取穴； ②找到髌韧带外侧凹陷中	
36. 足三里※ ST36	在小腿外侧，犊鼻（ST35）下 3 寸，犊鼻（ST35）与解溪（ST41）连线上 注：在胫骨前肌上取穴		合穴，胃下合穴
37. 上巨虚※ ST37	在小腿外侧，犊鼻（ST35）下 6 寸，犊鼻（ST35）与解溪（ST41）连线上 注：在胫骨前肌上取穴	①屈膝，找到犊鼻与解溪的连线（16 寸）； ②找到胫骨前肌； ③通过骨度分寸法取到 3、6、8、9 寸处分别为足三里、上巨虚、条口、下巨虚	大肠下合穴
38. 条口※ ST38	在小腿外侧，犊鼻（ST35）下 8 寸，犊鼻（ST35）与解溪（ST41）连线上 注：在胫骨前肌上取穴，横平丰隆（ST40）		
39. 下巨虚※ ST39	在小腿外侧，犊鼻（ST35）下 9 寸，犊鼻（ST35）与解溪（ST41）连线上 注：在胫骨前肌上取穴，横平外丘（GB36）、阳交（GB35）		小肠下合穴

续表

穴位	国标定位	取穴要点	特定穴属性
40. 丰隆※ ST40	在小腿外侧，外踝尖上8寸，胫骨前肌的外缘 注：犊鼻（ST35）与解溪（ST41）连线的中点，条口（ST38）外侧一横指处	①屈膝，找到犊鼻与解溪的连线（16寸）； ②通过骨度分寸法取到8寸条口处； ③条口外侧一横指（中指）	络穴
41. 解溪※ ST41	在踝前侧，踝关节前面中央凹陷中，踇长伸肌腱与趾长伸肌腱之间 注：令足趾上跷，显现足背部两肌腱，穴在两腱之间，相当于内、外踝尖连线的中点处	①仰卧位，找到内外踝的连线； ②足趾上跷，找到踇长伸肌腱与趾长伸肌腱之间凹陷中	经穴
42. 冲阳※ ST42	在足背，第2跖骨基底部与中间楔状骨关节处，可触及足背动脉	①找准第2跖骨基底部和中间楔状骨关节处； ②摸到足背动脉搏动处	原穴
43. 陷谷 ST43	在足背，第2、3跖骨间，第2跖趾关节近端凹陷中	①找到第2、3跖骨之间； ②找到第2跖趾关节近端凹陷中	输穴
44. 内庭※ ST44	在足背，第2、3趾间，趾蹼缘后方赤白肉际处	①找准第2、3趾间； ②找到趾蹼缘后方，分清赤白肉际	荥穴
45. 厉兑※ ST45	在足趾，第2趾末节外侧，趾甲根角侧后方0.1寸	①找准足第2趾末节外侧； ②沿爪甲外侧画一直线与爪甲基底缘水平线交点处	井穴

2. 取穴方法

（1）常规取穴方法：扫描上表中腧穴名称下的二维码，观看腧穴定取方法的视频。

（2）特殊取穴方法

①下关——正坐位，耳屏前约二横指（食指、中指并拢），闭口时颧骨下凹陷中，张口时骨头突起处（图5-15）。

②伏兔——正立位，身体保持平直，垂手，掌心贴于大腿外侧中线上，中指尖所至之处取风市（膝中上7寸）。风市向上1寸再向前平移至髂前上棘至髂底外侧端的连线上（足阳明胃经）取伏兔（图5-16）。

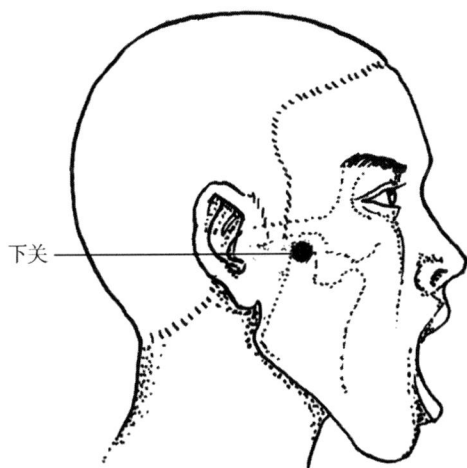

图5-15　下关的特殊取穴

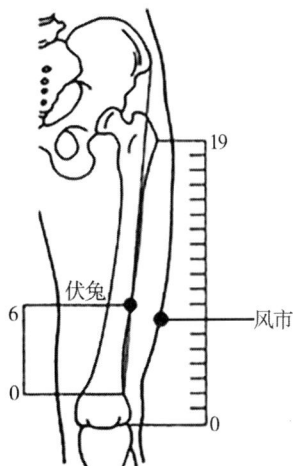

图5-16　伏兔的特殊取穴

第六章　足太阴脾经 ▷▷▷

一、足太阴脾经循行分布路线

见图 6-1。

1. 体表循行路线

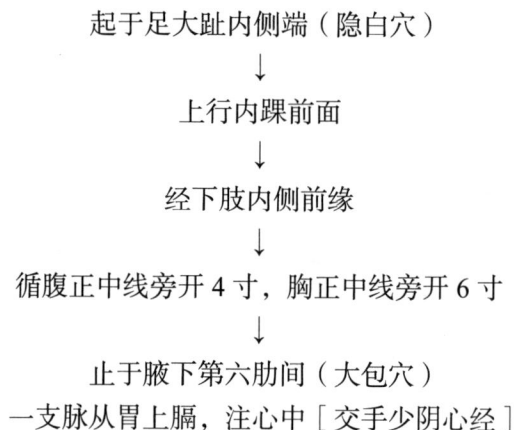

起于足大趾内侧端（隐白穴）

↓

上行内踝前面

↓

经下肢内侧前缘

↓

循腹正中线旁开 4 寸，胸正中线旁开 6 寸

↓

止于腋下第六肋间（大包穴）

一支脉从胃上膈，注心中［交手少阴心经］

2. 体内循行路线　入腹，属脾，络胃，上注心中，与膈、食管、舌有联系。

3. 循行分布特点

（1）走向和特性：从足走腹胸，为多气少血之经，巳时（9 ～ 11 时）气血旺盛。

（2）共 21 穴：起于隐白穴，止于大包穴。

（3）分布：足内侧，小腿内侧，胫骨后缘，大腿内侧前缘，腹、胸部的前外侧。

（4）交接关系：前接足阳明胃经，有一分支从胃上膈注心中后，交于手少阴心经。

二、足太阴脾经的腧穴分布概况

足太阴脾经的腧穴分布概况，见图 6-2。

1. 足趾部　见图 6-3。

隐白　　大趾末节内侧，趾甲根角侧后方 0.1 寸

2. 跖区　见图 6-4。

| 大都 | 第1跖趾关节 | 远端 | 赤白肉际凹陷中 |
| 太白 | | 近端 | |

公孙　　第1跖骨底的前下缘赤白肉际处

3. 踝区　见图6-4。

商丘　　内踝前下方，舟骨粗隆与内踝尖连线中点凹陷中

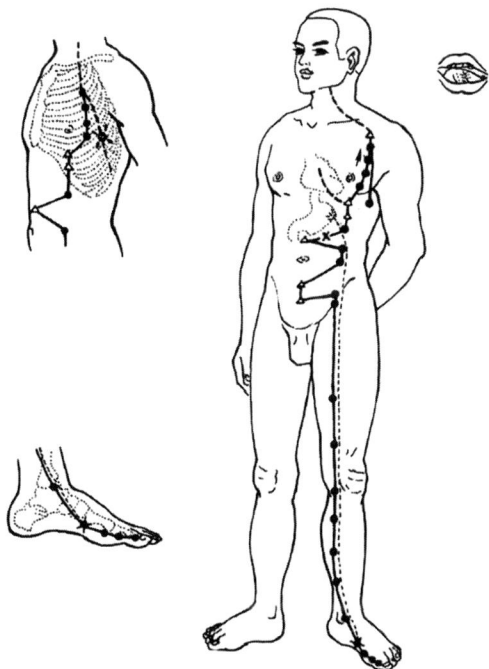

图 6-1　足太阴脾经循行示意图

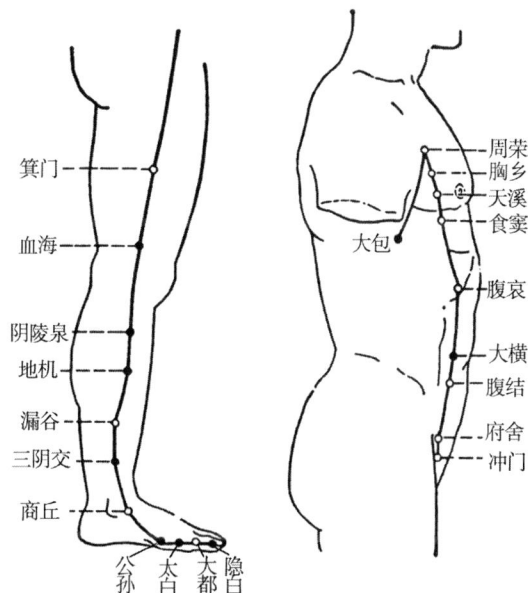

图 6-2　足太阴脾经腧穴分布总图

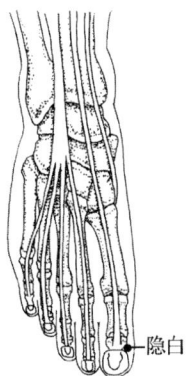

图 6-3

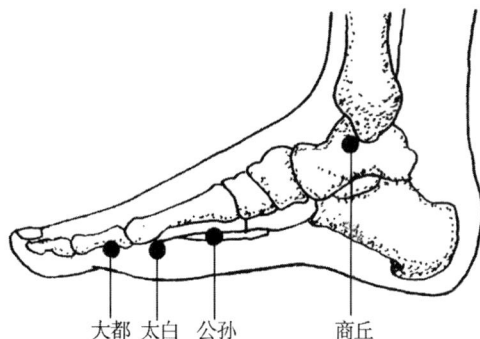

图 6-4

4. 小腿内侧　见图6-5、图6-6。

三阴交 ⎫
漏　谷 ⎬ 内踝尖上 ⎱ 3寸 ⎫
地　机　阴陵泉（SP9）下3寸 ⎰ 6寸 ⎬ 胫骨内侧缘后际

阴陵泉　胫骨内侧髁下缘与胫骨内侧缘形成的凹陷中

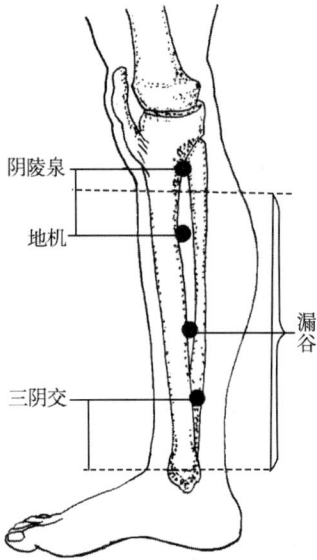

图 6-5

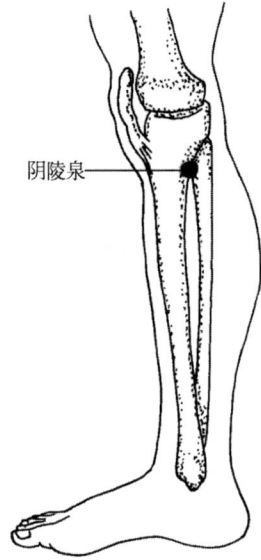

图 6-6

5. 股前区　见图 6-7、图 6-8。

血海　髌底内侧端上 2 寸，股内侧肌隆起处

箕门　髌底内侧端与冲门（SP12）连线的上 1/3 与下 2/3 交点，长收肌与
　　　缝匠肌交角的动脉搏动处

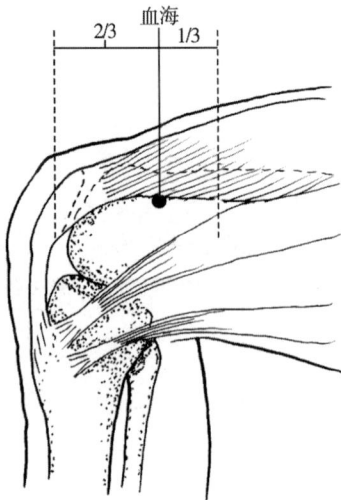

图 6-7

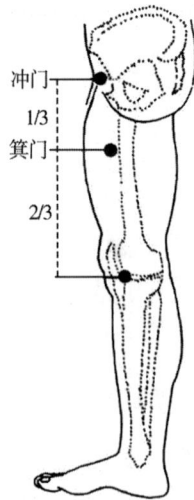

图 6-8

6. 腹股沟区 见图 6-9。

冲门　　　腹股沟斜纹中，髂外动脉搏动处的外侧

7. 下腹部 见图 6-9、图 6-10。

府舍
腹结 } 前正中线旁开 4 寸 { 脐中下 4.3 寸
脐中下 1.3 寸

8. 腹部 见图 6-10。

大横　　　脐中旁开 4 寸

腹哀　　　前正中线旁开 4 寸，脐中上 3 寸

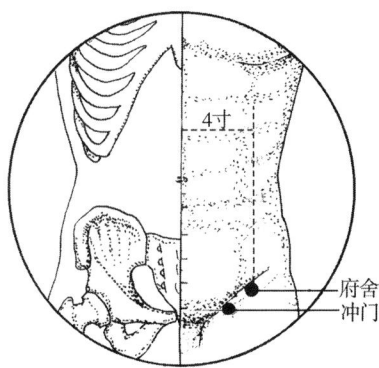

图 6-9

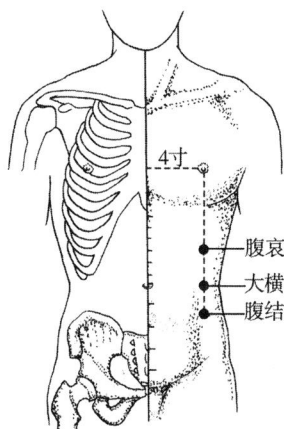

图 6-10

9. 胸部 见图 6-11。

食窦
天溪
胸乡
周荣 } 前正中线旁开 6 寸 { 第 5 肋间隙
第 4 肋间隙
第 3 肋间隙
第 2 肋间隙

10. 胸外侧区 见图 6-12。

大包　　　第 6 肋间隙，腋中线上

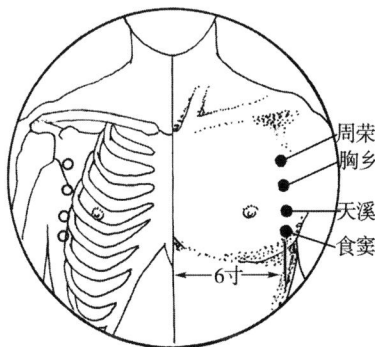

图 6-11

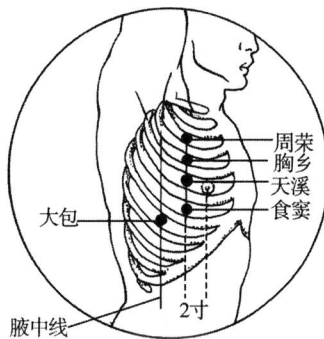

图 6-12

三、腧穴定位及取穴方法

1. 腧穴定位

穴位	国标定位	取穴要点	特定穴属性
1. 隐白※ SP1	在足趾，大趾末节内侧，趾甲根角侧后方 0.1 寸	①找准足大趾末节内侧； ②沿爪甲内侧画一直线与爪甲基底缘水平线交点处取穴	井穴
2. 大都 SP2	在足趾，第 1 跖趾关节远端赤白肉际凹陷中	①找准第 1 跖趾关节； ②区分清楚关节的远端和近端； ③找准赤白肉际； ④摸准凹陷	荥穴
3. 太白※ SP3	在足内侧，第 1 跖趾关节近端赤白肉际凹陷中		输穴，原穴
4. 公孙※ SP4	在足内侧，第 1 跖骨底的前下缘赤白肉际处 注：沿太白（SP3）向后推至一凹陷，即为本穴	①找准第 1 跖骨底的前下缘； ②找准赤白肉际； ③具体操作可沿太白（SP3）向后推至一骨性膨大，即为第 1 跖骨底，在其前下缘凹陷，即为本穴	络穴，八脉交会穴（通冲脉）
5. 商丘 SP5	在足内侧，内踝前下方，舟骨粗隆与内踝尖连线中点凹陷中 注 1：内踝前缘直下与内踝下缘横线的交点处 注 2：本穴前为中封（LR4），后为照海（KI6）	①找准舟骨粗隆和内踝尖，两者连线中点凹陷中，即为本穴； ②亦可沿内踝前缘画一直线与内踝下缘画一横线，两线交点处取穴	经穴
6. 三阴交※ SP6	在小腿内侧，内踝尖上 3 寸，胫骨内侧缘后际 注：交信（KI8）上 1 寸	①找准内踝尖； ②找准胫骨内侧缘后际； ③髌尖（膝中）至内踝尖为 15 寸，将其 5 等分，每 1 等分为 3 寸；将其 3 等分，每 1 等分为 5 寸； ④内踝尖上 3 寸取三阴交，6 寸取漏谷；	

穴位	国标定位	取穴要点	特定穴属性
7. 漏谷 SP7	在小腿内侧，内踝尖上6寸，胫骨内侧缘后际 注：三阴交（SP6）上3寸处	⑤根据国标骨度分寸可计算得出，髌尖（膝中）至阴陵泉（SP9）为2寸，故阴陵泉（SP9）下3寸，即为髌尖下5寸，故可在髌尖下5寸取地机； ⑥取三阴交、地机时亦可用一夫法取3寸，但不及骨度分寸法准确	
8. 地机※ SP8	在小腿内侧，阴陵泉（SP9）下3寸，胫骨内侧缘后际		郄穴
9. 阴陵泉※ SP9	在小腿内侧，胫骨内侧髁下缘与胫骨内侧缘之间的凹陷中 注：用拇指沿胫骨内缘由下向上推，推至胫骨内侧髁下缘的凹陷中即是本穴	①找准胫骨内侧髁下缘； ②找准胫骨内侧缘； ③用拇指沿胫骨内侧缘后际由下向上推至膝关节下方，感觉胫骨内侧缘后际先平直后向内上弯曲，此弯曲即为胫骨内侧髁，在弯曲起始部的凹陷，即是本穴	合穴
10. 血海※ SP10	在股前内侧，髌底内侧端上2寸，股内侧肌隆起处	①坐位，屈膝90°，显露股内侧肌； ②找准髌底内侧端； ③耻骨联合上缘至髌底为18寸，将其9等分（先3等分，再3等分），可得髌底上2寸，此处画一水平线； ④从髌底内侧端向内上方与大腿纵轴呈45°画一斜线，此线与髌底上2寸的水平线的交点，即股内侧肌隆起处的本穴	
11. 箕门 SP11	在股内侧，髌底内侧端与冲门（SP12）的连线上1/3与下2/3交点，长收肌和缝匠肌交角的动脉搏动处	①找准髌底内侧端； ②找准冲门（SP12）穴； ③将两者连线后3等分，在上1/3与下2/3交点处取穴； ④穴处恰为长收肌和缝匠肌交角处，可触及动脉搏动	
12. 冲门 SP12	在腹股沟，腹股沟斜纹中，髂外动脉搏动处的外侧 注：横平曲骨（CV2），府舍（SP13）稍内下方	①找准腹股沟斜纹； ②横平耻骨联合上缘画一水平线，与腹股沟斜纹交点处； ③在此处触摸髂外动脉搏动，在动脉搏动外侧取穴	

穴位	国标定位	取穴要点	特定穴属性
13. 府舍 SP13	在下腹部，脐中下 4.3 寸，前正中线旁开 4 寸	①前正中线旁开 4 寸，即锁骨中线上；男性亦可过乳头画一与前正中线平行的线； ②脐中至耻骨联合上缘（曲骨）为 5 寸，将其 5 等分，每 1 等分为 1 寸；再将 1 寸 10 等分，每 1 等分为 0.1 寸； ③在距前正中线旁开 4 寸的平行线上，脐中下 4.3 寸取府舍，脐中下 1.3 寸取腹结，平脐取大横	
14. 腹结 SP14	在下腹部，脐中下 1.3 寸，前正中线旁开 4 寸		
15. 大横[※] SP15	在上腹部，脐中旁开 4 寸 注：横平内侧的天枢（ST25）、肓俞（KI16）、神阙（CV8）		
16. 腹哀 SP16	在上腹部，脐中上 3 寸，前正中线旁开 4 寸 注：大横（SP15）直上 3 寸，横平建里（CV11）	①前正中线旁开 4 寸，即锁骨中线上，男性亦可过乳头画一与前正中线平行的线； ②剑胸结合中点（歧骨）至脐中为 8 寸，将其 8 等分，每 1 等分是 1 寸； ③在距前正中线旁开 4 寸的平行线上，脐中上 3 寸取腹哀	
17. 食窦 SP17	在前胸部，第 5 肋间隙，前正中线旁开 6 寸 注：横平内侧的乳根（ST18）、步廊（KI22）、中庭（CV16），4 穴略呈一弧形分布，其弧度与第 5 肋间隙弧度相应	①找准肋间隙； ②胸骨角平第 2 肋，其下方的肋间隙为第 2 肋间隙，依次向下摸到的肋间隙为第 3、4、5 肋间隙；男性亦可根据乳头平第 4 肋间隙，依次向上摸到第 3、2 肋间隙，向下摸到第 5 肋间隙； ③前正中线旁开 6 寸，即沿肩胛骨喙突内侧缘的竖线；此线与前正中线并不平行，而是上近下远，与胸廓上窄下宽相应； ④前正中线旁开 6 寸的竖线，与第 5 肋间隙的交点取食窦，与第 4 肋间隙的交点取天溪，与第 3 肋间隙的交点取胸乡，与第 2 肋间隙的交点取周荣； ⑤注意肋间隙呈弧形，且各肋间隙弧度不同，需细心揣摩	
18. 天溪 SP18	在前胸部，第 4 肋间隙，前正中线旁开 6 寸 注：横平内侧的乳中（ST17）、神封（KI23）、膻中（CV17），4 穴略呈一弧形分布，其弧度与第 4 肋间隙弧度相应		

续表

穴位	国标定位	取穴要点	特定穴属性
19.胸乡 SP19	在前胸部，第3肋间隙，前正中线旁开6寸 注：横平内侧的膺窗（ST16）、灵墟（KI24）、玉堂（CV18），4穴略呈一弧形分布，其弧度与第3肋间隙弧度相应		
20.周荣 SP20	在前胸部，第2肋间隙，前正中线旁开6寸 注：横平内侧的屋翳（ST15）、神藏（KI25）、紫宫（CV19），4穴略呈一弧形分布，其弧度与第2肋间隙弧度相应		
21.大包[※] SP21	在侧胸部，第6肋间隙，腋中线上 注：侧卧举臂，在第6肋间隙与腋中线的交点处	①找准第6肋间隙； ②找准腋中线； ③胸骨角平第2肋，其下方的肋间隙为第2肋间隙，依次向下可摸到的肋间隙为第3、4、5、6肋间隙；男性亦可根据乳头平第4肋间隙，依次向下可摸到第5、6肋间隙；食指沿第6肋间隙向后滑动至腋中线，在第6肋间隙与腋中线的交点处即为大包	脾之大络

2. 取穴方法

（1）常规取穴方法：扫描上表中腧穴名称下的二维码，观看腧穴定取方法的视频。

（2）特殊取穴方法：血海——坐位，屈膝90°，医者以左手掌心按于患者右膝髌骨上缘，2至5指向上伸直，拇指约成45°向内上斜置，拇指尖下是穴；对侧取法仿此（此法要求医患手掌大小基本相同，或视情况增减）（图6-13）。

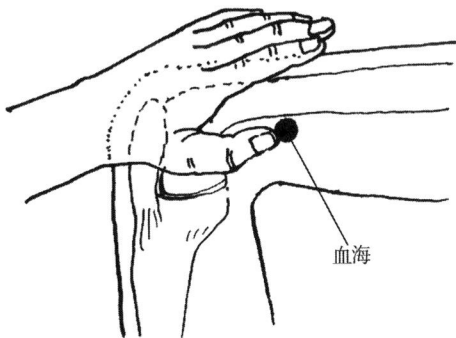

图6-13 血海的特殊取穴

第七章　手少阴心经 ▷▷▷▷

一、手少阴心经循行分布路线

见图 7-1。

1. 体表循行路线

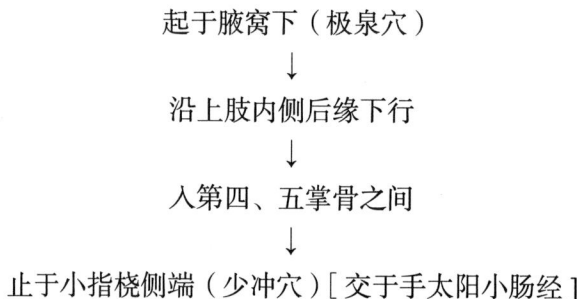

起于腋窝下（极泉穴）

↓

沿上肢内侧后缘下行

↓

入第四、五掌骨之间

↓

止于小指桡侧端（少冲穴）［交于手太阳小肠经］

2. 体内循行路线　起于心中，出属心系，下膈，络小肠。再从心系，上行至肺。其支脉，从心系上夹食道上行，联系目系。

3. 循行分布特点

（1）走向和特性：从胸走手，为少血多气之经，午时（11 ～ 13 时）气血旺盛。

（2）共 9 穴：起于极泉穴，止于少冲穴。

（3）分布：上肢内侧后缘。

（4）交接关系：前接足太阴脾经，在小指桡侧端，交于手太阳小肠经。

二、手少阴心经的腧穴分布概况

手少阴心经的腧穴分布概况，见图 7-2。

1. 腋区　见图 7-3。

极泉　　腋窝中央，腋动脉搏动处

2. 臂前区　见图 7-4。

青灵　　在臂内侧，肘横纹上 3 寸，肱二头肌的内侧沟中

3. 肘前区　见图 7-5。

少海　　在肘前内侧，横平肘横纹，肱骨内上髁前缘

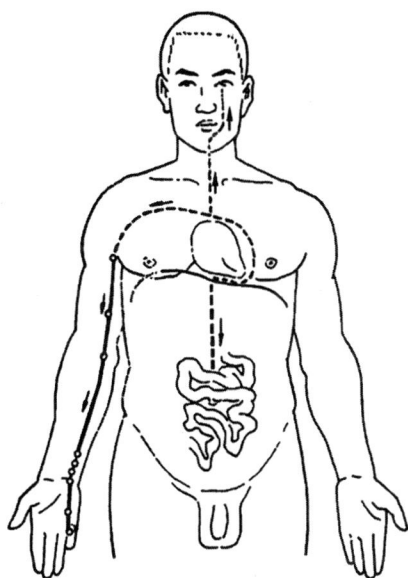

图 7-1 手少阴心经循行示意图

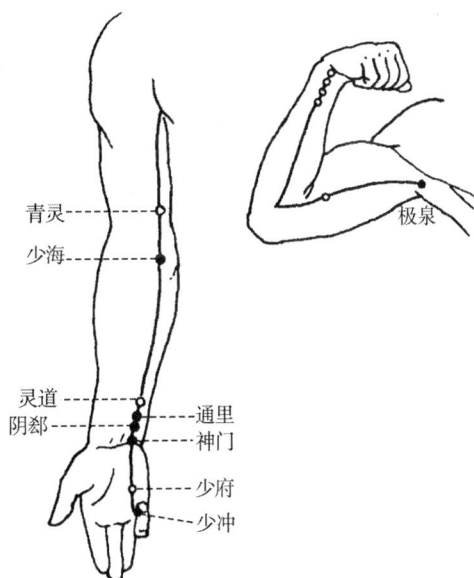

图 7-2 手少阴心经腧穴分布总图

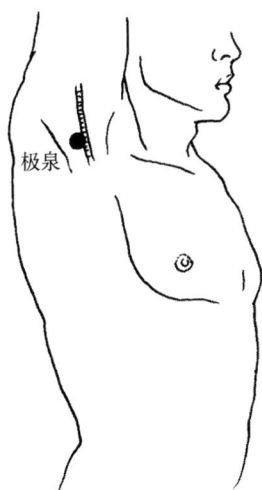

图 7-3

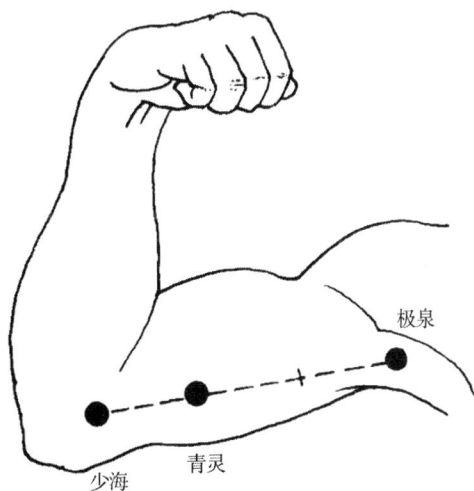

图 7-4

4. 前臂前区 见图 7-6。

灵道
通里　在前臂前内侧，腕掌　{1.5 寸 / 1 寸 / 0.5 寸}　尺侧腕屈肌腱的桡侧缘
阴郄　侧远端横纹上

5. 腕前区 见图 7-6。

神门　在腕前内侧，腕掌侧远端横纹尺侧端，尺侧腕屈肌腱的桡侧缘

6. 手 部 见图 7-7、图 7-8。

少府　在手掌，横平第 5 掌指关节近端，第 4、5 掌骨之间

少冲　在手指，小指末节桡侧，指甲根角侧上方 0.1 寸

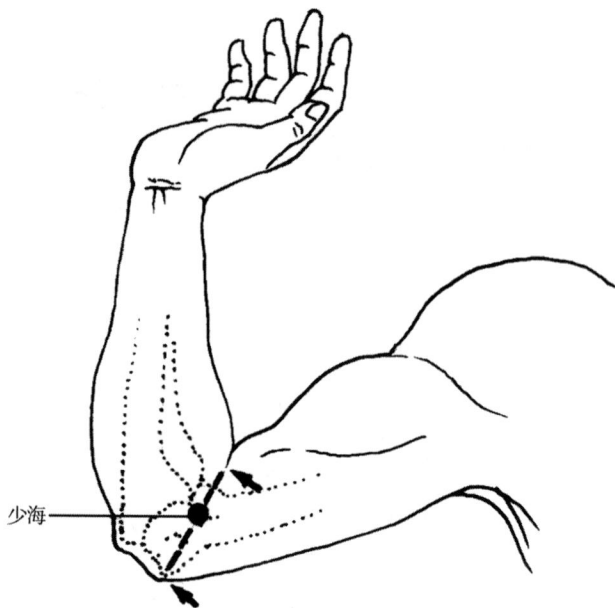

图 7-5

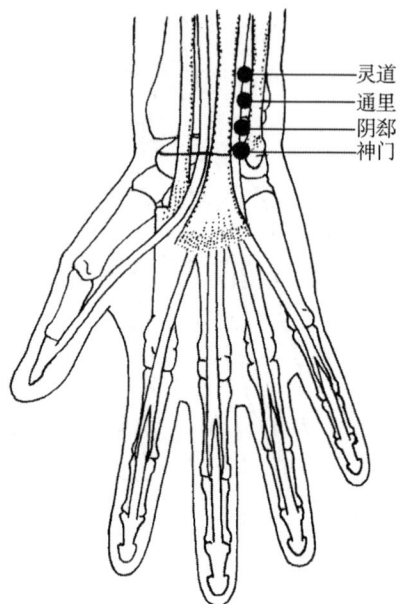

灵道
通里
阴郄
神门

图 7-6

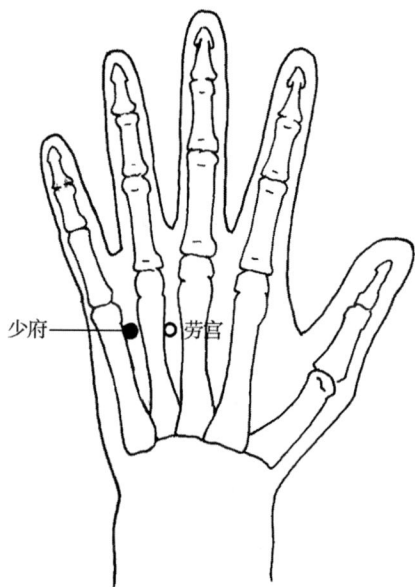

少海

少府　劳宫

图 7-7

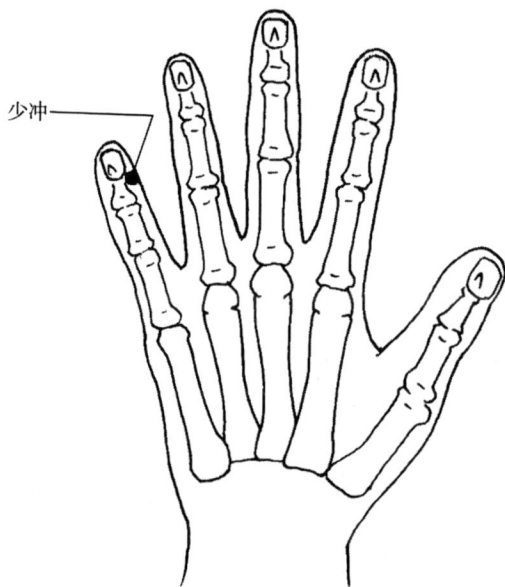

少冲

图 7-8

三、腧穴定位及取穴方法

1. 腧穴定位

穴位	国标定位	取穴要点	特定穴属性
1. 极泉[※] HT1	在腋窝中央，腋动脉搏动处	①上臂外展上抬露出腋部；②于腋窝正中，腋动脉搏动处取极泉	
2. 青灵 HT2	在臂内侧，肘横纹上3寸，肱二头肌的内侧沟中 注：屈肘举臂，在极泉（HT1）与少海（HT3）连线的上2/3与下1/3交点处	①屈肘举臂，极泉与少海连线之间为9寸，3等分，每1等分为3寸；②在极泉与少海连线上2/3与下1/3的交点处、肱二头肌内侧沟中取青灵	
3. 少海[※] HT3	在肘前内侧，横平肘横纹，肱骨内上髁前缘 注：屈肘，在肘横纹内侧端与肱骨内上髁连线的中点处	①屈肘，寻找肱骨内上髁与肘横纹内侧端；②于肘横纹内侧端与肱骨内上髁连线中点处取少海	合穴
4. 灵道 HT4	在前臂前内侧，腕掌侧远端横纹上1.5寸，尺侧腕屈肌腱的桡侧缘 注1：神门（HT7）上1.5寸，横平尺骨头上缘（根部）注2：豌豆骨上缘桡侧直上1.5寸取穴	①前臂的3个穴均在尺侧腕屈肌腱的桡侧缘；②肘横纹至腕掌侧远端横纹为12寸，将其等分，再将等分点与腕掌侧远端横纹之间做2次等分，取腕横纹上1.5寸灵道；③将灵道与腕掌侧远端横纹连线3等分，在上1/3与下2/3交点处取通里（腕横纹上1寸）；在上2/3与下1/3交点处取阴郄（腕横纹上0.5寸）	经穴
5. 通里[※] HT5	在前臂前内侧，腕掌侧远端横纹上1寸，尺侧腕屈肌腱的桡侧缘 注1：神门（HT7）上1寸。该穴与灵道（HT4）、阴郄（HT6）2穴的位置关系为：横平尺骨头根部是灵道（HT4），横平尺骨头中部是通里（HT5），横平尺骨头头部是阴郄（HT6）注2：豌豆骨上缘桡侧直上1寸取穴		络穴
6. 阴郄[※] HT6	在前臂前内侧，腕掌侧远端横纹上0.5寸，尺侧腕屈肌腱的桡侧缘 注1：神门（HT7）上0.5寸，横平尺骨头的下缘（头部）注2：豌豆骨上缘桡侧直上0.5寸取穴		郄穴

续表

穴位	国标定位	取穴要点	特定穴属性
7.神门※ HT7	在腕前内侧，腕掌侧远端横纹尺侧端，尺侧腕屈肌腱的桡侧缘 注：于豌豆骨上缘桡侧凹陷中，在腕掌侧远端横纹上取穴	①伸臂仰掌，于腕掌侧远端横纹上确定尺侧腕屈肌腱桡侧缘； ②豌豆骨上缘桡侧凹陷中取穴	输穴，原穴
8.少府 HT8	在手掌，横平第5掌指关节近端，第4、5掌骨之间 注：第4、5掌骨之间，握拳时，小指尖所指处，横平劳宫（PC8）	①确定第5掌指关节近端； ②第4、5掌骨之间取穴	荥穴
9.少冲※ HT9	在手指，小指末节桡侧，指甲根角侧上方0.1寸	①找准小指末节桡侧； ②沿爪甲桡侧画一直线与爪甲基底缘水平线交点处取穴	井穴

2.取穴方法

（1）常规取穴方法：扫描上表中腧穴名称下的二维码，观看腧穴定取方法的视频。

（2）特殊取穴方法

①少海——用力屈肘，于肘横纹内侧端处取之（图7-9）。

②少府——握拳时，小指尖所指处，横平劳宫（图7-10）。

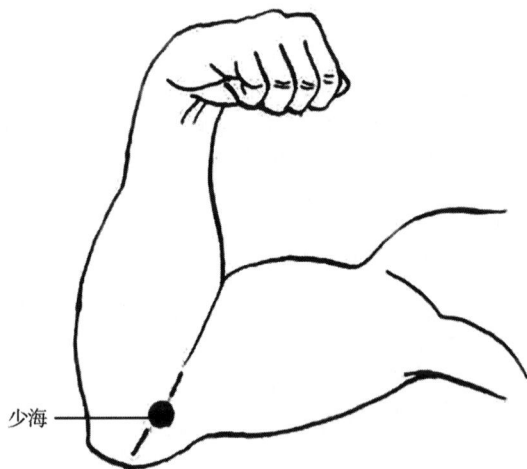

图7-9　少海的特殊取穴

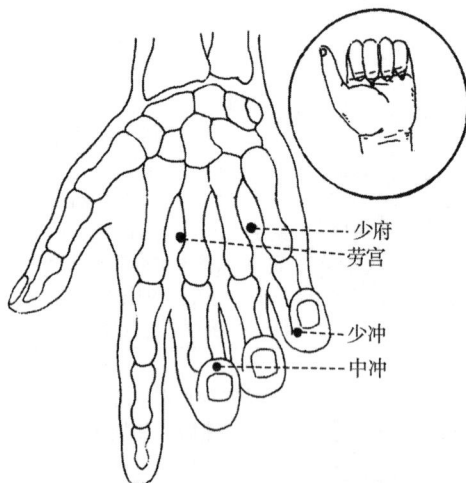

图7-10　少府的特殊取穴

第八章　手太阳小肠经 ▷▷▷▷

一、手太阳小肠经循行分布路线

见图 8-1。

1. 体表循行路线

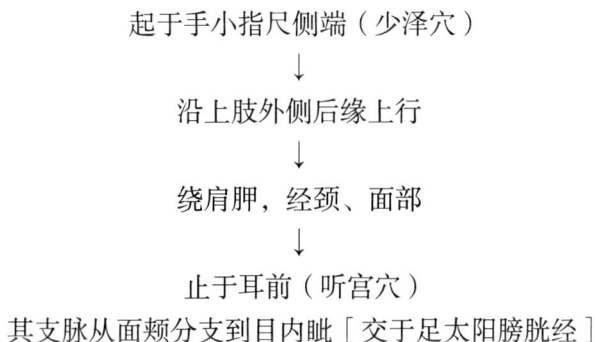

起于手小指尺侧端（少泽穴）

↓

沿上肢外侧后缘上行

↓

绕肩胛，经颈、面部

↓

止于耳前（听宫穴）

其支脉从面颊分支到目内眦〔交于足太阳膀胱经〕

2. 体内循行路线　入缺盆，络心，下膈，抵胃，属小肠。

3. 循行分布特点

（1）走向和特性：从手走头，为多血少气之经，未时（13～15时）气血最旺。

（2）共 19 穴：起于少泽穴，止于听宫穴。

（3）分布：上肢外侧后缘，肩胛部，颈、面部。

（4）交接关系：前接手少阴心经，有一分支从面颊到目内眦，交于足太阳膀胱经。

二、手太阳小肠经的腧穴分布概况

手太阳小肠经的腧穴分布概况，见图 8-2。

1. 手部　见图 8-3、图 8-4、图 8-5。

少泽　　在手小指末节尺侧，指甲根角侧上方 0.1 寸

前谷　　在手指，第 5 掌指关节尺侧远端赤白肉际凹陷中

后溪　　在手背，第 5 掌指关节尺侧近端赤白肉际凹陷中

腕骨　　在腕后内侧，第 5 掌骨底与三角骨之间的赤白肉际凹陷中

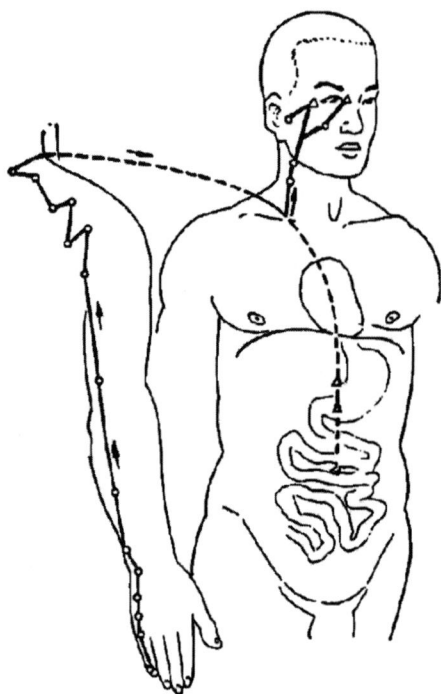

图 8-1 手太阳小肠经循行示意图

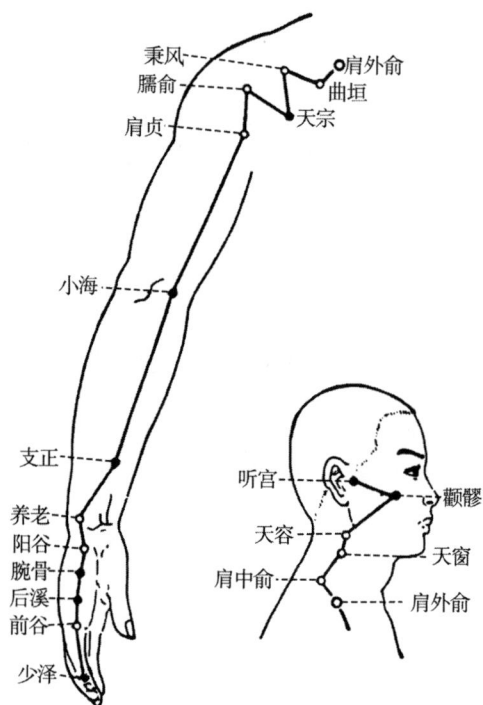

图 8-2 手太阳小肠经腧穴分布总图

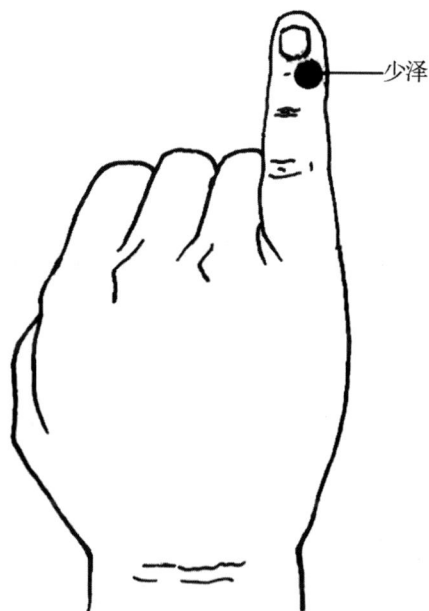

图 8-3

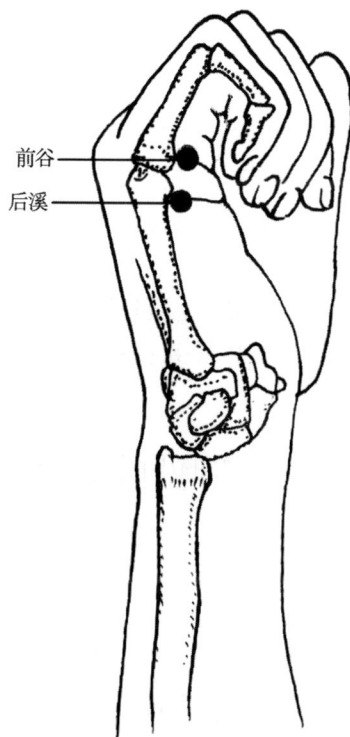

图 8-4

2. 腕部　见图 8-5。

阳谷　　在腕后内侧，尺骨茎突与三角骨之间的凹陷中

3. 前臂部　见图 8-6、图 8-7。

养老　　在前臂后侧，腕背横纹上 1 寸，尺骨头桡侧凹陷中

支正　　在前臂外侧，腕背侧远端横纹上 5 寸，尺骨尺侧与尺侧腕屈肌之间

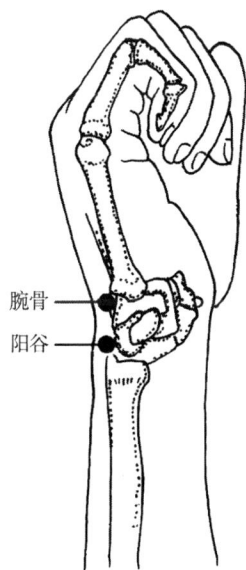

图 8-5

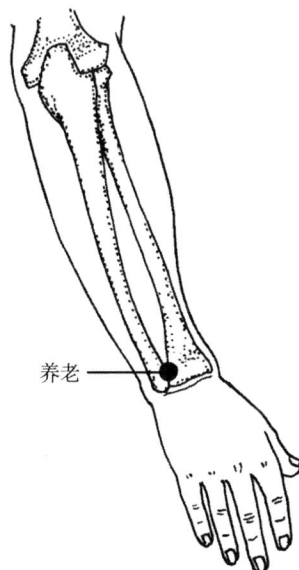

图 8-6

4. 肘部　见图 8-7。

小海　　在肘后内侧，尺骨鹰嘴（即肘尖）与肱骨内上髁之间凹陷中

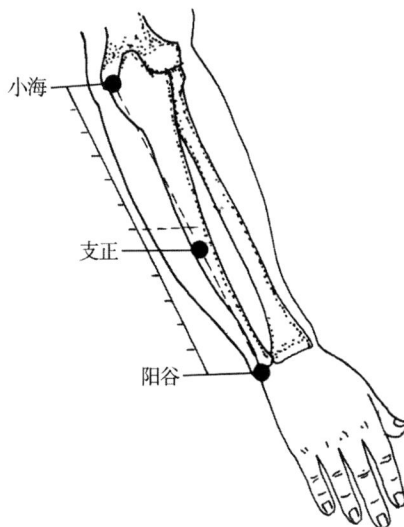

图 8-7

5. 肩带部　见图 8-8。

肩贞 ⎫
臑俞 ⎭　当腋后纹头直上 ⎰ 1寸，肩关节后下方
　　　　　　　　　　　　⎱ 肩胛冈下缘凹陷中

天宗　　肩胛冈中点与肩胛骨下角连线上 1/3 与下 2/3 交点凹陷中

秉风 ⎫
曲垣 ⎭　肩胛冈 ⎰ 中点上方，冈上窝中
　　　　　　　　⎱ 内侧端上缘凹陷中

6. 背部　见图 8-9。

肩外俞　　第 1 胸椎棘突下，后正中线旁开 3 寸

肩中俞　　第 7 颈椎棘突下，后正中线旁开 2 寸

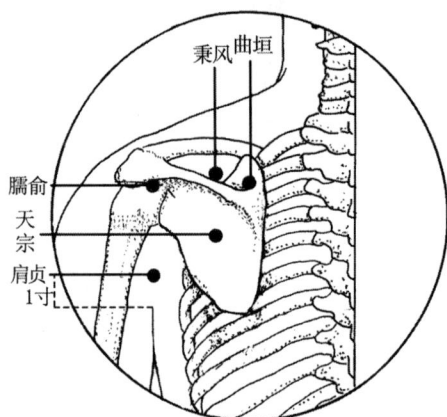

图 8-8

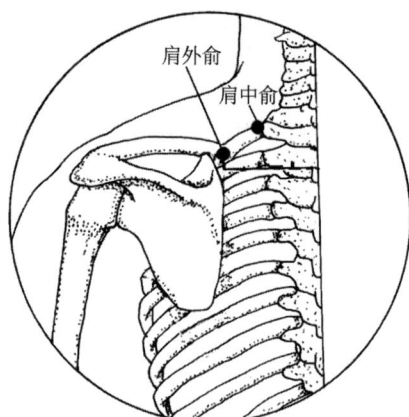

图 8-9

7. 颈部　见图 8-10。

天窗 ⎫
天容 ⎭　胸锁乳突肌 ⎰ 后缘，横平甲状软骨上缘（约相当于喉结处）
　　　　　　　　　　　⎱ 前缘凹陷中，下颌角后方

8. 面部　见图 8-11。

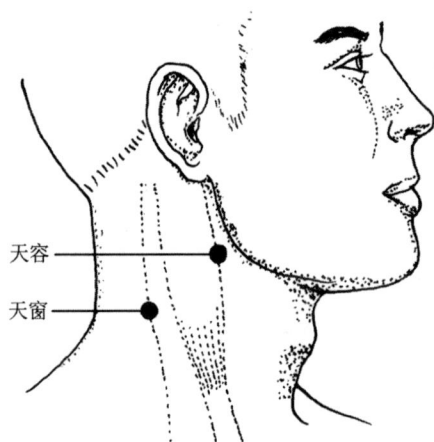

图 8-10

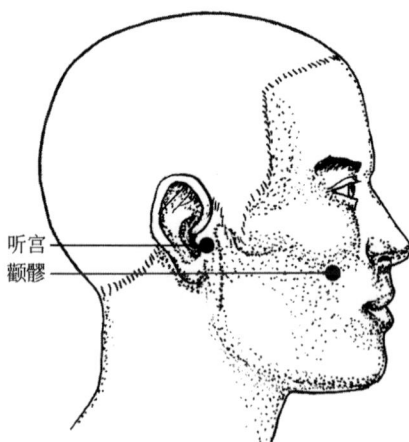

图 8-11

颧髎　　颧骨下缘，目外眦直下凹陷处
听宫　　耳屏正中与下颌骨髁突之间的凹陷中

三、腧穴定位及取穴方法

1. 腧穴定位

穴位	国标定位	取穴要点	特定穴属性
1. 少泽 ※ SI1	在手指，小指末节尺侧，指甲根角侧上方 0.1 寸 注：手小指尺侧指甲根角侧上方（即沿角平分线方向）0.1 寸。相当于沿爪甲尺侧画一直线与爪甲基底缘水平线交点处	①找准小指末节尺侧； ②沿爪甲尺侧画一直线与爪甲基底缘水平线交点处取穴	井穴
2. 前谷 SI2	在手指，第 5 掌指关节尺侧远端赤白肉际凹陷中 注：半握拳，第 5 掌指横纹尺侧端	①找准赤白肉际； ②分清第 5 掌指关节	荥穴
3. 后溪 ※ SI3	在手背，第 5 掌指关节尺侧近端赤白肉际凹陷中 注：半握拳，掌远侧横纹头（尺侧）赤白肉际处		输穴，八脉交会穴（通督脉）
4. 腕骨 ※ SI4	在腕后内侧，第 5 掌骨底与三角骨之间的赤白肉际凹陷中 注：由后溪（SI3）向上沿掌骨直推至一突起骨，于两骨之间凹陷中取穴	①找准第 5 掌骨基底与三角骨之间的凹陷； ②分清赤白肉际	原穴
5. 阳谷 ※ SI5	在腕后内侧，尺骨茎突与三角骨之间的凹陷中 注：由腕骨（SI4）向上，相隔一骨（即三角骨）与尺骨茎突之间的凹陷中	找准尺骨茎突与三角骨	经穴

续表

穴位	国标定位	取穴要点	特定穴属性
6. 养老※ SI6	在前臂后侧，腕背横纹上1寸，尺骨头桡侧凹陷中 注：掌心向下，用一手指按在尺骨头的最高点上，然后手掌旋后，在手指滑入的骨缝中	①进行活动取穴； ②找准尺骨头	郄穴
7. 支正※ SI7	在前臂外侧，腕背侧远端横纹上5寸，尺骨尺侧与尺侧腕屈肌之间 注：阳谷（SI5）与小海（SI8）连线的中点下1寸	①取准5寸； ②在阳谷与小海的连线上	络穴
8. 小海 SI8	在肘后内侧，尺骨鹰嘴（即肘尖）与肱骨内上髁之间凹陷中 注：微屈肘，在尺神经沟中，用手指弹敲此处时有触电麻感直达小指	①找准尺骨鹰嘴； ②找准肱骨内上髁	合穴
9. 肩贞※ SI9	在肩带部，肩关节后下方，腋后纹头直上1寸 注：臂内收时，腋后纹头直上1寸，三角肌后缘	找准腋后纹头	
10. 臑俞 SI10	在肩带部，腋后纹头直上，肩胛冈下缘凹陷中	①找准腋后纹头； ②找准肩胛冈	
11. 天宗※ SI11	在肩带部，肩胛冈中点与肩胛骨下角连线上1/3与下2/3交点凹陷中	①找准肩胛冈； ②找准肩胛骨下角	

穴位	国标定位	取穴要点	特定穴属性
12. 秉风 SI12	在肩带部，肩胛冈中点上方冈上窝中	①找准肩胛冈； ②肩胛冈中点上方冈上窝中取秉风；内侧端上缘凹陷中取曲垣	
13. 曲垣 SI13	在肩带部，肩胛冈内侧端上缘凹陷中 注：臑俞（SI10）与第2胸椎棘突连线的中点处		
14. 肩外俞 SI14	在背部，第1胸椎棘突下，后正中线旁开3寸 注1：肩胛骨脊柱缘的垂线与第1胸椎棘突下的水平线相交处 注2：本穴与内侧的大杼（BL11）、陶道（GV13）均位于第1胸椎棘突下水平	臂内收，取准3寸	
15. 肩中俞 SI15	在背部，第7颈椎棘突下，后正中线旁开2寸 注：大椎（GV14）旁开2寸	找准第7颈椎	
16. 天窗 SI16	在颈前部，横平甲状软骨上缘（约相当于喉结处），胸锁乳突肌的后缘 注1：取一侧穴，令患者头转向对侧以显露胸锁乳突肌，抗阻力转动时则肌肉显露更明显 注2：本穴与人迎（ST9）、扶突（LI18）均横平喉结，三者的位置关系为：胸锁乳突肌前缘处为人迎（ST9），后缘为天窗（SI16），前后缘之间为扶突（LI18）	①找准胸锁乳突肌； ②分清喉结和环状软骨	
17. 天容 SI17	在颈前部，下颌角后方，胸锁乳突肌的前缘凹陷中 注：取一侧穴，令患者头转向对侧以显露胸锁乳突肌，抗阻力转动时则肌肉显露更明显		

穴位	国标定位	取穴要点	特定穴属性
18. 颧髎 ※ SI18	在面部，颧骨下缘，目外眦直下凹陷中	注意目外眦直下	
19. 听宫 ※ SI19	在面部，耳屏正中与下颌骨髁突之间的凹陷中 注：微张口，耳屏正中前缘凹陷中，在耳门（TE21）与听会（GB2）之间	①找准耳屏； ②注意张口，取在凹陷中	

2. 取穴方法

（1）常规取穴方法：扫描上表中腧穴名称下的二维码，观看腧穴定取方法的视频。

（2）特殊取穴方法：养老——掌心向下，用另一手手指按在尺骨小头的近端，然后掌心转向胸部，手指所指处取穴（图 8-12）。

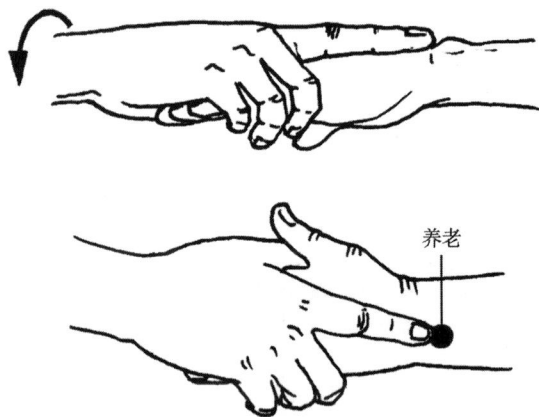

养老

图 8-12 养老的特殊取穴

第九章　足太阳膀胱经 ▷▷▷▷

一、足太阳膀胱经循行分布路线

见图 9-1。

1. 体表循行路线

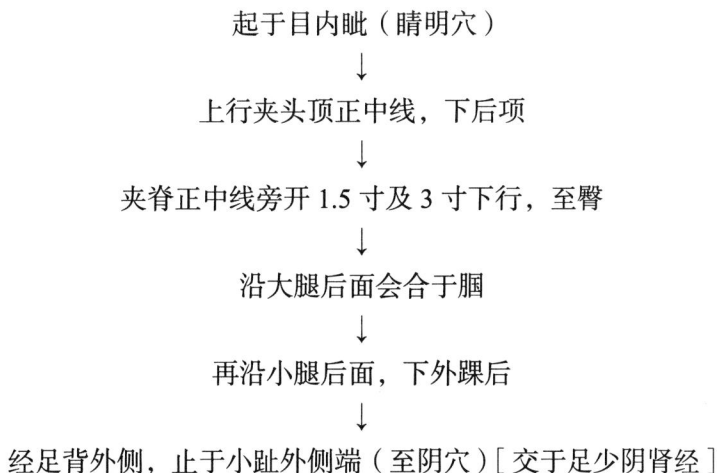

起于目内眦（睛明穴）
↓
上行夹头顶正中线，下后项
↓
夹脊正中线旁开 1.5 寸及 3 寸下行，至臀
↓
沿大腿后面会合于腘
↓
再沿小腿后面，下外踝后
↓
经足背外侧，止于小趾外侧端（至阴穴）［交于足少阴肾经］

2. 体内循行路线　从颠入络脑，入循膂，络肾，属膀胱。

3. 循行分布特点

（1）走向和特性：从头走足，为多血少气之经，申时（15 ～ 17 时）气血旺盛。

（2）共 67 穴：起于睛明穴，止于至阴穴。

（3）分布：头部、背部、下肢部、足部。

（4）交接关系：上接手太阳小肠经，在足小趾外侧端至阴穴，交于足少阴肾经。

二、足太阳膀胱经的腧穴分布概况

足太阳膀胱经的腧穴分布概况，见图 9-2。

1. 面部　见图 9-3、图 9-4。

睛明　　目内眦内上方眶内侧壁凹陷中

攒竹　　眉头凹陷中，额切迹处

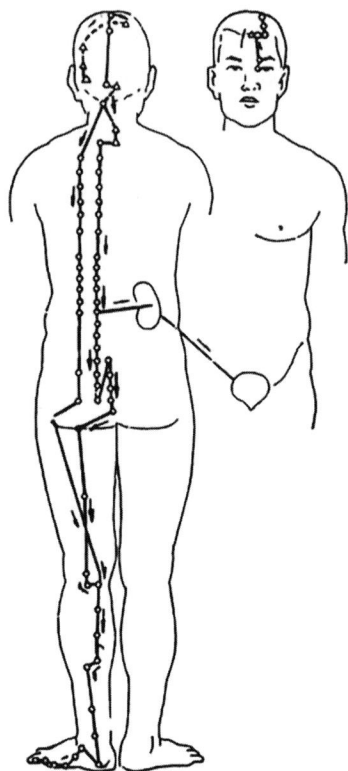

图 9-1 足太阳膀胱经循行示意图

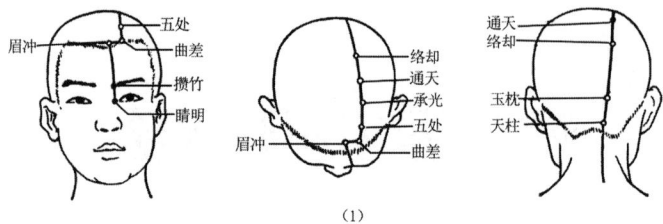

（1）

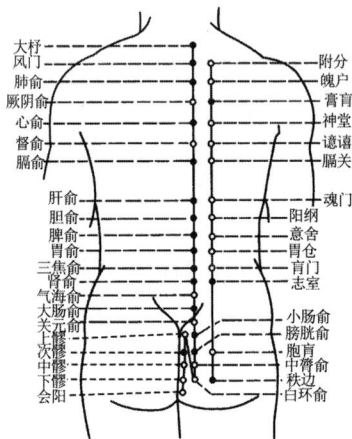

（2）

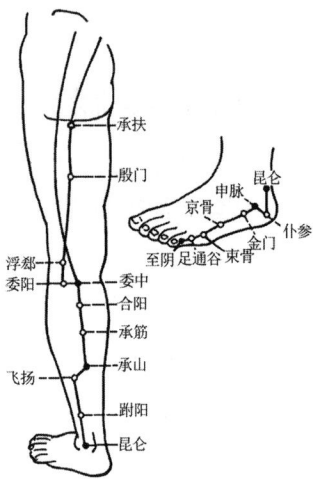

（3）

图 9-2 足太阳膀胱经腧穴分布总图

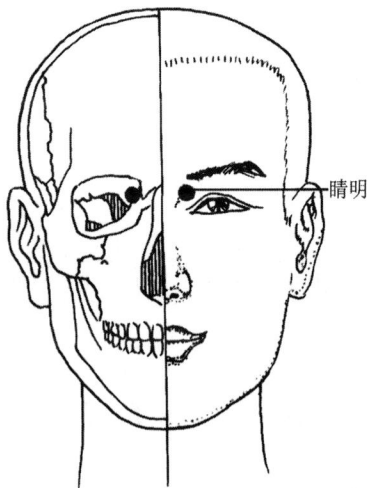

图 9-3

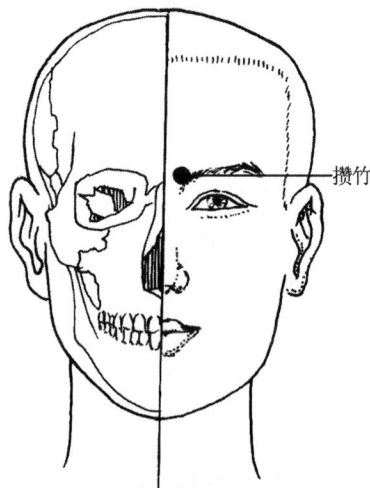

图 9-4

2. 头部　见图 9-5、图 9-6、图 9-7、图 9-8、图 9-9、图 9-10。

眉冲　　　额切迹直上入发际 0.5 寸

曲差 ⎫ 　　　　　　　　　　⎧ 0.5 寸 ⎫
五处 ⎪ 　　　　　　　　　　⎪ 1 寸　 ⎪
承光 ⎬ 前发际正中直上 ⎨ 2.5 寸 ⎬ 旁开 1.5 寸
通天 ⎪ 　　　　　　　　　　⎪ 4 寸　 ⎪
络却 ⎭ 　　　　　　　　　　⎩ 5.5 寸 ⎭

玉枕 ⎫ 　　　　　　　　　　 ⎧ 横平枕外隆凸上缘
天柱 ⎬ 后发际正中旁开 1.3 寸 ⎨ 横平第 2 颈椎棘突上际，斜方肌外缘凹陷中

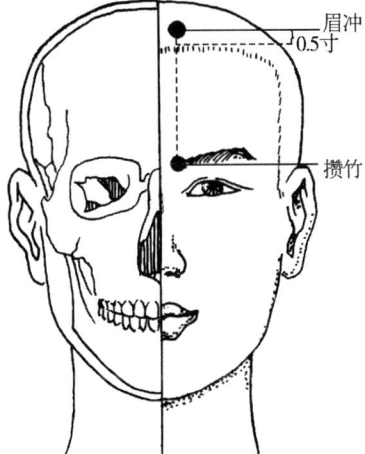

图 9-5

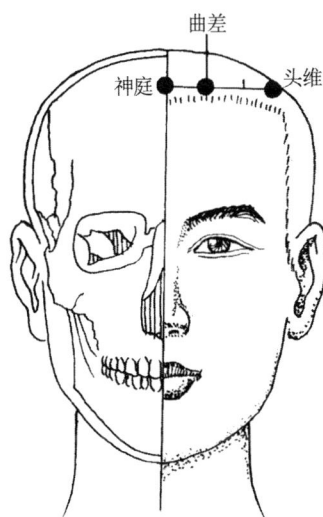

图 9-6

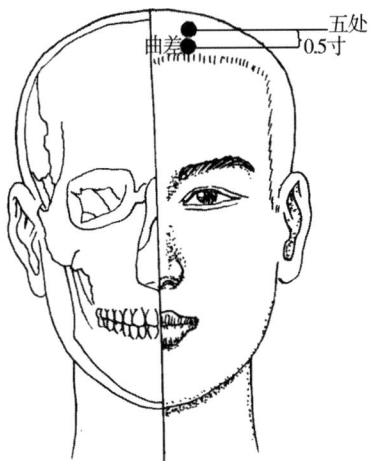

图 9-7

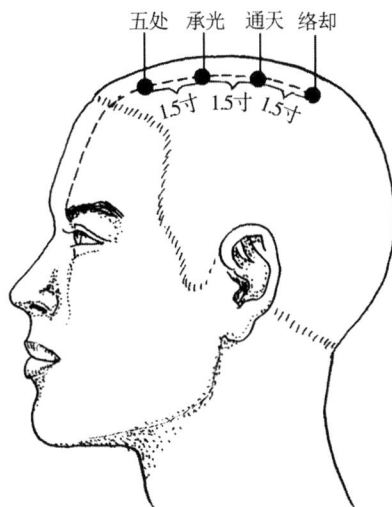

图 9-8

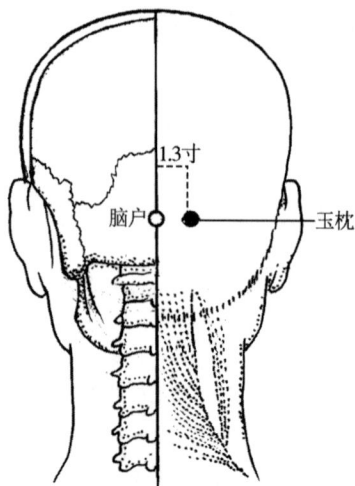

图 9-9

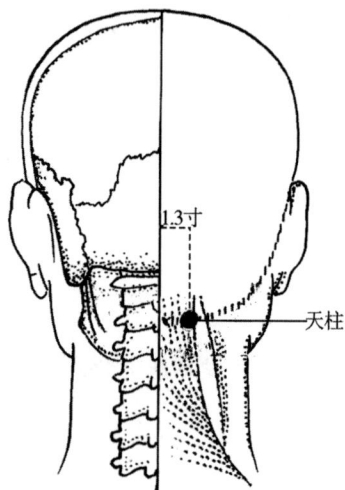

图 9-10

3. 背部　见图 9-11。

穴位	椎	定位
大杼	第 1	
风门	第 2	
肺俞	第 3	
厥阴俞	第 4	
心俞	第 5	
督俞	第 6	胸椎棘突下，后正中线旁开 1.5 寸
膈俞	第 7	
肝俞	第 9	
胆俞	第 10	
脾俞	第 11	
胃俞	第 12	

4. 腰部　见图 9-12。

穴位	椎	定位
三焦俞	第 1	
肾俞	第 2	
气海俞	第 3	腰椎棘突下，后正中线旁开 1.5 寸
大肠俞	第 4	
关元俞	第 5	

5. 骶部　见图 9-13、图 9-14。

穴位	定位	
小肠俞	横平第 1 骶后孔	
膀胱俞	横平第 2 骶后孔	骶正中嵴旁开 1.5 寸
中膂俞	横平第 3 骶后孔	
白环俞	横平第 4 骶后孔	

上髎	正对第 1		髂后上棘与后正中线之间
次髎	正对第 2	骶后孔中	髂后上棘内下方，上髎下方
中髎	正对第 3		次髎下方
下髎	正对第 4		中髎下方
会阳	尾骨端旁开 0.5 寸		

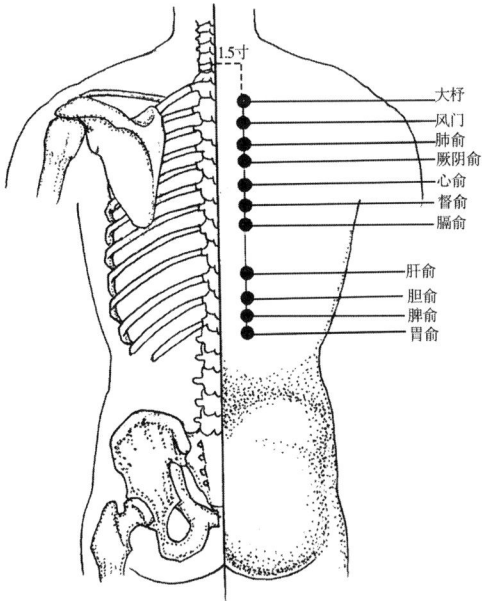

图 9-11

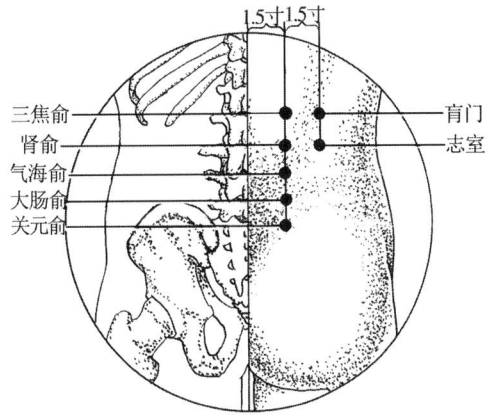

图 9-12

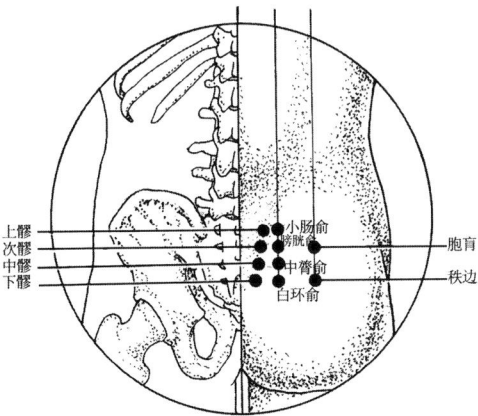

图 9-13

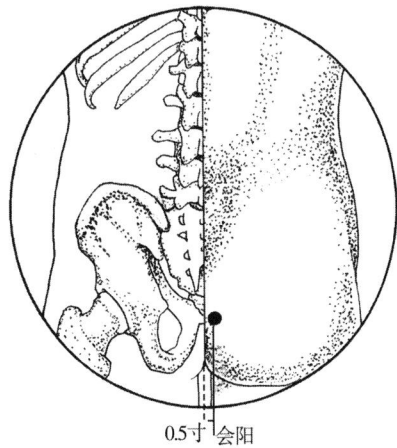

图 9-14

6. 股后区　见图 9-15。

承扶　　臀沟的中点

殷门　　臀沟下 6 寸，股二头肌与半腱肌之间

7. 膝后区　见图 9–16。

浮郄	⎫		⎧	上 1 寸，股二头肌腱的内侧缘
委阳	⎬	腘横纹	⎨	上，股二头肌腱的内侧缘
委中	⎭		⎩	中点

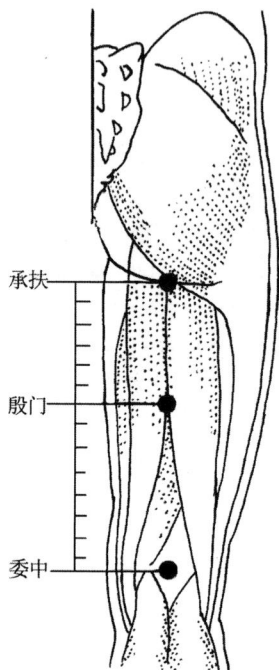

图 9–15

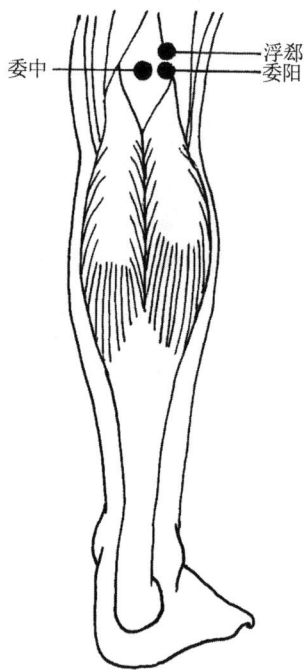

图 9–16

8. 背部　见图 9–17。

附分	⎫	第 2	
魄户		第 3	
膏肓		第 4	
神堂		第 5	
谚语		第 6	
膈关	⎬	第 7	胸椎棘突下，后正中线旁开 3 寸
魂门		第 9	
阳纲		第 10	
意舍		第 11	
胃仓	⎭	第 12	

9. 腰部　见图 9–18。

肓门	⎫	第 1	
志室	⎬	第 2	腰椎棘突下，后正中线旁开 3 寸

10. 骶部　见图 9-19。

胞肓 ┤ 横平第 2
秩边 ┤ 横平第 4　　骶后孔，骶正中嵴旁开 3 寸

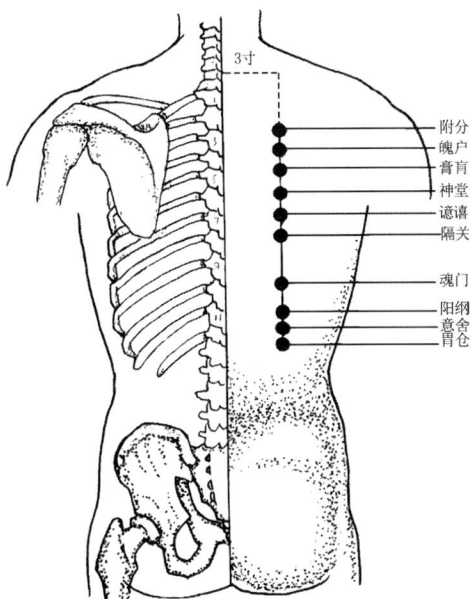

图 9-17

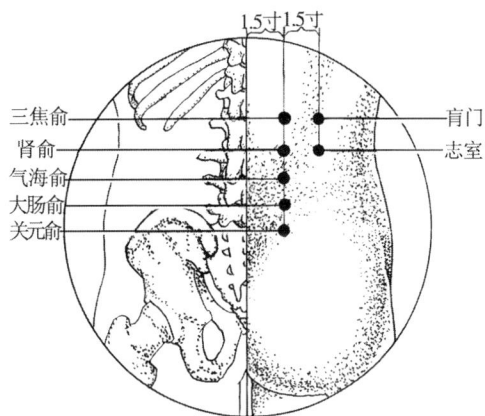

图 9-18

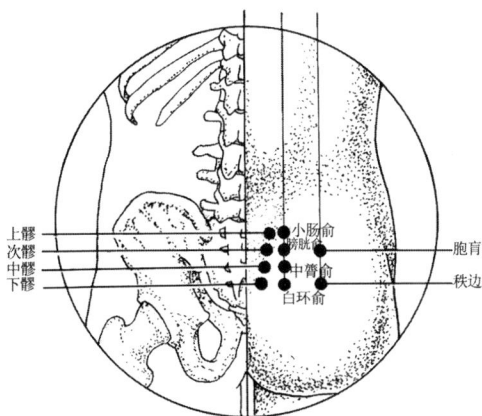

图 9-19

11. 小腿后区　见图 9-20、图 9-21。

合阳 ┐
承筋 ┘ 腘横纹 ┤ 下 2 寸，腓肠肌内、外侧头之间
　　　　　　　 下 5 寸，腓肠肌两肌腹之间

承山　腓肠肌两肌腹与跟腱交角处

飞扬 ┐
跗阳 ┘ 昆仑直上 ┤ 7 寸，腓肠肌外下缘与跟腱移行处
　　　　　　　　 3 寸，腓骨与跟腱之间

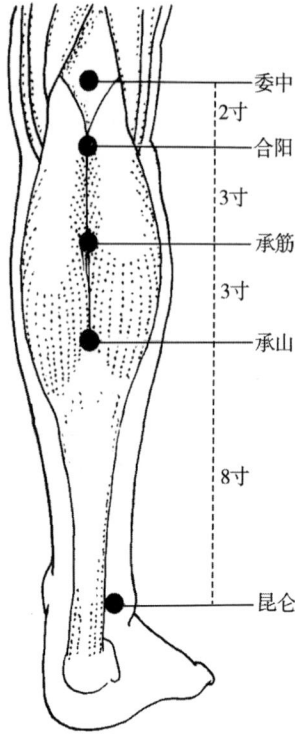

图 9-20

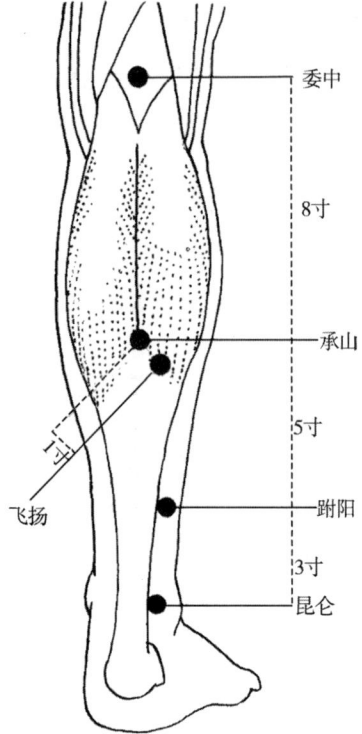

图 9-21

12. 足部　见图 9-22、图 9-23。

昆仑　　外踝尖与跟腱之间的凹陷中

仆参　　昆仑直下，跟骨外侧，赤白肉际处

申脉　　外踝尖直下，外踝下缘与跟骨之间的凹陷中

金门 ⎫
　　　⎬ 第 5 跖骨粗隆 ⎰ 后方，外踝前缘直下，骰骨下缘凹陷中
京骨 ⎭　　　　　　　⎱ 前下方 ⎰
　　　　　　　　　　　　　　⎬ 赤白肉际处
束骨 ⎫　　　　　　　⎧ 近端 ⎰
　　　⎬ 第 5 跖趾关节 ⎨ 远端 ⎱
足通谷 ⎭　　　　　　⎩

至阴　　足小趾末节外侧，趾甲根角侧后方 0.1 寸

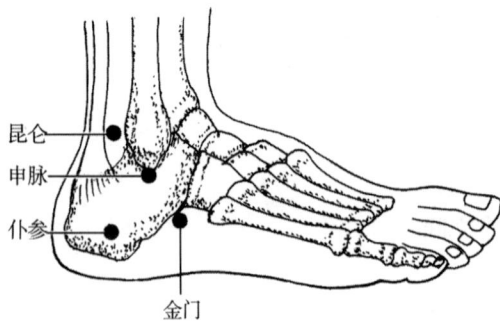

图 9-22

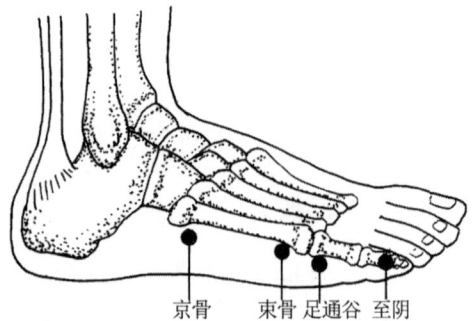

图 9-23

三、腧穴定位及取穴方法

1. 腧穴定位

穴位	国标定位	取穴要点	特定穴属性
1. 睛明 [※] BL1	在面部，目内眦内上方眶内侧壁凹陷中 注：闭目，在目内眦内上方 0.1 寸的凹陷中	①找到目内眦； ②紧贴眼眶内侧壁	
2. 攒竹 [※] BL2	在面部，眉头凹陷中，额切迹处 注：沿睛明（BL1）直上至眉头边缘可触及一凹陷，即额切迹处	在眉毛内侧端找到一凹陷，即额切迹处	
3. 眉冲 BL3	在头部，额切迹直上入发际 0.5 寸 注：神庭（GV24）与曲差（BL4）中间	①额切迹直上，与攒竹在同一条垂线上； ②明确前发际线，入发际 0.5 寸	
4. 曲差 BL4	在头部，前发际正中直上 0.5 寸，旁开 1.5 寸 注：神庭（GV24）与头维（ST8）连线的内 1/3 与外 2/3 的交点处		
5. 五处 BL5	在头部，前发际正中直上 1 寸，旁开 1.5 寸 注：曲差（BL4）直上 0.5 寸处，横平上星（GV23）	①明确前发际线； ②先从前发际正中直上，再旁开 1.5 寸	
6. 承光 BL6	在头部，前发际正中直上 2.5 寸，旁开 1.5 寸 注：五处（BL5）直上 1.5 寸，曲差（BL4）直上 2 寸处		

穴位	国标定位	取穴要点	特定穴属性
7. 通天 BL7	在头部，前发际正中直上 4 寸，旁开 1.5 寸 注：承光（BL6）与络却（BL8）中点		
8. 络却 BL8	在头部，前发际正中直上 5.5 寸，旁开 1.5 寸 注：百会（GV20）后 0.5 寸，旁开 1.5 寸		
9. 玉枕 BL9	在头部，横平枕外隆凸上缘，后发际正中旁开 1.3 寸 注：斜方肌外侧缘直上与枕外隆凸上缘水平线的交点，横平脑户（GV17）	①先找到枕外隆凸的上缘凹陷，即脑户（GV17），再旁开 1.3 寸； ②斜方肌外缘直上，与天柱（BL10）在同一条垂线上	
10. 天柱 ※ BL10	在颈后部，横平第 2 颈椎棘突上际，斜方肌外缘凹陷中	①先找到枕外隆凸点，向下触及的第 1 个骨性隆起，即为第 2 颈椎棘突 ②取其上际，平移至斜方肌外缘凹陷中	
11. 大杼 BL11	在背部，第 1 胸椎棘突下，后正中线旁开 1.5 寸	①低头，先找到第 7 颈椎棘突； ②再向下，找到第 1 胸椎棘突下	八会穴（骨会）
12. 风门 ※ BL12	在背部，第 2 胸椎棘突下，后正中线旁开 1.5 寸	①先找到肩胛冈内侧端，横平第 3 胸椎棘突； ②再向上或向下找到相应棘突下凹陷	

穴位	国标定位	取穴要点	特定穴属性
13. 肺俞※ BL13	在背部，第3胸椎棘突下，后正中线旁开1.5寸		肺之背俞穴
14. 厥阴俞※ BL14	在背部，第4胸椎棘突下，后正中线旁开1.5寸		心包之背俞穴
15. 心俞※ BL15	在背部，第5胸椎棘突下，后正中线旁开1.5寸		心之背俞穴
16. 督俞 BL16	在背部，第6胸椎棘突下，后正中线旁开1.5寸		
17. 膈俞※ BL17	在背部，第7胸椎棘突下，后正中线旁开1.5寸	①先找到肩胛骨下角，横平第7胸椎棘突；②再向上或向下找到相应棘突下凹陷	八会穴（血会）
18. 肝俞※ BL18	在背部，第9胸椎棘突下，后正中线旁开1.5寸		肝之背俞穴

穴位	国标定位	取穴要点	特定穴属性
19. 胆俞[※] BL19	在背部，第 10 胸椎棘突下，后正中线旁开 1.5 寸		胆之背俞穴
20. 脾俞[※] BL20	在背部，第 11 胸椎棘突下，后正中线旁开 1.5 寸		脾之背俞穴
21. 胃俞[※] BL21	在背部，第 12 胸椎棘突下，后正中线旁开 1.5 寸		胃之背俞穴
22. 三焦俞 BL22	在腰部，第 1 腰椎棘突下，后正中线旁开 1.5 寸		三焦之背俞穴
23. 肾俞[※] BL23	在腰部，第 2 腰椎棘突下，后正中线旁开 1.5 寸	①先找到髂嵴最高点，横平第 4 腰椎棘突；②再向上或向下找到相应棘突下凹陷	肾之背俞穴
24. 气海俞 BL24	在腰部，第 3 腰椎棘突下，后正中线旁开 1.5 寸		

穴位	国标定位	取穴要点	特定穴属性
25. 大肠俞※ BL25	在腰部，第4腰椎棘突下，后正中线旁开1.5寸		大肠之背俞穴
26. 关元俞 BL26	在腰部，第5腰椎棘突下，后正中线旁开1.5寸		
27. 小肠俞 BL27	在骶部，横平第1骶后孔，骶正中嵴旁开1.5寸 注：横平上髎（BL31）	①先在髂后上棘与后正中线之间揣到第1骶后孔； ②再向下依次找到第2骶后孔、第3骶后孔、第4骶后孔	小肠之背俞穴
28. 膀胱俞※ BL28	在骶部，横平第2骶后孔，骶正中嵴旁开1.5寸 注：横平次髎（BL32）		膀胱之背俞穴
29. 中膂俞 BL29	在骶部，横平第3骶后孔，骶正中嵴旁开1.5寸 注：横平中髎（BL33）		
30. 白环俞 BL30	在骶部，横平第4骶后孔，骶正中嵴旁开1.5寸 注：骶管裂孔旁开1.5寸，横平下髎（BL34）		

续表

穴位	国标定位	取穴要点	特定穴属性
31. 上髎 BL31	在骶部，正对第 1 骶后孔中 注：从次髎（BL32）向上触摸到的凹陷，即第 1 骶后孔		
32. 次髎[※] BL32 （视频见上髎）	在骶部，正对第 2 骶后孔中 注：髂后上棘与第 2 骶椎棘突连线的中点凹陷处，即第 2 骶后孔		
33. 中髎 BL33 （视频见上髎）	在骶部，正对第 3 骶后孔中 注：从次髎（BL32）向下触摸到的第 1 个凹陷，即第 3 骶后孔		
34. 下髎 BL34 （视频见上髎）	在骶部，正对第 4 骶后孔中 注：从次髎（BL32）向下触摸到的第 2 个凹陷，即第 4 骶后孔，横平骶管裂孔		
35. 会阳 BL35	在臀部，尾骨端旁开 0.5 寸 注：俯卧或跪伏位，按取尾骨下端旁软陷处取穴	先顺着尾骨摸到其下端，再旁开 0.5 寸	
36. 承扶[※] BL36	在臀部，臀沟的中点	①找准臀沟； ②俯卧，在大腿后面，膝关节抗阻力屈曲时，显示出半腱肌和股二头肌	
37. 殷门 BL37	在股后侧，臀沟下 6 寸，股二头肌与半腱肌之间 注 1：俯卧，膝关节抗阻力屈曲显示出半腱肌和股二头肌，同时大腿作内旋和外旋时，指下感觉更明显 注 2：于承扶（BL36）与委中（BL40）连线的中点上 1 寸处取穴		

续表

穴位	国标定位	取穴要点	特定穴属性
38. 浮郄 BL38	在膝后侧，腘横纹上1寸，股二头肌腱的内侧缘 注：稍屈膝，委阳（BL39）上1寸，股二头肌腱内侧缘取穴		
39. 委阳※ BL39	在膝后外侧，腘横纹上，股二头肌腱的内侧缘 注：稍屈膝，即可显露明显的股二头肌腱	①找准腘横纹； ②俯卧，膝关节抗阻力屈曲时，在腘横纹外侧显示出股二头肌腱，取其内侧缘	三焦下合穴
40. 委中※ BL40	在膝后侧，腘横纹中点		合穴，膀胱下合穴
41. 附分 BL41	在背部，第2胸椎棘突下，后正中线旁开3寸 注：本穴与内侧的风门（BL12）均位于第2胸椎棘突下水平		
42. 魄户 BL42	在背部，第3胸椎棘突下，后正中线旁开3寸 注：本穴与内侧的肺俞（BL31）、身柱（GV12）均位于第3胸椎棘突下水平	①先找到肩胛冈内侧端，横平第3胸椎棘突； ②再向上或向下找到相应棘突下凹陷	
43. 膏肓※ BL43	在背部，第4胸椎棘突下，后正中线旁开3寸 注：本穴与内侧的厥阴俞（BL14）均位于第4胸椎棘突下水平		

穴位	国标定位	取穴要点	特定穴属性
44. 神堂 BL44	在背部，第 5 胸椎棘突下，后正中线旁开 3 寸 注：本穴与内侧的心俞（BL15）、神道（GV11）均位于第 5 胸椎棘突下水平		
45. 譩譆 BL45	在背部，第 6 胸椎棘突下，后正中线旁开 3 寸 注：本穴与内侧的督俞（BL16）、灵台（GV10）均位于第 6 胸椎棘突下水平		
46. 膈关 BL46	在背部，第 7 胸椎棘突下，后正中线旁开 3 寸 注：本穴与内侧的膈俞（BL17）、至阳（GV9）均位于第 7 胸椎棘突下水平	①先找到肩胛骨下角，横平第 7 胸椎棘突； ②再向上或向下找到相应棘突下凹陷	
47. 魂门 BL47	在背部，第 9 胸椎棘突下，后正中线旁开 3 寸 注：本穴与内侧的肝俞（BL18）、筋缩（GV8）均位于第 9 胸椎棘突下水平		
48. 阳纲 BL48	在背部，第 10 胸椎棘突下，后正中线旁开 3 寸 注：本穴与内侧的胆俞（BL19）、中枢（GV7）均位于第 10 胸椎棘突下水平		
49. 意舍 BL49	在背部，第 11 胸椎棘突下，后正中线旁开 3 寸 注：本穴与内侧的脾俞（BL20）、脊中（GV6）均位于第 11 胸椎棘突下水平		

穴位	国标定位	取穴要点	特定穴属性
50. 胃仓 BL50	在背部，第 12 胸椎棘突下，后正中线旁开 3 寸 注：本穴与内侧的胃俞（BL21）均位于第 12 胸椎棘突下水平		
51. 肓门 BL51	在腰部，第 1 腰椎棘突下，后正中线旁开 3 寸 注：本穴与内侧的三焦俞（BL22）、悬枢（GV5）均位于第 1 腰椎棘突下水平	①先找到髂嵴最高点，横平第 4 腰椎棘突； ②再向上找到相应棘突下凹陷	
52. 志室※ BL52	在腰部，第 2 腰椎棘突下，后正中线旁开 3 寸 注：本穴与内侧的肾俞（BL23）、命门（GV4）均位于第 2 腰椎棘突下水平		
53. 胞肓 BL53	在臀部，横平第 2 骶后孔，骶正中嵴旁开 3 寸 注：本穴与内侧的膀胱俞（BL28）、次髎（BL32）均位于第 2 骶后孔水平	①先在髂后上棘与后正中线之间揣到第 1 骶后孔； ②再向下依次找到第 2 骶后孔和第 4 骶后孔	
54. 秩边※ BL54	在臀部，横平第 4 骶后孔，骶正中嵴旁开 3 寸 注：本穴位于骶管裂孔旁开 3 寸，横平白环俞（BL30）		
55. 合阳 BL55	在小腿后侧，腘横纹下 2 寸，腓肠肌内、外侧头之间 注：在委中（BL40）与承山（BL57）的连线上，委中（BL40）直下 2 寸	①找准腘横纹； ②抗阻力屈膝或跖屈时，腓肠肌收缩，腓肠肌两肌腹之间呈"人"字形沟	

穴位	国标定位	取穴要点	特定穴属性
56. 承筋 BL56	在小腿后侧，腘横纹下 5 寸，腓肠肌两肌腹之间 注：合阳（BL55）与承山（BL57）连线的中点		
57. 承山※ BL57	在小腿后侧，腓肠肌两肌腹与跟腱交角处		
58. 飞扬※ BL58	在小腿后外侧，腓肠肌外下缘与跟腱移行处，约当昆仑（BL60）直上 7 寸	①找准昆仑穴； ②昆仑直上，跟腱的前缘	络穴
59. 跗阳 BL59	在小腿后外侧，昆仑（BL60）直上 3 寸，腓骨与跟腱之间		郄穴
60. 昆仑※ BL60	在踝后外侧，外踝尖与跟腱之间的凹陷中	找准外踝尖和跟腱，二者之间的中点处取穴	经穴
61. 仆参 BL61	在足外侧，昆仑（BL60）直下，跟骨外侧，赤白肉际处	①找准昆仑穴； ②昆仑直下至跟骨外侧的赤白肉际处	

续表

穴位	国标定位	取穴要点	特定穴属性
62. 申脉[※] BL62	在足外侧，外踝尖直下，外踝下缘与跟骨之间凹陷中 注：外踝下方凹陷中，与照海（KI6）内外相对	①找准外踝尖； ②找到外踝下缘	八脉交会穴 （通阳跷脉）
63. 金门 BL63	在足背，外踝前缘直下，第5跖骨粗隆后方，骰骨下缘凹陷中	①找准骰骨，在其下方凹陷中取穴； ②或沿着外踝前缘直下，直至触及一凹陷	郄穴
64. 京骨[※] BL64	在足外侧，第5跖骨粗隆前下方，赤白肉际处 注：在足外侧缘，约当足跟与跖趾关节连线的中点处可触到明显隆起的骨，即第5跖骨粗隆	从第5跖趾关节向后触摸，找到第5跖骨粗隆，其前下方的凹陷	原穴
65. 束骨 BL65	在足外侧，第5跖趾关节的近端，赤白肉际处	找准第5跖趾关节	输穴
66. 足通谷 BL66	在足趾，第5跖趾关节的远端，赤白肉际处		荥穴
67. 至阴[※] BL67	在足趾，小趾末节外侧，趾甲根角侧后方0.1寸	①找准足小趾末节外侧； ②沿爪甲外侧画一直线与爪甲基底缘水平线交点处取穴	井穴

2. 取穴方法

（1）常规取穴方法：扫描上表中腧穴名称下的二维码，观看腧穴定取方法的视频。

（2）特殊取穴方法

①上髎、次髎、中髎、下髎——先在髂后上棘与后正中线之间揣到第 1 骶后孔，即上髎穴；在骶角稍外上方、横平骶管裂孔处揣到第 4 骶后孔，即下髎穴。食指与小指分别置于第 1 和第 4 骶后孔处，再将中指和无名指等间距摆放，指下揣及凹陷处，四指呈一自然弧形排列，四指指尖下即对应上髎、次髎、中髎、下髎穴（图 9-24）。

②承山——直立，足尖着地、足跟上提时，小腿后面正中（即腓肠肌肌腹下，腓肠肌内、外侧头分开的地方）出现"人"字形沟。在"人"字尖角处的凹陷，即是承山穴（图 9-25）。

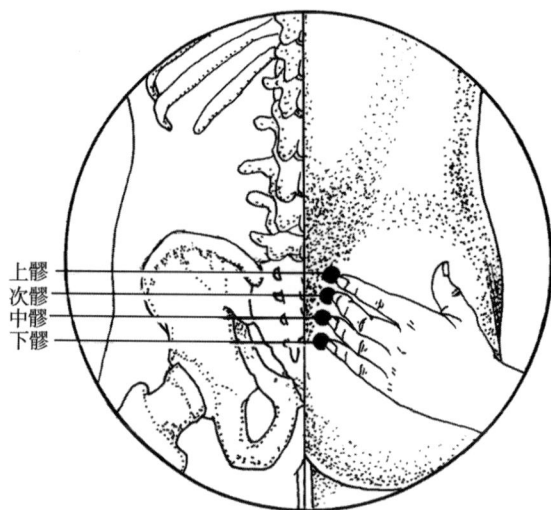

图 9-24　上髎、次髎、中髎、下髎的特殊取穴

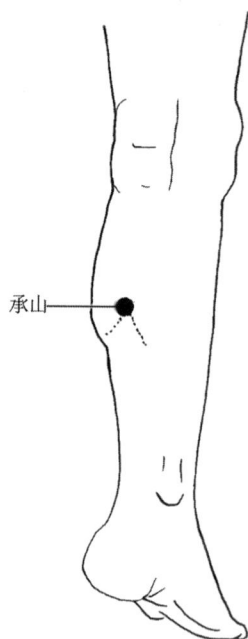

图 9-25　承山的特殊取穴

第十章　足少阴肾经▷▷▷▷

一、足少阴肾经循行分布路线

见图 10-1。

1. 体表循行路线

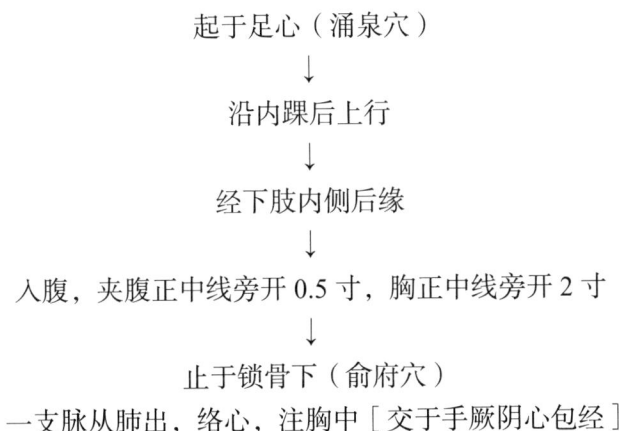

起于足心（涌泉穴）
↓
沿内踝后上行
↓
经下肢内侧后缘
↓
入腹，夹腹正中线旁开 0.5 寸，胸正中线旁开 2 寸
↓
止于锁骨下（俞府穴）
一支脉从肺出，络心，注胸中［交于手厥阴心包经］

2. 体内循行路线　贯脊入腹，属肾，络膀胱，并与肝、肺、心、喉咙、舌根有联系。

3. 循行分布特点

（1）走向和特性：从足走腹胸，为少血多气之经，酉时（17～19 时）气血最旺。

（2）共 27 穴：起于涌泉穴，止于俞府穴。

（3）分布：内踝后上方，下肢内侧后缘，胸腹部。

（4）交接关系：前接足太阳膀胱经，有一分支从肺出络心注胸中，交于手厥阴心包经。

二、足少阴肾经的腧穴分布概况

足少阴肾经的腧穴分布概况，见图 10-2。

1. 足底部　见图 10-3。

涌泉　　在足底，屈足卷趾时足心最凹陷中

2. 足内侧部　见图 10-4、图 10-5。

然谷　　在足内侧，足舟骨粗隆下方，赤白肉际处

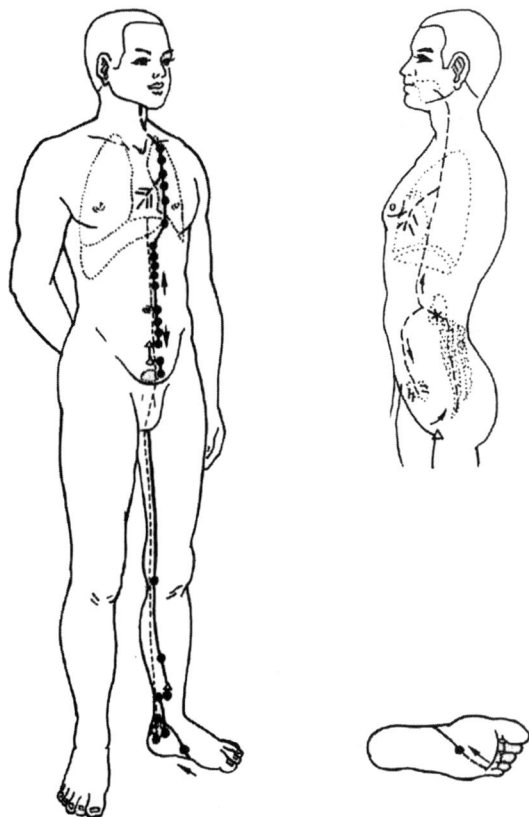

图 10-1　足少阴肾经循行示意图

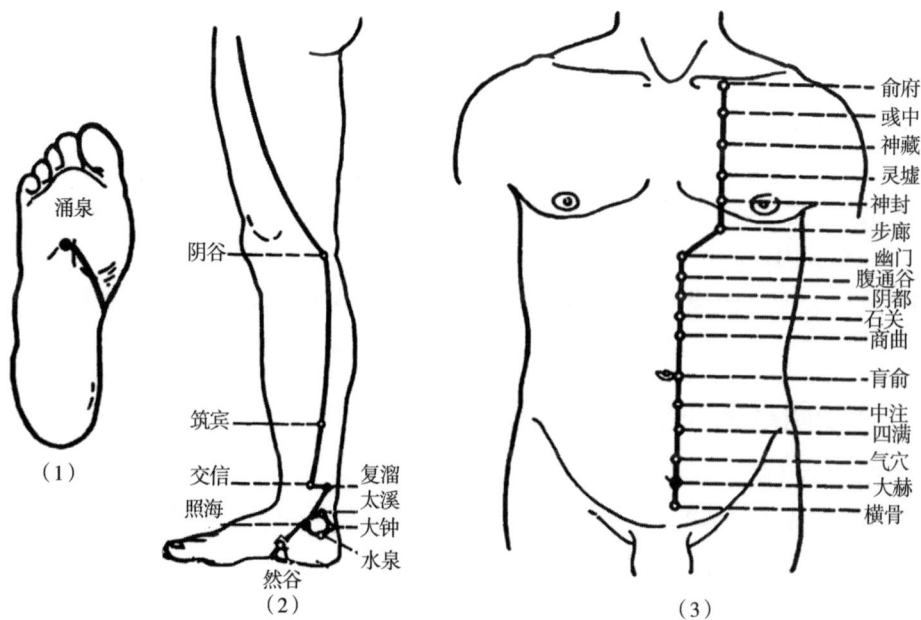

涌泉

（1）

阴谷

筑宾

交信　复溜
照海　太溪
　　　大钟
　　　水泉
然谷
（2）

俞府
彧中
神藏
灵墟
神封
步廊
幽门
腹通谷
阴都
石关
商曲
肓俞
中注
四满
气穴
大赫
横骨

（3）

图 10-2　足少阴肾经腧穴分布总图

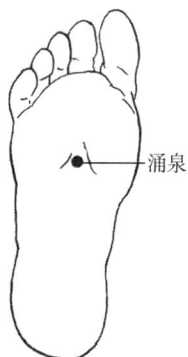

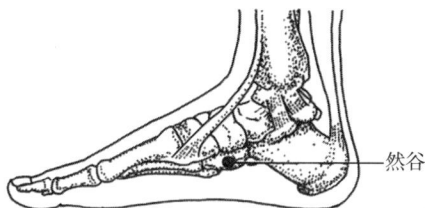

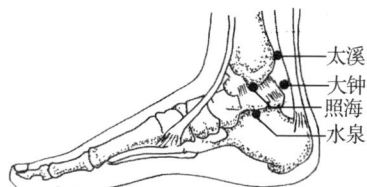

图 10-3　　　　　　　　图 10-4　　　　　　　　　　图 10-5

太溪　　　在踝后内侧，内踝尖与跟腱之间的凹陷中

大钟　　　在足内侧，内踝后下方，跟骨上缘，跟腱附着部前缘凹陷中

水泉　　　在足内侧，太溪（KI3）直下 1 寸，跟骨结节内侧凹陷中

照海　　　在足内侧，内踝尖下 1 寸，内踝下缘边际凹陷中

3. 小腿内侧部　　见图 10-6。

复溜
交信 } 内踝尖上 2 寸 { 跟腱的前缘，在小腿后内侧
　　　　　　　　　　　　　胫骨内侧缘后际凹陷中，在小腿内侧

筑宾　　　在小腿后内侧，太溪（KI3）直上 5 寸，比目鱼肌与跟腱之间

4. 膝后部　　见图 10-7。

阴谷　　　在膝后内侧，腘横纹上，半腱肌肌腱外侧缘

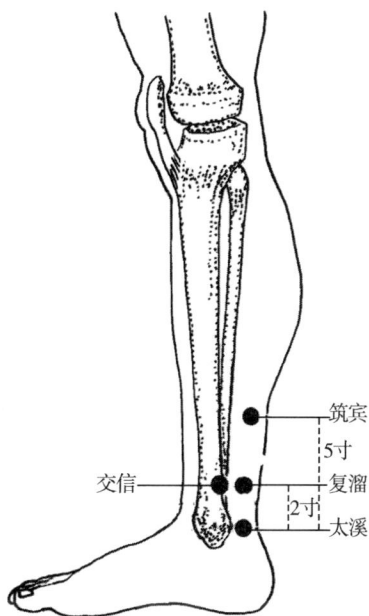

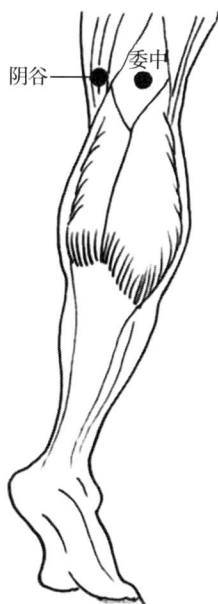

图 10-6　　　　　　　　　　　　　图 10-7

5. 下腹部 见图 10-8。

横骨 ⎫   ⎫ 5 寸

大赫 ⎪   ⎪ 4 寸

气穴 ⎬ 在下腹部, 前正中线旁开 0.5 寸, 脐中下 ⎬ 3 寸

四满 ⎪   ⎪ 2 寸

中注 ⎭   ⎭ 1 寸

6. 腹部 见图 10-9。

肓俞 在上腹部, 脐中旁开 0.5 寸

7. 上腹部 见图 10-9。

商曲 ⎫   ⎫ 2 寸

石关 ⎪   ⎪ 3 寸

阴都 ⎬ 在上腹部, 前正中线旁开 0.5 寸, 脐中上 ⎬ 4 寸

腹通谷 ⎪   ⎪ 5 寸

幽门 ⎭   ⎭ 6 寸

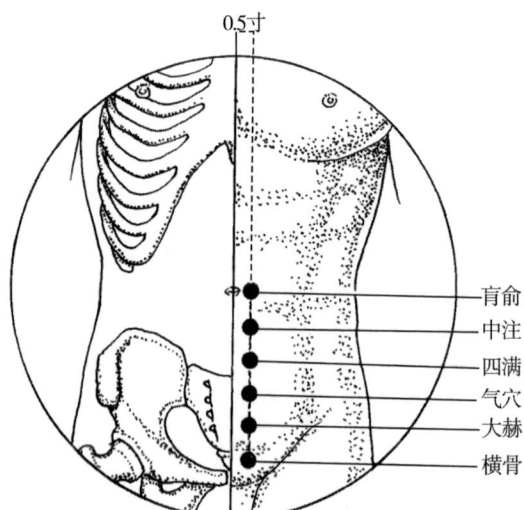

图 10-8

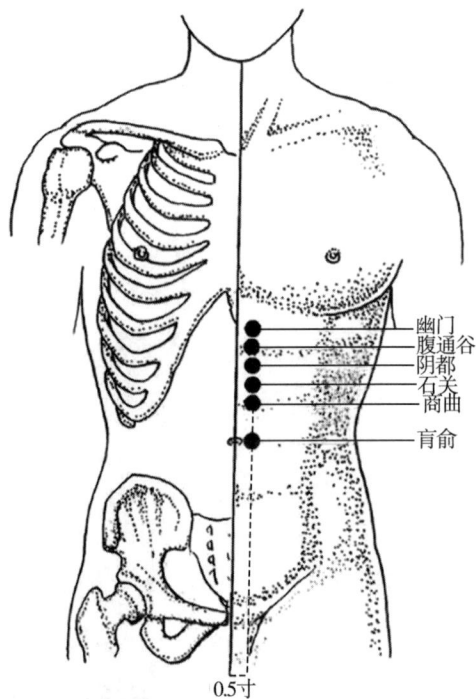

图 10-9

8. 胸部　见图 10-10。

$$
\left.\begin{array}{l}\text{步廊}\\\text{神封}\\\text{灵墟}\\\text{神藏}\\\text{或中}\\\text{俞府}\end{array}\right\}\quad\text{在前胸部，前正中线旁开 2 寸}\left\{\begin{array}{l}\text{第 5 肋间隙}\\\text{第 4 肋间隙}\\\text{第 3 肋间隙}\\\text{第 2 肋间隙}\\\text{第 1 肋间隙}\\\text{锁骨下缘}\end{array}\right.
$$

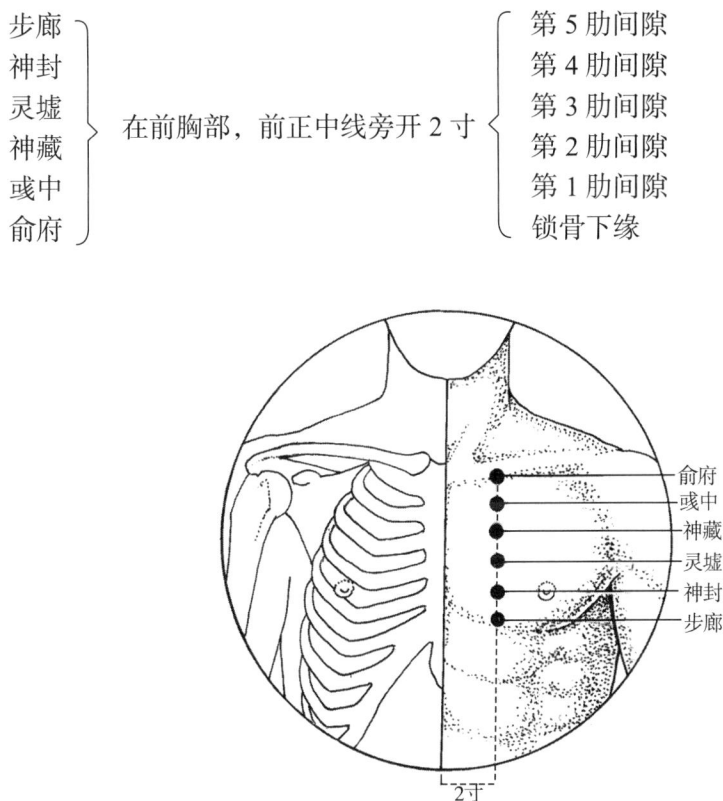

图 10-10

三、腧穴定位及取穴方法

1. 腧穴定位

穴位	国标定位	取穴要点	特定穴属性
1. 涌泉 ※ KI1	在足底，屈足卷趾时足心最凹陷中 注：卧位或伸腿坐位，卷足，约当足底第 2、3 趾蹼缘与足跟连线的前 1/3 与后 2/3 交点凹陷中	①找足底第 2、3 趾趾缝纹端； ②找足跟后正中线下缘赤白肉际处； ③该穴在两者连线的前 1/3 与后 2/3 交点凹陷处	井穴
2. 然谷 ※ KI2	在足内侧，足舟骨粗隆下方，赤白肉际处	①在足内踝前下方找到舟骨粗隆的隆起； ②其下方赤白肉际处取穴； ③若赤白肉际不明显，可取下缘凹陷处	荥穴

续表

穴位	国标定位	取穴要点	特定穴属性
3. 太溪 [※] KI3	在踝后内侧，内踝尖与跟腱之间的凹陷中	①找内踝高点；②找跟腱后缘；③两者连线之间凹陷处	输穴，原穴
4. 大钟 [※] KI4	在足内侧，内踝后下方，跟骨上缘，跟腱附着部内侧前缘凹陷中	①跟腱附着部前缘取穴；②约当太溪穴下 0.5 寸处	络穴
5. 水泉 KI5	在足内侧，太溪 (KI3) 直下 1 寸，跟骨结节内侧凹陷中	①找到跟骨结节内侧凹陷；②内踝尖到足底直寸为 3 寸，平分为 3 等分，定太溪穴下 1 寸位置	郄穴
6. 照海 [※] KI6	在足内侧，内踝尖下 1 寸，内踝下缘边际凹陷中 注：由内踝尖向下推，至其下缘凹陷中，与申脉 (BL62) 内外相对	①内踝尖到足底直寸为 3 寸，平分为 3 等分，定内踝尖下 1 寸位置；②内踝尖直下，当内踝下缘凹陷处取穴	八脉交会穴（通阴跷脉）
7. 复溜 [※] KI7	在小腿后内侧，内踝尖上 2 寸，跟腱的前缘 注：前平交信 (KI8)	①内踝尖到髌尖直寸为 15 寸，平分为 15 等分，定内踝尖上 2 寸；或内踝尖上三指并拢定 2 寸位置；②跟腱前缘取复溜穴，胫骨内侧缘后际凹陷中取交信穴	经穴
8. 交信 KI8	在小腿内侧，内踝尖上 2 寸，胫骨内侧缘后际凹陷中 注：复溜 (KI7) 前 0.5 寸		阴跷脉郄穴

穴位	国标定位	取穴要点	特定穴属性
9. 筑宾 KI9	在小腿后内侧，太溪 (KI3) 直上 5 寸，比目鱼肌与跟腱之间 注 1：屈膝，小腿抗阻力绷紧，胫骨内侧缘后呈现一条明显的纵行肌肉，即比目鱼肌 注 2：太溪（KI3）与阴谷 (KI10) 的连线上，横平蠡沟（LR5）	①找到比目鱼肌； ②内踝尖到髌尖为 15 寸，平分为 3 等分，下 1/3 与上 2/3 交点处为 5 寸； ③比目鱼肌与跟腱之间，太溪穴上 5 寸处取穴	阴维脉郄穴
10. 阴谷 ※ KI10	在膝后内侧，腘横纹上，半腱肌肌腱外侧缘 注：当腘窝内侧，和委中相平，屈膝取之	①找到腘横纹； ②找到半腱肌肌腱：正屈膝位，膝关节对抗阻力屈曲并使下肢主动内收，腘窝内侧摸到的最外侧和最后面的肌腱即为半腱肌肌腱； ③腘横纹上，半腱肌肌腱外侧缘取穴	合穴
11. 横骨 KI11	在下腹部，脐中下 5 寸，前正中线旁开 0.5 寸	①乳头与前正中线水平连线为 4 寸，平分为 8 等分，定前正中线旁开 0.5 寸的垂线； ②耻骨联合上缘到脐中为 5 寸，平分 5 等分，每等分为 1 寸； ③在前正中线旁开 0.5 寸的垂线上，耻骨联合上缘平面取横骨；脐中下 4 寸取大赫；脐中下 3 寸取气穴；脐中下 2 寸取四满；脐中下 1 寸取中注；平脐取肓俞	
12. 大赫 ※ KI12	在下腹部，脐中下 4 寸，前正中线旁开 0.5 寸		
13. 气穴 KI13	在下腹部，脐中下 3 寸，前正中线旁开 0.5 寸		

续表

穴位	国标定位	取穴要点	特定穴属性
14. 四满 KI14	在下腹部，脐中下2寸，前正中线旁开0.5寸		
15. 中注 KI15	在下腹部，脐中下1寸，前正中线旁开0.5寸		
16. 肓俞 KI16	在上腹部，脐中旁开0.5寸		
17. 商曲 KI17	在上腹部，脐中上2寸，前正中线旁开0.5寸	①定前正中线旁开0.5寸的垂线； ②剑胸结合中点至脐中为8寸，平分为8等分，每等分是1寸； ③在前正中线旁开0.5寸的垂线上，脐上2寸取商曲；脐上3寸取石关；脐上4寸取阴都；脐上5寸取腹通谷；脐上6寸取幽门	
18. 石关 KI18	在上腹部，脐中上3寸，前正中线旁开0.5寸		
19. 阴都 KI19	在上腹部，脐中上4寸，前正中线旁开0.5寸		

穴位	国标定位	取穴要点	特定穴属性
20. 腹通谷 KI20	在上腹部，脐中上5寸，前正中线旁开0.5寸		
21. 幽门 KI21	在上腹部，脐中上6寸，前正中线旁开0.5寸		
22. 步廊 KI22	在前胸部，第5肋间隙，前正中线旁开2寸		
23. 神封 KI23	在前胸部，第4肋间隙，前正中线旁开2寸	①在胸部前正中线与乳头连线为4寸，在其中点做一垂线； ②于第5肋间隙处取步廊；第4肋间隙处取神封；第3肋间隙处取灵墟；第2肋间隙处取神藏；第1肋间隙处取或中；锁骨下缘处取俞府	
24. 灵墟 KI24	在前胸部，第3肋间隙，前正中线旁开2寸		
25. 神藏 KI25	在前胸部，第2肋间隙，前正中线旁开2寸		

穴位	国标定位	取穴要点	特定穴属性
26. 彧中 KI26 （二维码）	在前胸部，第 1 肋间隙，前正中线旁开 2 寸		
27. 俞府[※] KI27 （二维码）	在前胸部，锁骨下缘，前正中线旁开 2 寸		

2. 取穴方法

（1）常规取穴方法：扫描上表中腧穴名称下的二维码，观看腧穴定取方法的视频。

（2）特殊取穴方法　照海——由内踝高点向下推至内踝下缘凹陷处（图 10–11）。

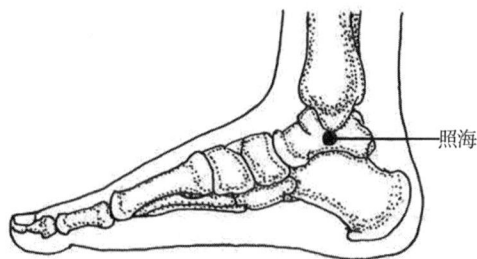

图 10–11　照海的特殊取穴

第十一章 手厥阴心包经▷▷▷▷

一、手厥阴心包经循行分布路线

见图 11-1。

1. 体表循行路线

起于乳头外侧（天池穴）

↓

沿上肢内侧正中下行

↓

止于中指尖端（中冲穴）

其支脉从掌心（劳宫穴）到无名指尺侧端（关冲穴）［交于手少阳三焦经］

2. 体内循行路线 起于胸中，属于心包，向下联络三焦。

3. 循行分布特点

（1）走向和特性：从胸走手，为多血少气之经，戌时（19～21时）气血最旺。

（2）共11穴：起于天池穴，止于中冲穴。

（3）分布：上肢内侧中间。

（4）交接关系：前接足少阴肾经，有一支脉从掌心劳宫穴到无名指尺侧端关冲穴，交于手少阳三焦经。

二、手厥阴心包经的腧穴分布概况

手厥阴心包经的腧穴分布概况，见图 11-2。

1. 胸部 见图 11-3。

天池　在前胸部，第4肋间隙，前正中线旁开5寸

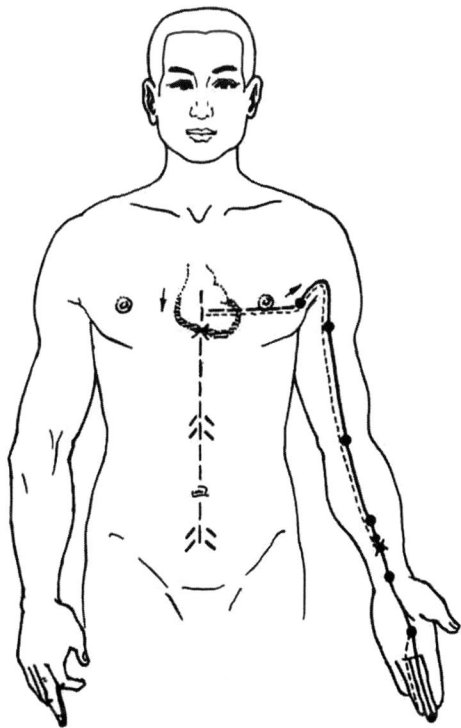

图 11-1　手厥阴心包经脉循行示意图

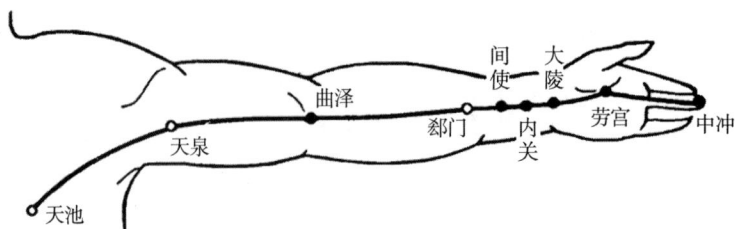

图 11-2　手厥阴心包经腧穴分布总图

2. 臂前区　见图 11-4。

天泉　　在臂前侧，腋前纹头下 2 寸，肱二头肌的长、短头之间

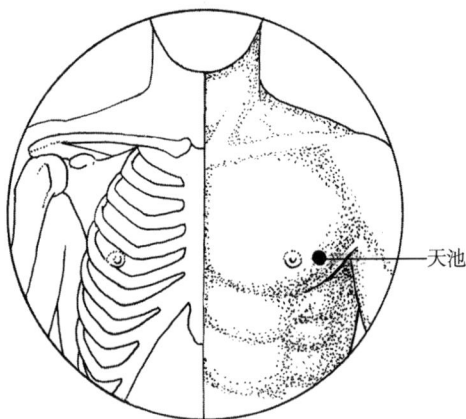

图 11-3

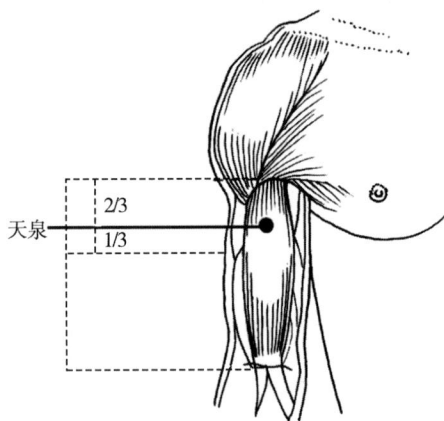

图 11-4

3. 肘前区　见图 11-5。

曲泽　　在肘前侧，肘横纹上，肱二头肌腱的尺侧缘凹陷中

4. 前臂前区　见图 11-6

郄门 ⎫
间使 ⎬ 腕掌侧远端横纹上 ⎧ 5 寸 ⎫
内关 ⎭ 　　　　　　　　　⎨ 3 寸 ⎬ 掌长肌腱与桡侧腕屈肌腱之间
　　　　　　　　　　　　 ⎩ 2 寸 ⎭

5. 腕前区　见图 11-6。

大陵　　在腕前侧，腕掌侧远端横纹中，掌长肌腱与桡侧腕屈肌腱之间

6. 掌区　见图 11-7。

劳宫　　在手掌，横平第 3 掌指关节近端，第 2、3 掌骨之间偏于第 3 掌骨

7. 手指　见图 11-8。

中冲　　在手指，中指末端最高点

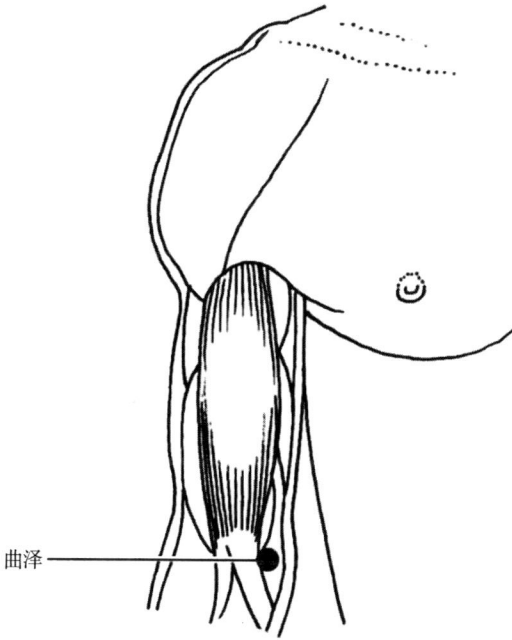

图 11-5

曲泽

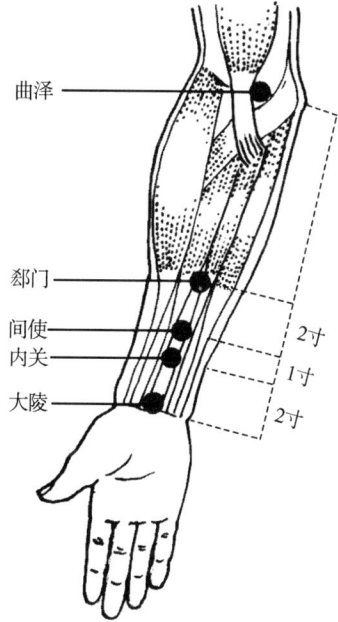

图 11-6

曲泽

郄门

间使

内关

大陵

2寸

1寸

2寸

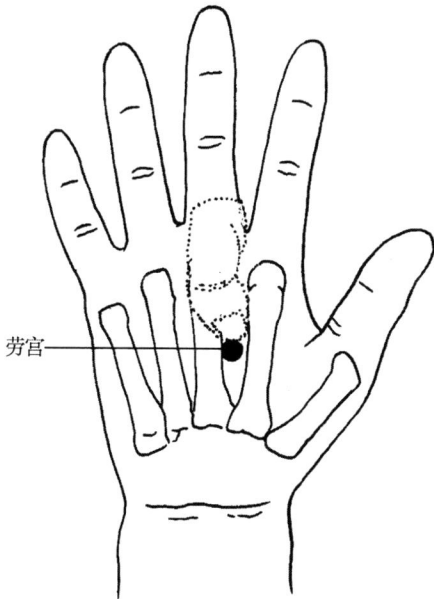

图 11-7

劳宫

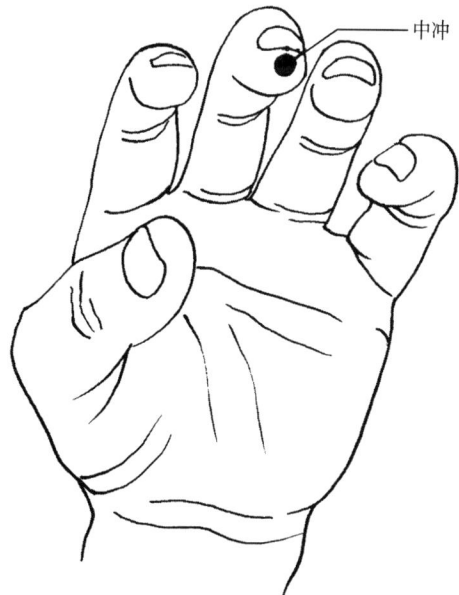

图 11-8

中冲

三、腧穴定位及取穴方法

1. 腧穴定位

穴位	国标定位	取穴要点	特定穴属性
1. 天池[※] PC1	在前胸部，第 4 肋间隙，前正中线旁开 5 寸	①确定乳头位于第 4 肋间隙 ②将乳头与锁骨中点连线，为锁骨中线； ③自锁骨下窝凹陷中，肩胛骨喙突内缘向下引锁骨中线的平行线，距正中线 6 寸； ④第 4 肋间隙内，乳头外 1 寸取天池	
2. 天泉 PC2	在臂前侧，腋前纹头下 2 寸，肱二头肌的长、短头之间	①拇、中指分别置于上臂内侧肱二头肌桡侧沟和尺侧沟内； ②将食指侧立，置于腋前纹头下 2 寸，肱二头肌长、短头之间缝隙内，取天泉	
3. 曲泽[※] PC3	在肘前侧，肘横纹上，肱二头肌腱的尺侧缘凹陷中 注：仰掌，屈肘45º，尺泽（LU5）尺侧肌腱旁		合穴
4. 郄门[※] PC4	在前臂前侧，腕掌侧远端横纹上 5 寸，掌长肌腱与桡侧腕屈肌腱之间 注 1：握拳，手外展，微屈腕时，显现两肌腱。本穴在曲泽（PC3）与大陵（PC7）连线中点下 1 寸，两肌腱之间 注 2：若两手的一侧或双侧摸不到掌长肌腱，则以桡侧腕屈肌腱尺侧定穴	①腕掌侧远端横纹至肘横纹为 12 寸折量； ②握拳，手外展，微屈腕，在掌长肌腱与桡侧腕屈肌腱之间画线； ③腕掌侧远端横纹上 2、3、5 寸，两条肌腱之间依次取穴	郄穴
5. 间使[※] PC5	在前臂前侧，腕掌侧远端横纹上 3 寸，掌长肌腱与桡侧腕屈肌腱之间 注 1：握拳，手外展，微屈腕时，显现两肌腱。本穴在大陵（PC7）直上 3 寸，两肌腱之间 注 2：若两手的一侧或双侧摸不到掌长肌腱，则以桡侧腕屈肌腱尺侧定穴		经穴

续表

穴位	国标定位	取穴要点	特定穴属性
6. 内关※ PC6	在前臂前侧，腕掌侧远端横纹上 2 寸，掌长肌腱与桡侧腕屈肌腱之间 注 1：握拳，手外展，微屈腕时，显现两肌腱。本穴在大陵（PC7）直上 2 寸，两肌腱之间，与外关（TE5）相对 注 2：若两手的一侧或双侧摸不到掌长肌腱，则以桡侧腕屈肌腱尺侧定穴		络穴，八脉交会穴
7. 大陵※ PC7	在腕前侧，腕掌侧远端横纹中，掌长肌腱与桡侧腕屈肌腱之间 注 1：握拳，手外展，微屈肘时，显现两肌腱。本穴在腕掌侧横纹的中点，两肌腱之间，横平豌豆骨上缘处的神门（HT7） 注 2：若两手的一侧或双侧摸不到掌长肌腱，则以桡侧腕屈肌腱尺侧定穴	①找准两肌腱； ②腕掌侧远端横纹的中点，两肌腱之间，横平豌豆骨上缘处的神门（HT7）	输穴，原穴
8. 劳宫※ PC8	在手掌，横平第 3 掌指关节近端，第 2、3 掌骨之间偏于第 3 掌骨。 注 1：握拳屈指时，中指尖点到处，第 3 掌骨桡侧 注 2：另一种定位：在手掌，横平第 3 掌指关节近端，第 3、4 掌骨之间偏于第 3 掌骨	找准第 3 掌骨	荥穴
9. 中冲※ PC9	在手指，中指末端最高点 注：另一种定位：在手指，中指末节桡侧指甲根角侧上方 0.1 寸		井穴

2. 取穴方法

（1）常规取穴方法：扫描上表中腧穴名称下的二维码，观看腧穴定取方法的视频。

（2）特殊取穴方法：劳宫——半握拳，食、中、无名及小指四指轻压掌心，当中指与无名指两指间即是本穴（图 11-9）。

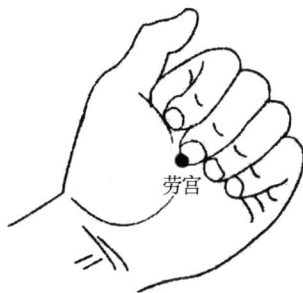

劳宫

图 11-9　劳宫的特殊取穴

第十二章 手少阳三焦经 ▷▷▷▷

一、手少阳三焦经循行分布路线

见图 12-1。

1. 体表循行路线

起于无名指端（关冲穴）

↓

沿上肢外侧正中上行

↓

经肩峰后上颈，绕耳后

↓

至耳前止于眉外端（丝竹空穴）

一支脉从耳后到耳前，分布于面颊部，到达眼外角（瞳子髎穴）［交于足少阳胆经］

2. **体内循行路线** 入缺盆，布膻中，散络心包，下膈，属三焦，并与心包、膻中有联系。

3. 循行分布特点

（1）走向和特性：从手走头，为多气少血之经，亥时（21～23 时）气血最旺。

（2）共 23 穴：起于关冲穴，止于丝竹空穴。

（3）分布：上肢外侧正中，肩、颈部，耳后耳前。

（4）交接关系：上接手厥阴心包经，有一分支从耳后到耳前，分布于面颊部，到达眼外角瞳子髎穴，交于足少阳胆经。

二、手少阳三焦经的腧穴分布概况

手少阳三焦经的腧穴分布概况，见图 12-2。

1. **手指部** 见图 12-3。

关冲 在手指，第 4 指末节尺侧，指甲根

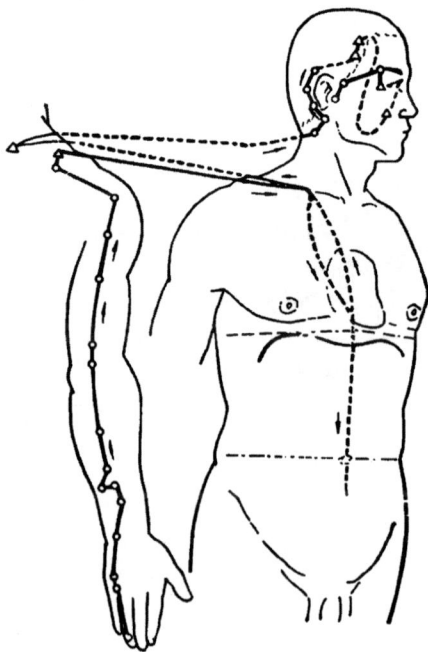

图 12-1 手少阳三焦经循行示意图

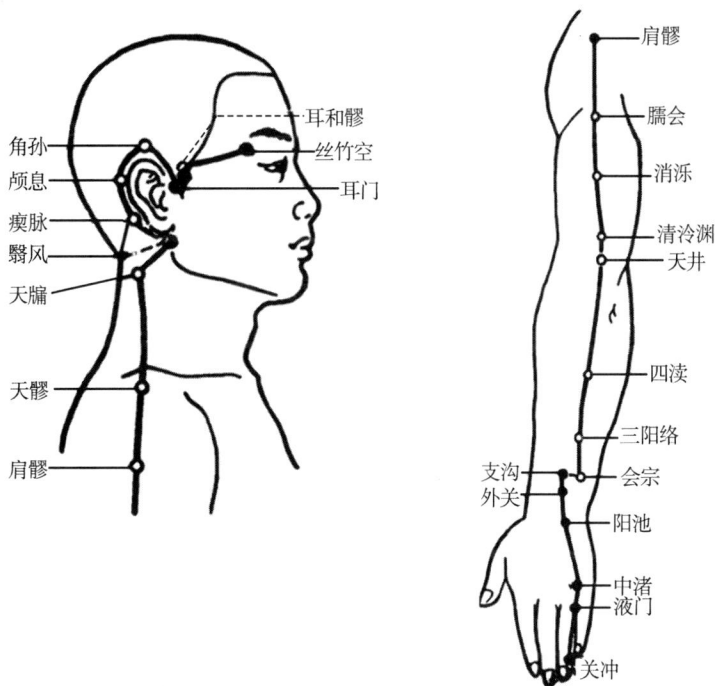

图 12-2　手少阳三焦经腧穴分布总图

角侧上方 0.1 寸

2. 手部　见图 12-4。

液门 } 在手背，第 4、5 掌指关节 { 指蹼缘上方赤白肉际凹陷中
中渚 第 4 掌指关节近端凹陷中

3. 腕部　见图 12-5。

阳池　　在腕背侧远端横纹上，指伸肌腱的尺侧缘凹陷中

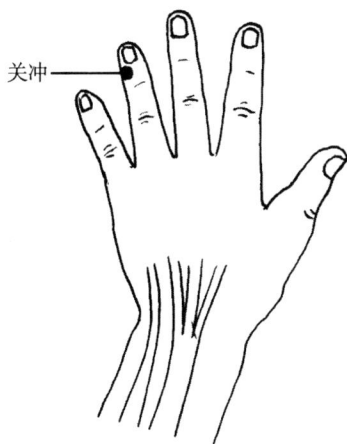

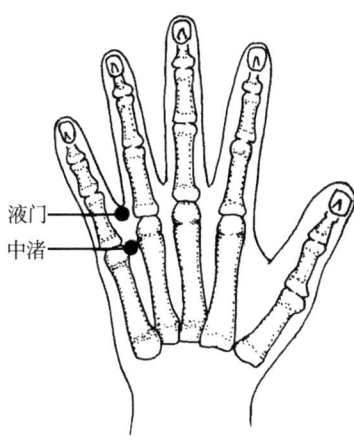

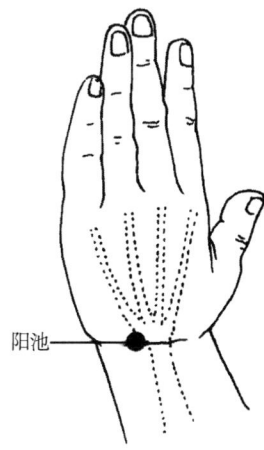

图 12-3　　　　　　图 12-4　　　　　　图 12-5

4. 前臂部　见图 12-6。

外关 ⎫　　　　　　　　　　　 2寸 ⎫ 尺骨与桡骨间隙中点
支沟 ⎪　　　　　　　　　　　 3寸 ⎭
会宗 ⎬ 在腕背侧远端横纹上 3寸，尺骨的桡侧缘
三阳络⎪　　　　　　　　　　 4寸 ⎫ 尺骨与桡骨间隙中点
四渎 ⎭　　　　　　　　　　　 7寸 ⎭

5. 肘部　见图 12-7。

天井　　尺骨鹰嘴尖上 1 寸凹陷中

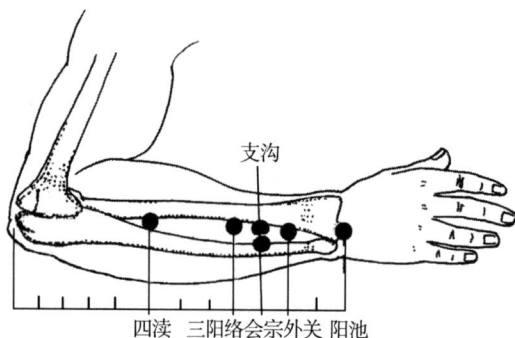

四渎　三阳络会宗外关　阳池

图 12-6

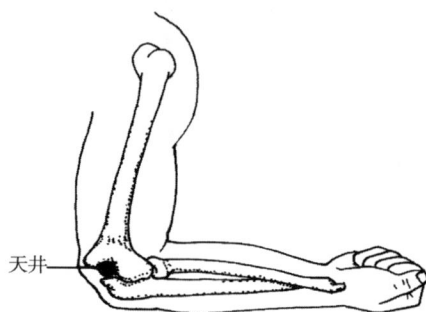

图 12-7

6. 上臂部　见图 12-8。

清泠渊 ⎫　　　　　　　　　　　　 鹰嘴尖上 2 寸
消泺 ⎬ 尺骨鹰嘴尖与肩峰角的连线上 尺骨鹰嘴尖上 5 寸
臑会 ⎭　　　　　　　　　　　　 与三角肌后缘相交处

7. 肩部　见图 12-8、图 12-9。

肩髎　　在肩带部，肩峰角与肱骨大结节两骨间凹陷中
天髎　　在肩带部，肩胛骨上角骨际凹陷中

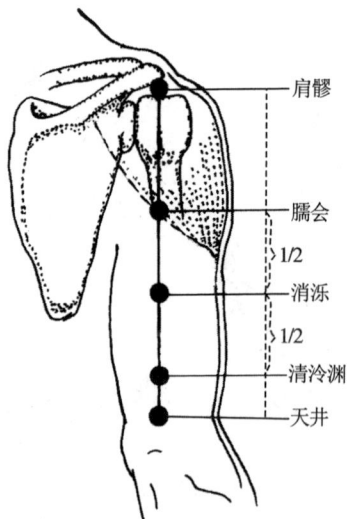

肩髎
臑会
1/2
消泺
1/2
清泠渊
天井

图 12-8

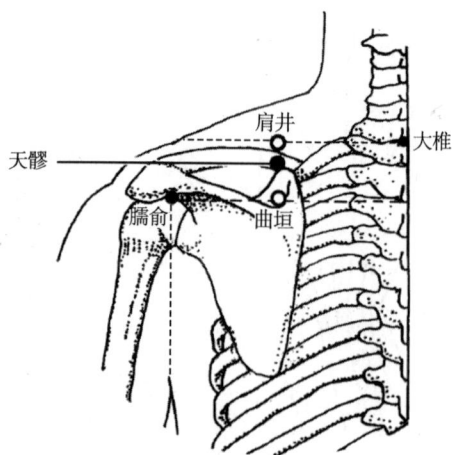

肩井　大椎
天髎
臑俞　曲垣

图 12-9

8. 侧颈部　见图 12-10、12-11。

天牖　　　横平下颌角，胸锁乳突肌的后缘凹陷中

翳风　　　耳垂后方，乳突下端前方凹陷中

9. 侧头部　见图 12-12、12-13。

瘈脉 ⎫
颅息 ⎭ 在角孙与翳风沿耳轮弧形连线上的 ⎧ 上 2/3、下 1/3 交点处
　　　　　　　　　　　　　　　　　　　⎩ 上 1/3、下 2/3 交点处

角孙　　　折耳郭向前，耳尖正对入发际处

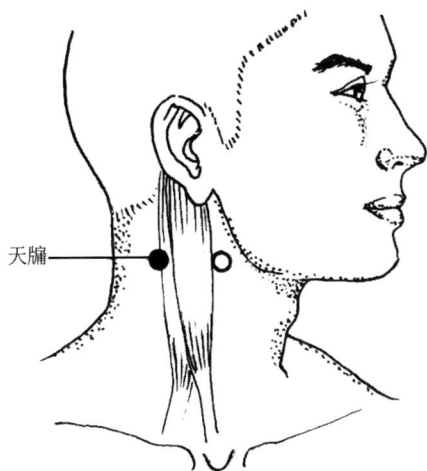

图 12-10

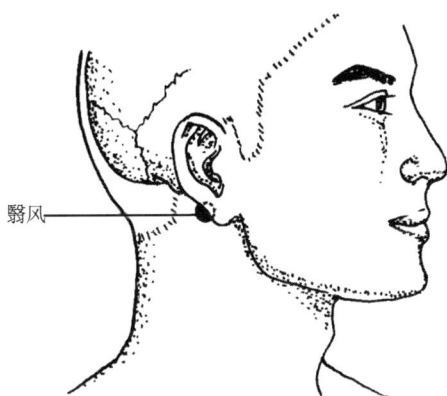

图 12-11

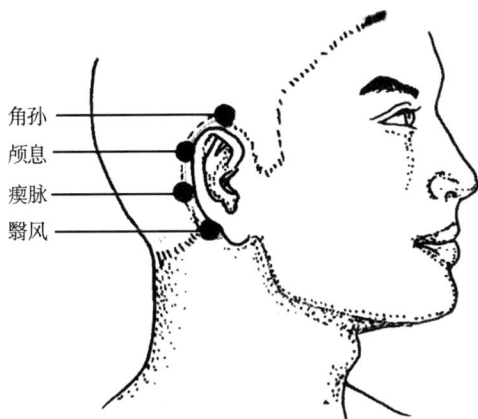

图 12-12

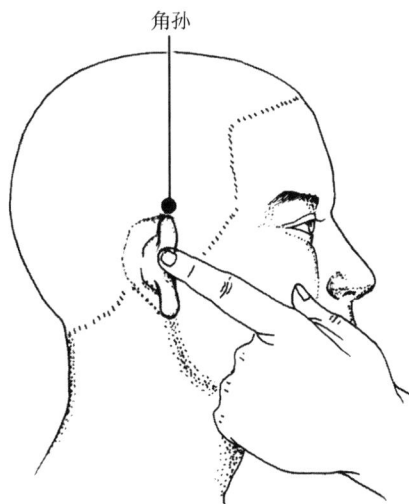

图 12-13

10. 侧面部　见图 12-14、图 12-15、图 12-16。

耳门　　　耳屏上切迹与下颌骨髁突之间凹陷处

耳和髎　　鬓发后缘，耳郭根的前方，颞浅动脉的后缘

丝竹空　　眉梢凹陷中

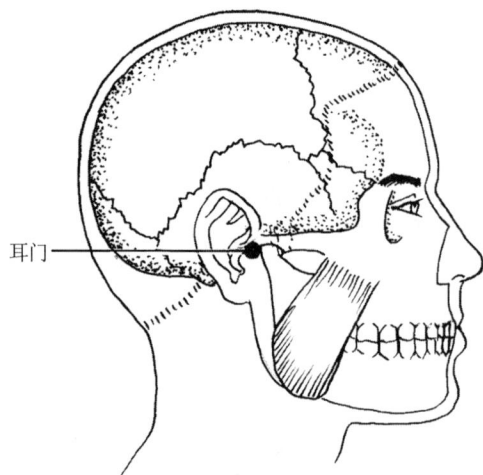

图 12-14

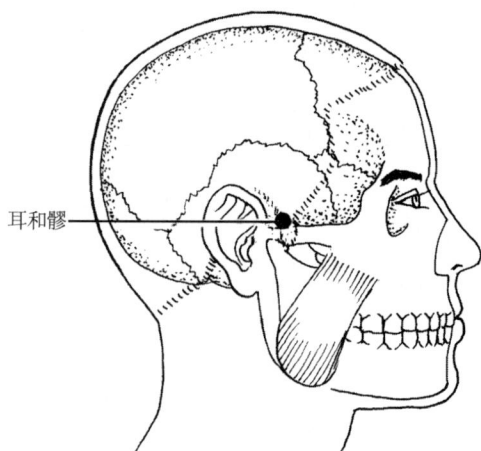

图 12-15

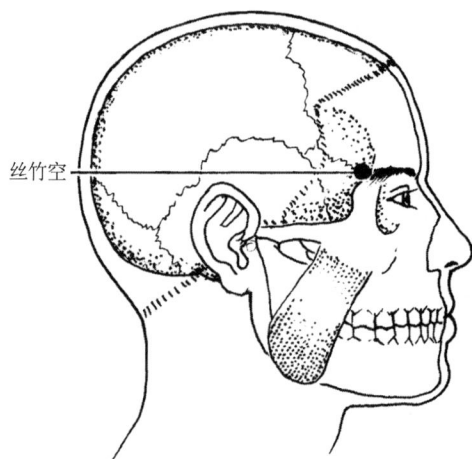

图 12-16

三、腧穴定位及取穴方法

1. 腧穴定位

穴位	国标定位	取穴要点	特定穴属性
1.关冲 ※ TE1	在手指，第4指末节尺侧，指甲根角侧上方0.1寸	①找准第4指末节尺侧； ②沿爪甲尺侧画一直线与爪甲基底缘水平线交点处取穴	井穴

穴位	国标定位	取穴要点	特定穴属性
2. 液门 TE2	在手背，第4、5指间，指蹼缘上方赤白肉际凹陷中	①找准第4、5指； ②找准赤白肉际	荥穴
3. 中渚※ TE3	在手背，第4、5掌骨间，第4掌指关节近端凹陷中	①找准第4掌指关节； ②分清近端与远端	输穴
4. 阳池※ TE4	在腕后侧，腕背侧远端横纹上，指伸肌腱的尺侧缘凹陷中 注1：指伸肌腱，在抗阻力伸指伸腕时可明显触及 注2：俯掌，沿第4、5掌骨间向上至腕背侧远端横纹处的凹陷中，横平阳溪（LI5）、阳谷（SI5）	①找准腕背侧远端横纹； ②取准指伸肌腱	原穴
5. 外关※ TE5	在前臂后侧，腕背侧远端横纹上2寸，尺骨与桡骨间隙中点 注：阳池（TE4）上2寸，两骨之间凹陷中，与内关（PC6）相对	①找准腕背侧远端横纹； ②找准尺骨与桡骨间隙	络穴，八脉交会穴（通阳维脉）
6. 支沟※ TE6	在前臂后侧，腕背侧远端横纹上3寸，尺骨与桡骨间隙中点 注：外关（TE5）上1寸，两骨之间，横平会宗（TE7）		经穴
7. 会宗 TE7	在前臂后侧，腕背侧远端横纹上3寸，尺骨的桡侧缘 注：支沟（TE6）尺侧		郄穴

续表

穴位	国标定位	取穴要点	特定穴属性
8. 三阳络 TE8	在前臂后侧，腕背侧远端横纹上4寸，尺骨与桡骨间隙中点 注：阳池（TE4）与尺骨鹰嘴尖（即肘尖）连线的上2/3与下1/3的交点处，两骨之间	①找准腕背侧远端横纹； ②找准尺骨与桡骨间隙	
9. 四渎 TE9	在前臂后侧，尺骨鹰嘴尖下5寸，尺骨与桡骨间隙中点	①找准尺骨鹰嘴尖； ②找准尺骨与桡骨间隙	
10. 天井 TE10	在肘后侧，尺骨鹰嘴尖上1寸凹陷中 注：屈肘90°时，鹰嘴窝中		合穴
11. 清泠渊 TE11	在臂后侧，尺骨鹰嘴尖与肩峰角连线上，尺骨鹰嘴尖上2寸 注：伸肘，鹰嘴尖上2寸	①确定尺骨鹰嘴尖与肩峰角连线； ②找准尺骨鹰嘴尖	
12. 消泺 TE12	在臂后侧，尺骨鹰嘴尖与肩峰角连线上，尺骨鹰嘴尖上5寸		
13. 臑会 TE13	在臂后侧，在尺骨鹰嘴尖与肩峰角连线上，与三角肌后缘相交处	①找准肩峰角； ②找准三角肌的后下缘	

续表

穴位	国标定位	取穴要点	特定穴属性
14. 肩髎※ TE14	在肩带部，肩峰角与肱骨大结节两骨间凹陷中 注：屈臂外展时，肩峰外侧缘前后端呈现两个凹陷，前一较深凹陷为肩髃 (LI15)，后一凹陷即本穴。垂肩时，肩髃（LI15) 后约 1 寸	①找准肩峰角； ②找准肱骨大结节	
15. 天髎 TE15	在肩带部，肩胛骨上角骨际凹陷中。 注：正坐垂肩，肩井（GB21) 与曲垣 (SI13) 连线的中点	找准肩胛骨上角	
16. 天牖 TE16	在颈前部，横平下颌角，胸锁乳突肌的后缘凹陷中	①找准下颌角； ②找准胸锁乳突肌的后缘	
17. 翳风※ TE17	在颈部，耳垂后方，乳突下端前方凹陷中	找准乳突下端	
18. 瘈脉 TE18	在头部，乳突中央，角孙 (TE20) 与翳风 (TE17) 沿耳轮弧形连线的上 2/3 与下 1/3 的交点处	①确定角孙与翳风沿耳轮弧形连线 ②连线 3 等分，2 等分点处依次取穴	
19. 颅息 TE19	在头部，角孙 (TE20) 与翳风 (TE17) 沿耳轮弧形连线的上 1/3 与下 2/3 的交点处		

续表

穴位	国标定位	取穴要点	特定穴属性
20. 角孙 ※ TE20	在头部，耳尖正对发际处 注：耳郭向前对折时，耳郭上部尖端处即为耳尖，其正对发际处即为本穴	①找准耳尖； ②确定发际	
21. 耳门 ※ TE21	在面部，耳屏上切迹与下颌骨髁突之间的凹陷中 注：微张口，耳屏上切迹前的凹陷中，听宫（SI19）直上	①找准耳屏上切迹； ②找准下颌骨髁突	
22. 耳和髎 TE22	在头部，鬓发后缘，耳郭根的前方，颞浅动脉的后缘	①找准鬓发后缘； ②找准耳郭根的前方； ③触及颞浅动脉	
23. 丝竹空 ※ TE23	在头部，眉梢凹陷中 注：瞳子髎（GB1）直上	找准眉梢	

2. 取穴方法

（1）常规取穴方法：扫描上表中腧穴名称下的二维码，观看腧穴定取方法的视频。

（2）特殊取穴方法

①液门——掌心向下，手指并拢时，于手背第4、5指间缝纹头，当赤白肉际处（图12-17）。

②肩髎

取法一：上臂外展平举时，肩关节部即可呈现两个凹陷窝，后一个凹窝即是本穴（图12-18）。

取法二：垂肩，于锁骨肩峰端后缘直下约2寸，当肩峰与肱骨大结节之间处定穴。

③角孙——以耳翼向前折，当耳尖所指之发际处。若做口之闭合动作以手按之，其

处牵动者是穴（图 12-19）。

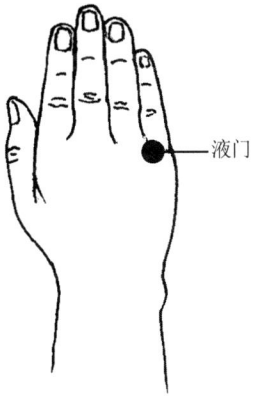

图 12-17　液门的特殊取穴

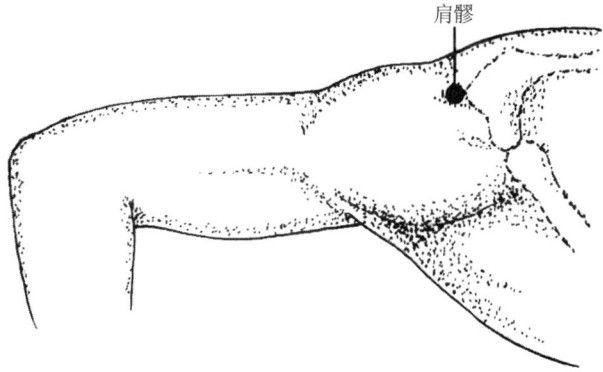

图 12-18　肩髎的特殊取穴

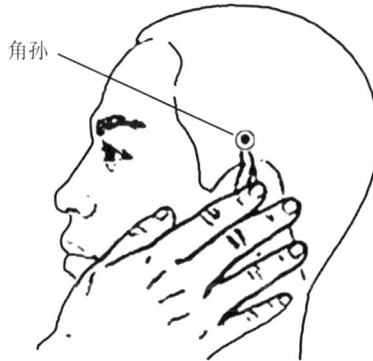

图 12-19　角孙的特殊取穴

第十三章 足少阳胆经▷▷▷▷

一、足少阳胆经循行分布路线

见图 13-1。

1. 体表循行路线

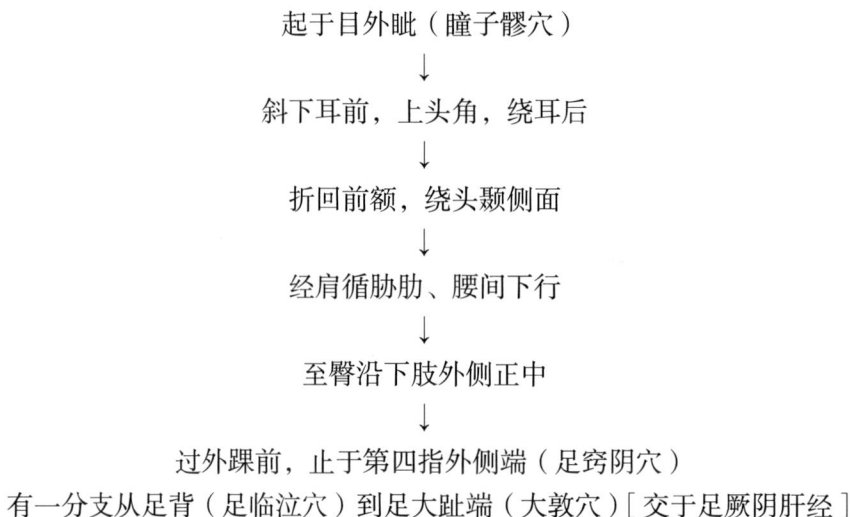

起于目外眦（瞳子髎穴）

↓

斜下耳前，上头角，绕耳后

↓

折回前额，绕头颞侧面

↓

经肩循胁肋、腰间下行

↓

至臀沿下肢外侧正中

↓

过外踝前，止于第四指外侧端（足窍阴穴）

有一分支从足背（足临泣穴）到足大趾端（大敦穴）[交于足厥阴肝经]

2. 体内循行路线　入缺盆，贯膈，络肝，属胆，与耳、目有联系。

3. 循行分布特点

（1）走向和特性：从头走足，为多气少血之经，子时（23～1时）气血最旺。

（2）共44穴：起于瞳子髎穴，止于足窍阴穴。

（3）分布：耳前、耳后及颞部，颈部，胸腹部侧面，下肢外侧中线，外踝前下方及足背外侧。

（4）交接关系：上接手少阳三焦经，有一分支从足背的足临泣穴至足大趾端上方的大敦穴，交于足厥阴肝经。

二、足少阳胆经的腧穴分布概况

足少阳胆经的腧穴分布概况，见图 13-2。

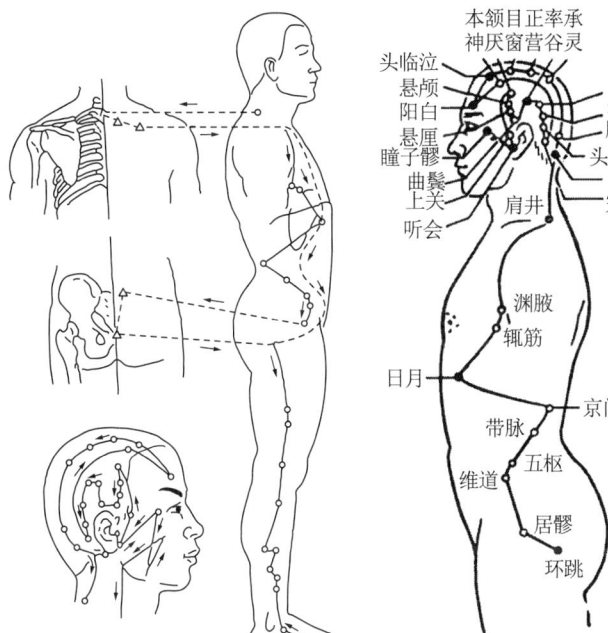

图 13-1　足少阳胆经循行示意图

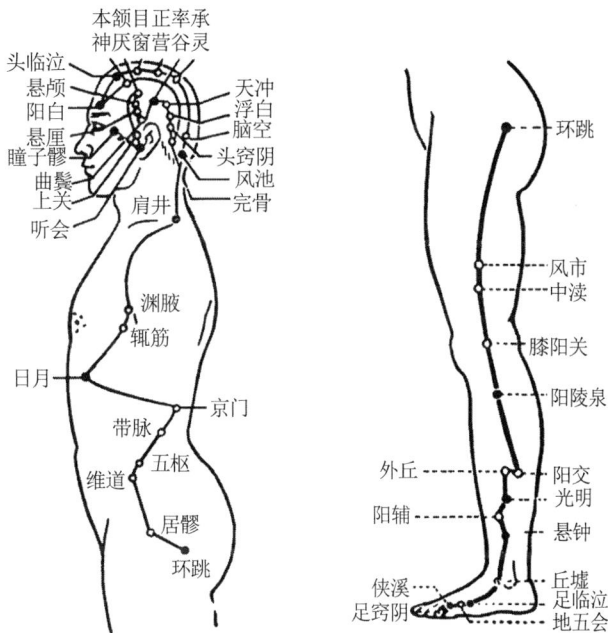

图 13-2　足少阳胆经腧穴分布总图

1. 面部　见图 13-3、图 13-4、图 13-5。

瞳子髎　　目外眦外侧 0.5 寸凹陷中

听会　　　耳屏间切迹与下颌骨髁突之间凹陷中

上关　　　颧弓上缘中央凹陷中

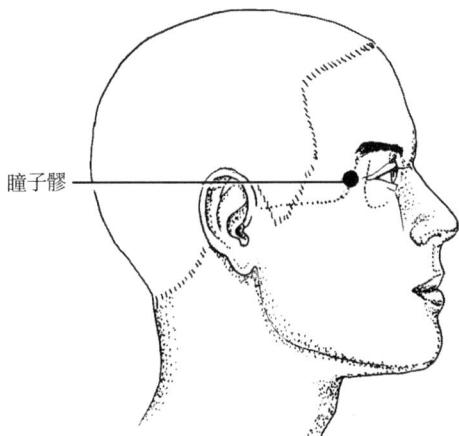

图 13-3

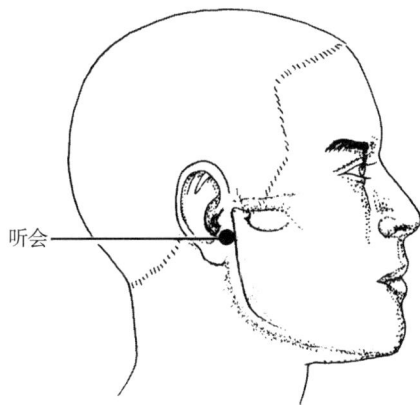

图 13-4

2. 头部　见图 13-6、图 13-7、图 13-8、图 13-9、图 13-10、图 13-11、图 13-12。

颔厌　⎫
悬颅　⎬　头维 (ST8) 至曲鬓 (GB7) 的弧形连线　⎧ 上 1/4 与下 3/4 交点处
悬厘　⎭　（其弧度与鬓发弧度相应）　　　　　　⎨ 中点处
　　　　　　　　　　　　　　　　　　　　　　　⎩ 上 3/4 与下 1/4 交点处

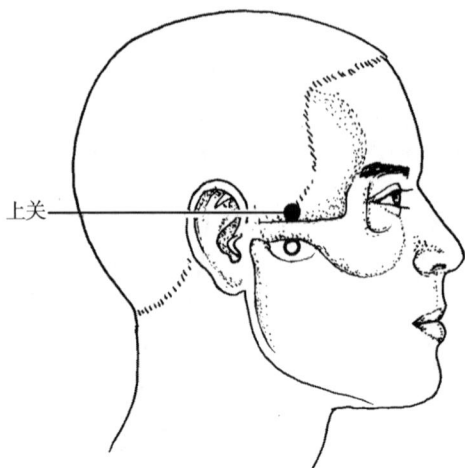

图 13-5

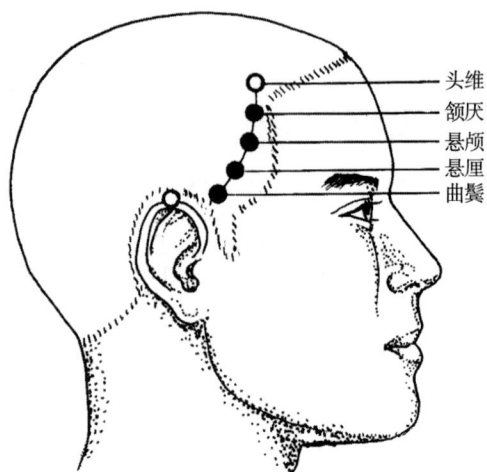

图 13-6

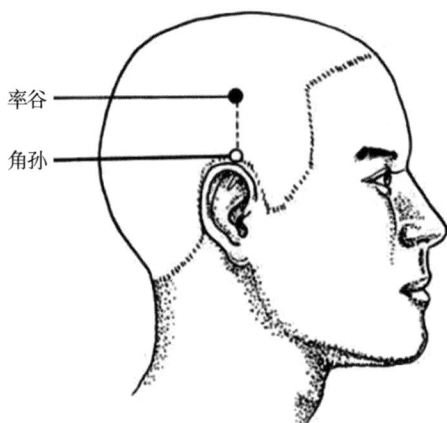

图 13-7

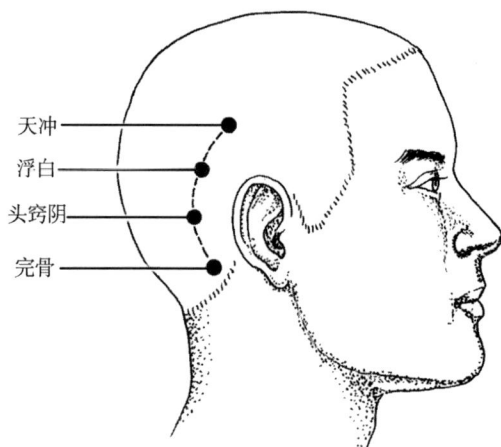

图 13-8

曲鬓	耳前鬓角发际后缘与耳尖水平线的交点处	
率谷	耳尖直上入发际 1.5 寸	
天冲	耳根后缘直上，入发际 2 寸	
浮白	耳后乳突的后上方，天冲（GB9）与	上 1/3 与下 2/3 交点处
头窍阴	完骨（GB12）的弧形连线（其弧度与耳郭弧度相应）	上 2/3 与下 1/3 交点处
完骨	耳后乳突后下方凹陷中	
本神	前发际上 0.5 寸，头正中线旁开 3 寸	
阳白	眉上 1 寸，瞳孔直上	

头临泣		0.5 寸	
目窗	前发际上	1.5 寸	瞳孔直上
正营		2.5 寸	
承灵		4 寸	
脑空	横平枕外隆凸的上缘，风池（GB20）直上		

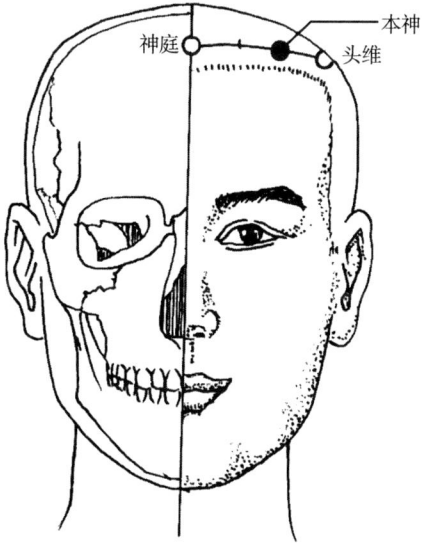

图 13-9

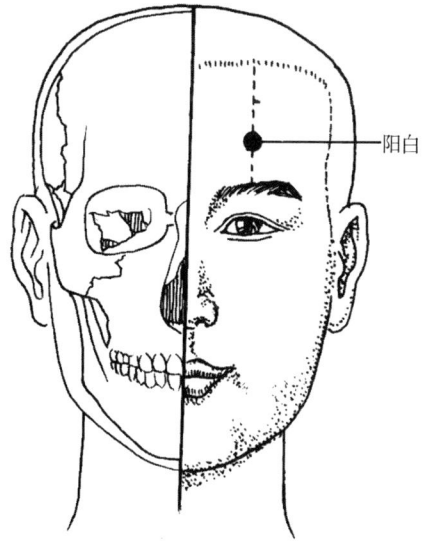

图 13-10

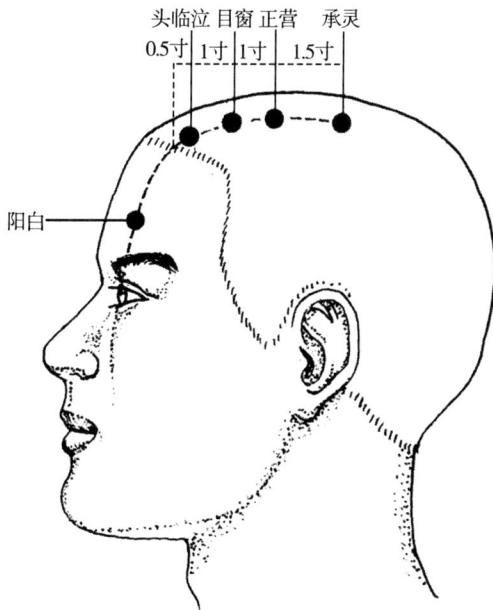

图 13-11

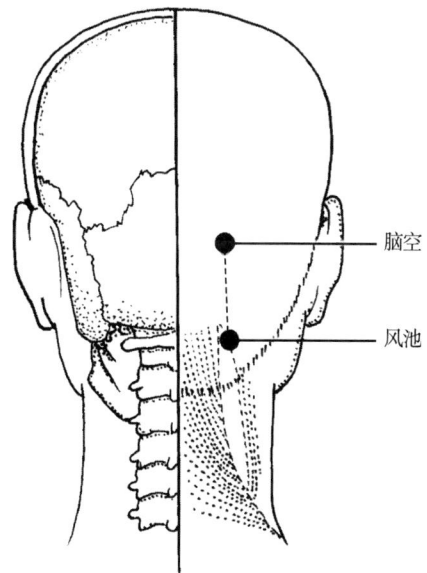

图 13-12

3. 颈后区 见图 13-13。

风池 枕骨之下，胸锁乳突肌上端与斜方肌上端之间的凹陷中

4. 肩胛区 见图 13-14。

肩井 第 7 颈椎棘突与肩峰最外侧点连线的中点

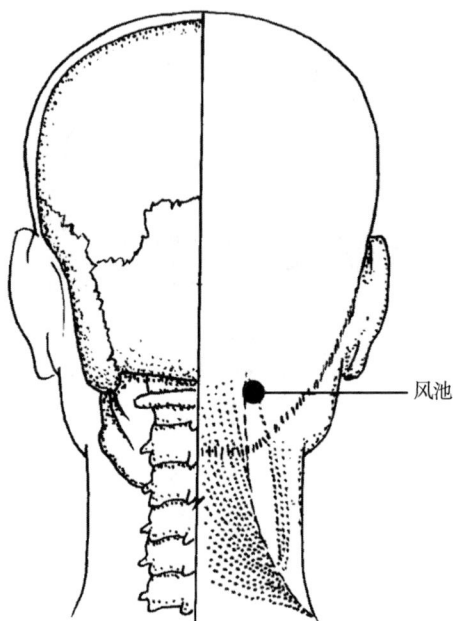

图 13-13

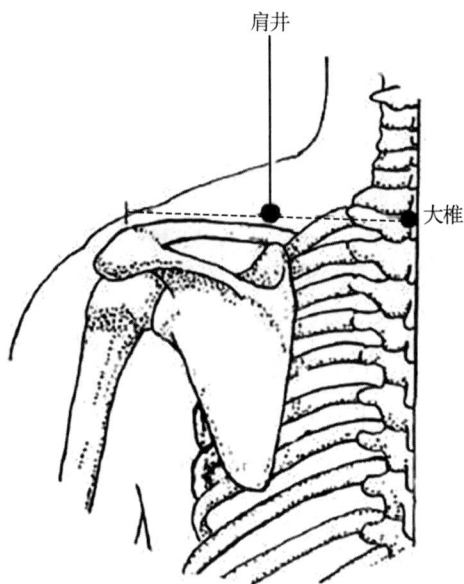

图 13-14

5. 胸外侧区 见图 13-15。

渊腋 } 第 4 肋间隙中 { 腋中线上
辄筋 } 腋中线前 1 寸

6. 胸部 见图 13-16。

日月 第 7 肋间隙中，前正中线旁开 4 寸

7. 上腹部 见图 13-17。

京门 第 12 肋骨游离端的下际

8. 侧腹部 见图 13-18。

带脉 第 11 肋骨游离端垂线与脐水平线的交点上

9. 下腹部 见图 13-19。

五枢 横平脐下 3 寸，髂前上棘内侧

维道 髂前上棘内下 0.5 寸

10. 臀区 见图 13-20、图 13-21。

居髎 髂前上棘与股骨大转子最凸点连线的中点处

环跳 股骨大转子最凸点与骶管裂孔连线的外 1/3 与内 2/3 交点处

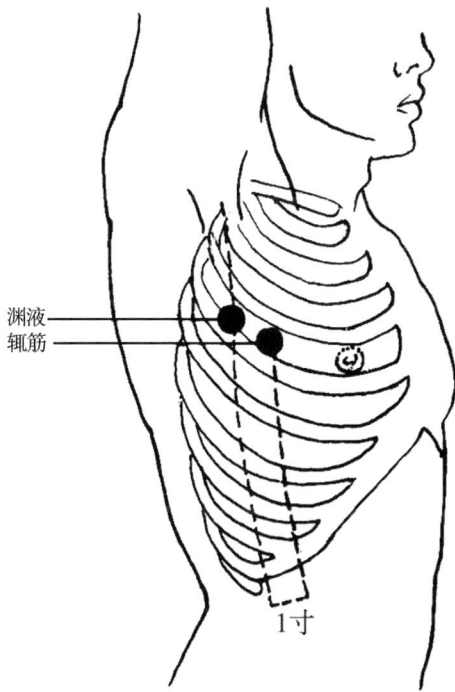

渊液
辄筋

1寸

图 13-15

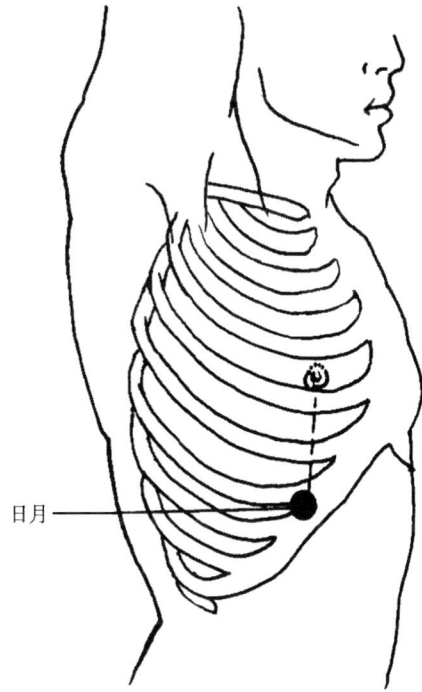

日月

图 13-16

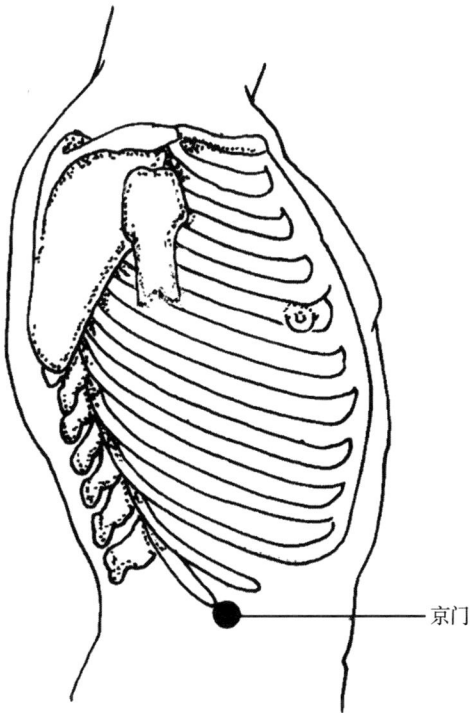

京门

图 13-17

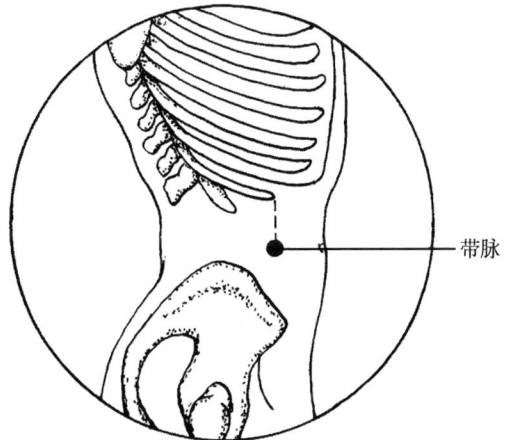

带脉

图 13-18

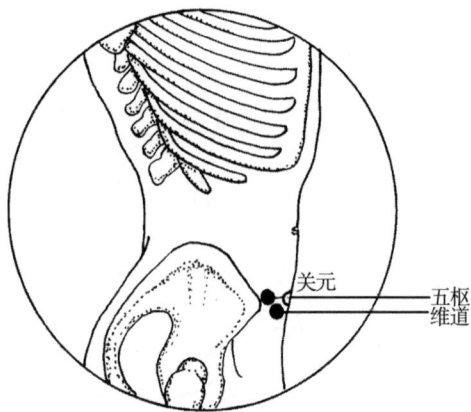

图 13-19

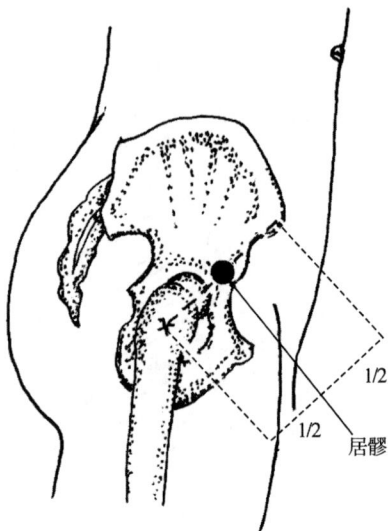

图 13-20

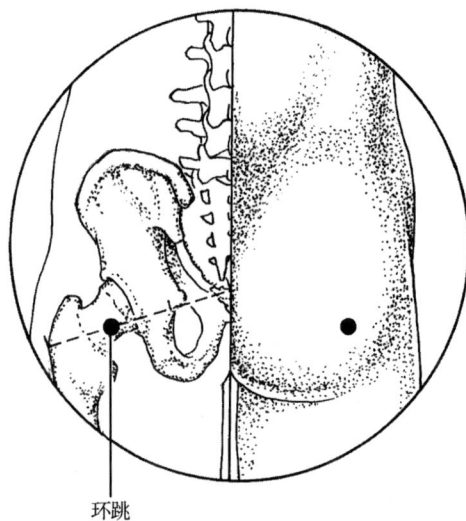

图 13-21

11. 股部　见图 13-22。

风市　　　腘横纹上 9 寸　　┐
中渎　　　腘横纹上 7 寸　　┘ 髂胫束后缘

12. 膝部　见图 13-23。

膝阳关　　股骨外上髁后上缘，股二头肌腱与髂胫束之间的凹陷中

13. 小腿外侧　见图 13-24、图 13-25。

阳陵泉　　腓骨头前下方凹陷中

阳交　┐
外丘　┘ 外踝尖上 7 寸，腓骨 ┤ 后缘
　　　　　　　　　　　　　　 └ 前缘

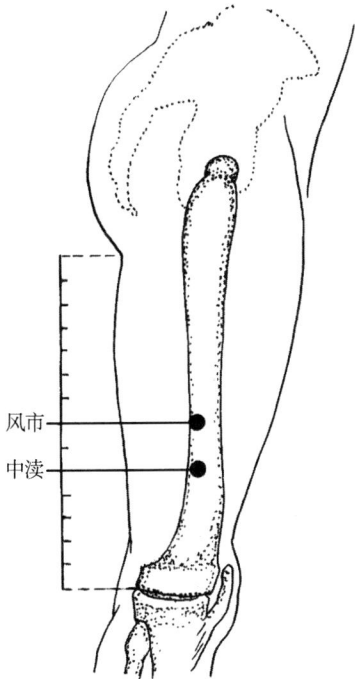

图 13-22

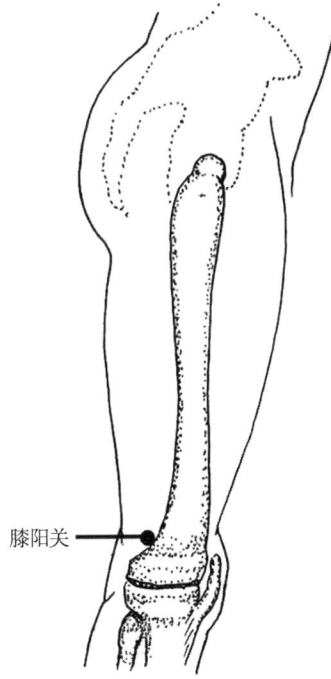

图 13-23

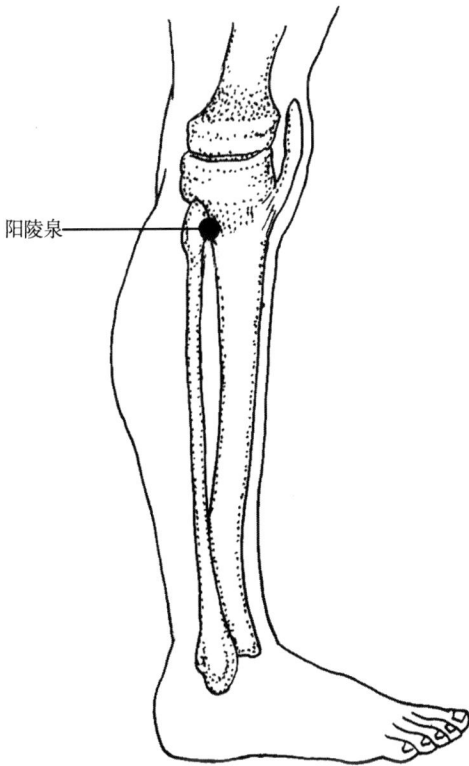

图 13-24

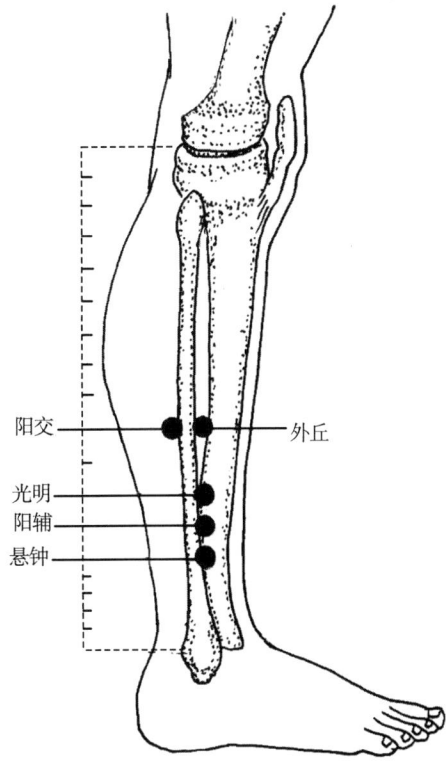

图 13-25

光明 ⎫
阳辅 ⎬ 外踝尖上 ⎰ 5寸 ⎱
悬钟 ⎭　　　　 ⎱ 4寸 ⎰ 腓骨前缘
　　　　　　　　　 3寸

14. 踝区　见图 13-26。

丘墟　　外踝的前下方，趾长伸肌腱的外侧凹陷中

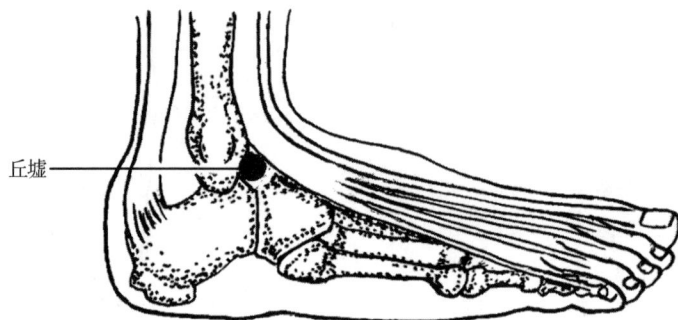

图 13-26

15. 足背　见图 13-27。

足临泣　　第 4、5 跖骨底结合部的前方，第 5 趾长伸肌腱外侧凹陷中

地五会　　第 4、5 跖骨间，第 4 跖趾关节近端凹陷中

侠溪　　　第 4、5 趾间，趾蹼缘后方赤白肉际处

16. 足趾　见图 13-28。

足窍阴　　第 4 趾末节外侧，趾甲根角侧后方 0.1 寸

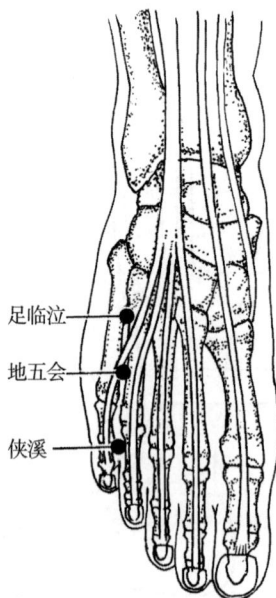

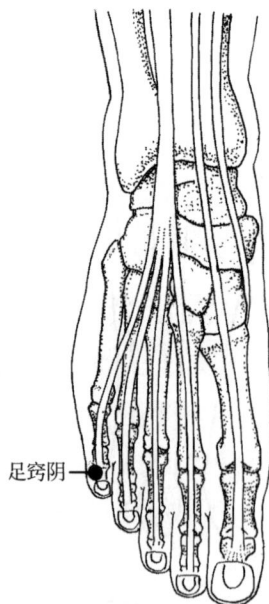

图 13-27　　　　　　　　　　　　　　　　图 13-28

三、腧穴定位及取穴方法

1. 腧穴定位

穴位	国标定位	取穴要点	特定穴属性
1. 瞳子髎※ GB1	在面部，目外眦外侧 0.5 寸凹陷中	找准目外眦外侧 0.5 寸	
2. 听会※ GB2	在面部，耳屏间切迹与下颌骨髁突之间的凹陷中 注：微张口，耳屏间切迹前方的凹陷中；听宫（SI19）直下	①找准耳屏间切迹； ②确定下颌骨髁突	
3. 上关 GB3	在头部，颧弓上缘中央凹陷中 注：下关（ST7）直上，颧弓上缘凹陷中，微张口	找准颧弓上缘中央	
4. 颔厌 GB4	在头部，从头维 (ST8) 至曲鬓 (GB7) 的弧形连线 (其弧度与鬓发弧度相应) 的上 1/4 与下 3/4 的交点处	①找准头维穴、曲鬓穴； ②确定弧形连线上 1/4 与下 3/4 交点、中点、上 3/4 与下 1/4 的交点处依次取穴	
5. 悬颅 GB5	在头部，从头维 (ST8) 至曲鬓 (GB7) 的弧形连线 (其弧度与鬓发弧度相应) 的中点处		
6. 悬厘 GB6	在头部，从头维 (ST8) 至曲鬓 (GB7) 的弧形连线 (其弧度与鬓发弧度相应) 的上 3/4 与下 1/4 的交点处		

穴位	国标定位	取穴要点	特定穴属性
7. 曲鬓 ※ GB7	在头部，鬓角发际后缘与耳尖水平线的交点处	①找准耳前鬓角发际后缘； ②定准耳尖水平线	
8. 率谷 ※ GB8	在头部，耳尖直上入发际 1.5 寸 注：角孙 (TE20) 直上，入发际 1.5 寸，咀嚼时，以手按之有肌肉鼓动		
9. 天冲 GB9	在头部，耳根后缘直上，入发际 2 寸注：率谷 (GB8) 之后 0.5 寸	①找准耳根后缘； ②定准入发际 2 寸	
10. 浮白 GB10	在头部，耳后乳突的后上方，从天冲 (GB9) 至完骨 (GB12) 的弧形连线 (其弧度与耳郭弧度相应) 的上 1/3 与下 2/3 交点处 注：侧头部，耳尖后方，入发际 1 寸	①找准耳后乳突的后上方； ②定准天冲穴、完骨穴	
11. 头窍阴 GB11	在头部，耳后乳突的后上方，从天冲 (GB9) 到完骨 (GB12) 的弧形连线 (其弧度与耳郭弧度相应) 的上 2/3 与下 1/3 交点处		
12. 完骨 ※ GB12	在颈部，耳后乳突的后下方凹陷中	找准耳后乳突的后下方凹陷	

续表

穴位	国标定位	取穴要点	特定穴属性
13. 本神 ※ GB13	在头部，前发际上 0.5 寸，头正中线旁开 3 寸 注：神庭（GV24）与头维（ST8）弧形连线（其弧度与前发际弧度相应）的内 2/3 与外 1/3 的交点处	①找准前发际上 0.5 寸； ②定准头正中线旁开 3 寸	
14. 阳白 ※ GB14	在头部，眉上 1 寸，瞳孔直上	找准眉上 1 寸	
15. 头临泣 ※ GB15	在头部，前发际上 0.5 寸，瞳孔直上注：两目平视，瞳孔直上，正当神庭 (GV24) 与头维（ST8）弧形连线（其弧度与前发际弧度相应）的中点处	①找准前发际； ② 发际线上 0.5、1.5、2.5、4 寸依次取穴	
16. 目窗 GB16	在头部，前发际上 1.5 寸，瞳孔直上注：头临泣（GB15）直上 1 寸处		
17. 正营 GB17	在头部，前发际上 2.5 寸，瞳孔直上注：头临泣（GB15）直上 2 寸处		
18. 承灵 GB18	在头部，前发际上 4 寸，瞳孔直上注：正营（GB17）后 1.5 寸，横平通天（BL7）		

续表

穴位	国标定位	取穴要点	特定穴属性
19. 脑空 GB19	在头部，横平枕外隆凸的上缘，风池（GB20）直上 注：横平脑户（GV17）、玉枕（BL9）	①找准枕外隆凸的上缘； ②定准风池穴	
20. 风池[※] GB20	在项部，枕骨之下，胸锁乳突肌上端与斜方肌上端之间的凹陷中 注：项部枕骨下两侧，横平风府（GV16），胸锁乳突肌与斜方肌两肌之间凹陷中	①找准枕骨； ②确定胸锁乳突肌上端； ③确定斜方肌上端	
21. 肩井[※] GB21	在颈后部，第7颈椎棘突与肩峰最外侧点连线的中点	①找准第7颈椎棘突； ②定准肩峰最外侧点	
22. 渊腋 GB22	在侧胸部，第4肋间隙中，在腋中线上	①找准第4肋间隙； ②定准腋中线取渊腋；腋中线前1寸取辄筋	
23. 辄筋 GB23	在侧胸部，第4肋间隙中，腋中线前1寸		
24. 日月[※] GB24	在前胸部，第7肋间隙中，前正中线旁开4寸 注1：乳头直下，期门（LR14）下1肋 注2：女性在锁骨中线与第7肋间隙交点处	①找准第7肋间隙； ②定准前正中线旁开4寸	胆之募穴

穴位	国标定位	取穴要点	特定穴属性
25. 京门※ GB25	在侧腹部，第12肋骨游离端的下际 注：侧卧举臂，从腋后线的肋弓软骨缘下方向后触及第12肋骨游离端，在下方取穴	①找准第12肋骨游离端的下际； ②定准腋后线的肋弓软骨缘	肾之募穴
26. 带脉※ GB26	在侧腹部，第11肋骨游离端垂线与脐水平线的交点上 注1：侧卧举臂，屈上足伸下足，先确认第12肋游离端，再沿肋弓缘向前触摸到的浮肋即第11肋骨游离端，直下与脐相平处取之 注2：章门(LR13)直下，横平脐(中)	①找准第11肋骨游离端垂线； ②定准肋弓软骨缘	
27. 五枢 GB27	在下腹部，横平脐下3寸，髂前上棘内侧 注：带脉(GB26)下3寸处，横平关元(CV4)	①找准脐下3寸； ②定准髂前上棘内侧	
28. 维道 GB28	在下腹部，髂前上棘内下0.5寸 注：五枢(GB27)内下0.5寸	找准髂前上棘内下0.5寸	
29. 居髎 GB29	在臀部，髂前上棘与股骨大转子最凸点连线的中点处	①找准髂前上棘； ②定准股骨大转子最凸点	
30. 环跳※ GB30	在臀部，股骨大转子最凸点与骶管裂孔连线的外1/3与内2/3交点处 注：侧卧，伸下腿，上腿屈髋屈膝取穴	①找准股骨大转子最凸点； ②定准骶管裂孔	

穴位	国标定位	取穴要点	特定穴属性
31. 风市 ※ GB31	在股外侧，腘横纹上 9 寸，髂胫束后缘 注 1：直立垂手，掌心贴于大腿时，中指尖所指凹陷中，髂胫束后缘 注 2：稍屈膝，大腿稍内收提起，可显露髂胫束	找准髂胫束后缘	
32. 中渎 GB32	在股外侧，腘横纹上 7 寸，髂胫束后缘	①定准腘横纹上 7 寸； ②找准髂胫束后缘	
33. 膝阳关 GB33	在膝部，股骨外上髁后上缘，股二头肌腱与髂胫束之间的凹陷中	①找准股骨外上髁后上缘； ②定准股二头肌腱； ③找准髂胫束后缘	
34. 阳陵泉 ※ GB34	在小腿外侧，腓骨头前下方凹陷中	确定腓骨头前下方	合穴，胆下合穴，八会穴（筋会）
35. 阳交 GB35	在小腿外侧，外踝尖上 7 寸，腓骨后缘 注：外踝尖与腘横纹外侧端连线中点下 1 寸，外丘（GB36）后	①找准腓骨后缘、腓骨前缘； ②腘横纹与外踝尖为 16 寸，平分为 16 等分，每等分为 1 寸； ③小腿外侧腓骨后缘，外踝尖上 7 寸为阳交； ④小腿外侧腓骨前缘，外踝尖上 5 寸为光明、外踝尖上 4 寸为阳辅、外踝尖上 3 寸为悬钟	阳维脉之郄穴
36. 外丘 GB36	在小腿外侧，外踝尖上 7 寸，腓骨前缘 注：外踝尖与腘横纹外侧端连线中点下 1 寸，阳交（GB35）前		胆之郄穴

穴位	国标定位	取穴要点	特定穴属性
37. 光明※ GB37	在小腿外侧，外踝尖上 5 寸，腓骨前缘		络穴
38. 阳辅 GB38	在小腿外侧，外踝尖上 4 寸，腓骨前缘		经穴
39. 悬钟※ GB39	在小腿外侧，外踝尖上 3 寸，腓骨前缘		八会穴（髓会）
40. 丘墟※ GB40	在踝前外侧，外踝的前下方，趾长伸肌腱的外侧凹陷中 注：第 2～5 趾抗阻力伸展，可显现趾长伸肌腱	找准趾长伸肌腱外侧凹陷	原穴
41. 足临泣※ GB41	在足背，第 4、5 跖骨底结合部的前方，第 5 趾长伸肌腱外侧凹陷中	①找准第 4、5 跖骨底结合部；②定准第 5 趾长伸肌腱外侧凹陷	输穴，八脉交会穴（通带脉）
42. 地五会 GB42	在足背，第 4、5 跖骨间，第 4 跖趾关节近端凹陷中	①找准第 4、5 跖骨；②定准第 4 跖趾关节近端凹陷	

穴位	国标定位	取穴要点	特定穴属性
43. 侠溪※ GB43	在足背，第4、5趾间，趾蹼缘后方赤白肉际处	①找准第4、5趾骨； ②定准趾蹼缘； ③确定足背赤白肉际	荥穴
44. 足窍阴 GB44	在足趾，第4趾末节外侧，趾甲根角侧后方0.1寸 注：足第4趾外侧甲根角侧后方（即沿角平分线方向）0.1寸。相当于沿爪甲外侧画一直线与爪甲基底缘水平线交点处取穴	①找准第4趾末节； ②沿爪甲外侧画一直线与爪甲基底缘水平线交点处取穴	井穴

2. 取穴方法

（1）常规取穴方法：扫描上表中腧穴名称下的二维码，观看腧穴定取方法的视频。

（2）特殊取穴方法

①曲鬓——在角孙穴前约一横指处（图13-29）。

②率谷——在角孙上方两指处（食指与中指并拢）（图13-30）。

③正营——先定百会（两耳尖连线与头正中线的交点处，督脉），再从百会至前发际正中连线的中点，移行至胆经侧线上（直对瞳孔）是穴（图13-31）。

④承灵——先取百会，从百会前1寸处移行至胆经侧线上是穴（图13-32）。

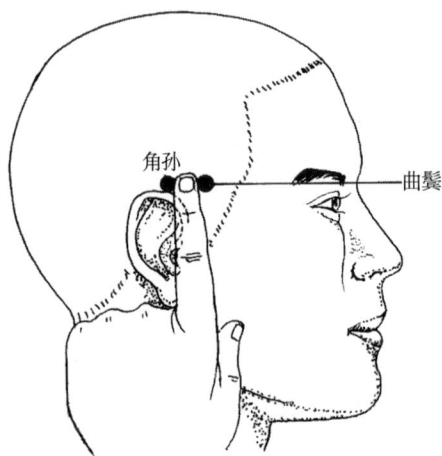

图 13-29　曲鬓的特殊取穴

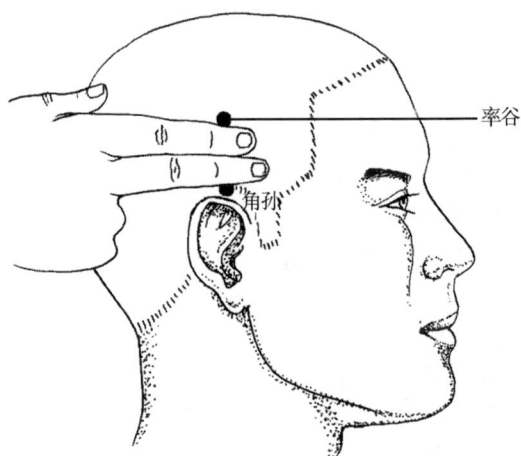

图 13-30　率谷的特殊取穴

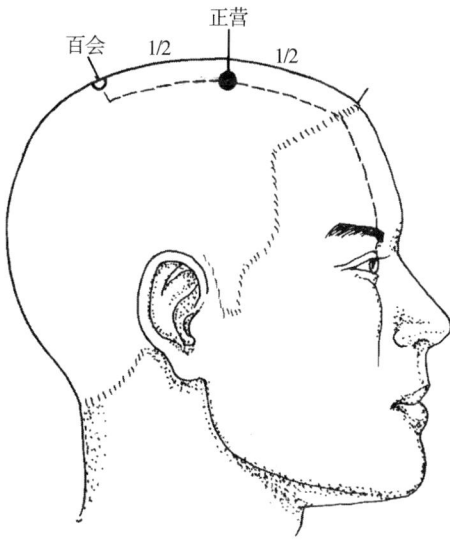

图 13-31　正营的特殊取穴

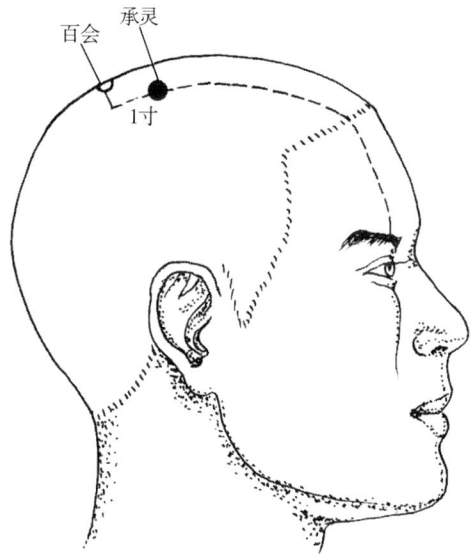

图 13-32　承灵的特殊取穴

第十四章 足厥阴肝经▷▷▷▷

一、足厥阴肝经循行分布路线

见图 14-1。

1. 体表循行路线

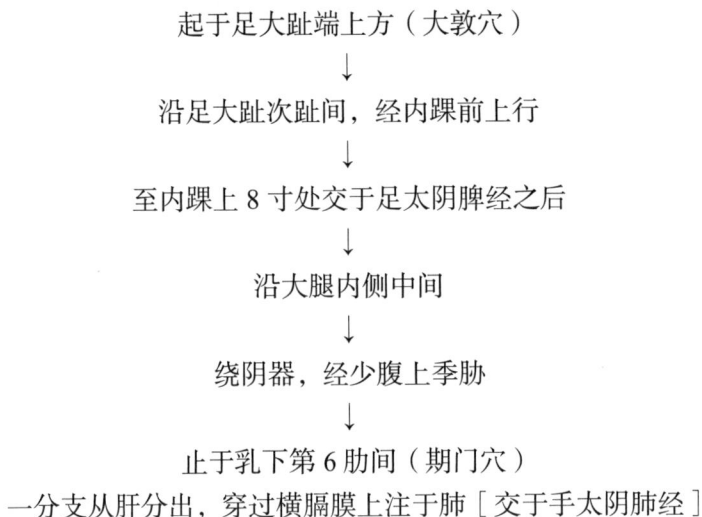

起于足大趾端上方（大敦穴）

↓

沿足大趾次趾间，经内踝前上行

↓

至内踝上 8 寸处交于足太阴脾经之后

↓

沿大腿内侧中间

↓

绕阴器，经少腹上季胁

↓

止于乳下第 6 肋间（期门穴）

一分支从肝分出，穿过横膈膜上注于肺［交于手太阴肺经］

2. 体内循行路线 入腹，夹胃，属肝，络胆，循喉，注肺，与目、唇、脑、外阴有联系。

3. 循行分布特点

（1）走向和特性：从足走腹胸，为多血少气之经，丑时（1～3 时）气血最旺。

（2）共 14 穴：起于大敦穴，止于期门穴。

（3）分布：足背，胫骨内侧面，大腿内侧中间，阴部，小腹部，胸部。

（4）交接关系：前接足少阳胆经，有一分支从肝分出，穿过横膈膜，上注于肺，交于手太阴肺经。

二、足厥阴肝经的腧穴分布概况

足厥阴肝经的腧穴分布概况，见图 14-2。

1. 足趾 见图 14-3。

大敦 大趾末节外侧，趾甲根角侧后方 0.1 寸

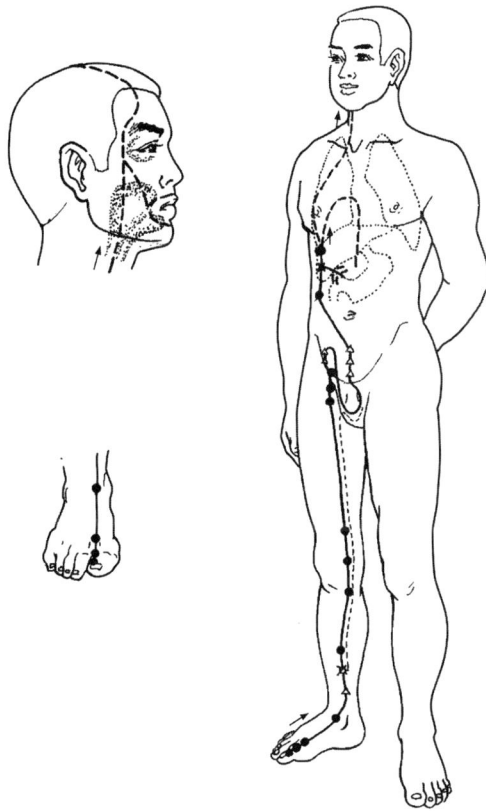

图 14-1 足厥阴肝经循行示意图

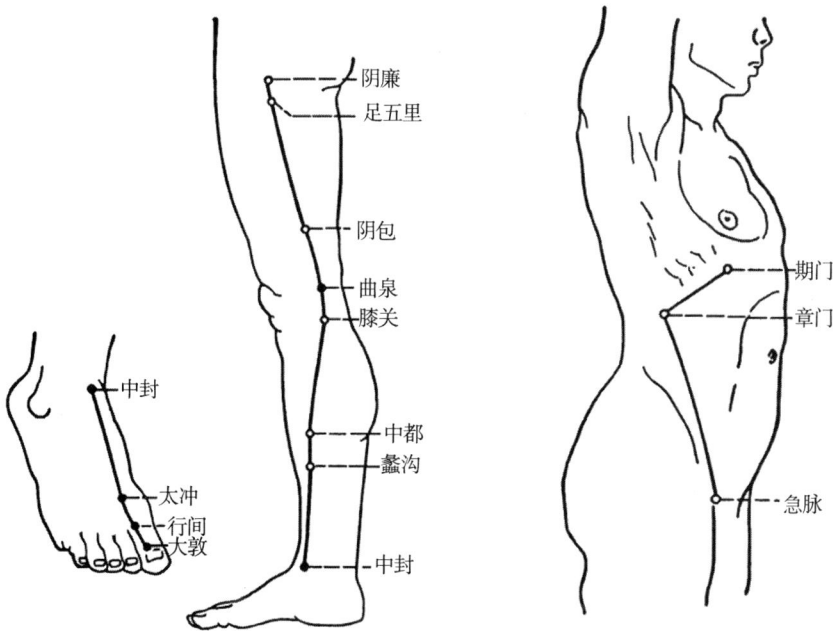

图 14-2 足厥阴肝经腧穴分布总图

2. 足背　见图 14-4。

行间　　第 1、2 趾间，趾蹼缘后方赤白肉际处

太冲　　第 1、2 跖骨间，跖骨底结合部前方凹陷中，或触及动脉搏动

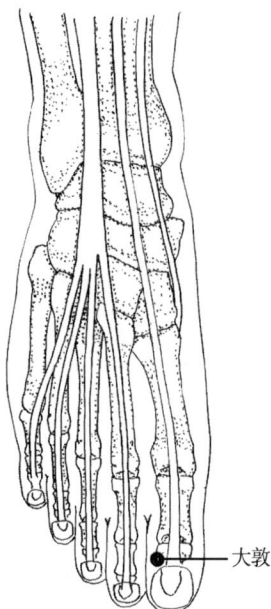 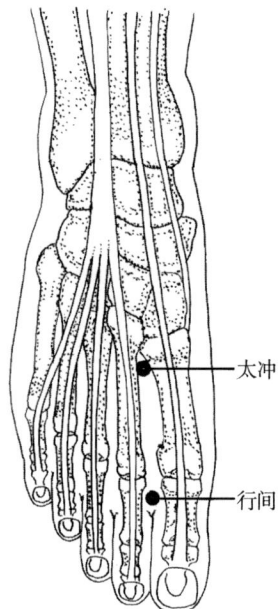

图 14-3　　　　　　　　　　　　　　　　图 14-4

3. 踝区　见图 14-5。

中封　　足内踝前，胫骨前肌肌腱的内侧缘凹陷中

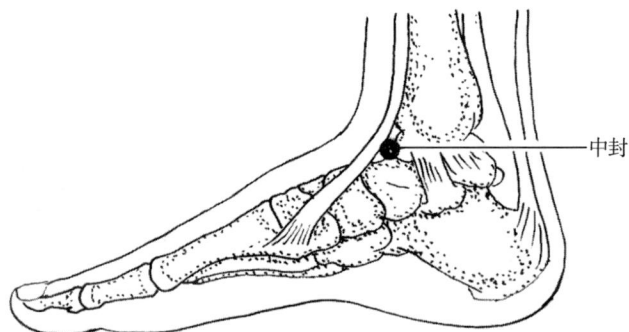

图 14-5

4. 小腿内侧　见图 14-6。

蠡沟　　　　　　　　　　　　　　　5 寸
　　　　　｝胫骨内侧面的中央，内踝尖上 ｛
中都　　　　　　　　　　　　　　　7 寸

5. 膝部　见图 14-7、14-8。

膝关　　胫骨内侧髁的下方，阴陵泉（SP9）后 1 寸

曲泉　　腘横纹内侧端，半腱肌肌腱内缘凹陷中

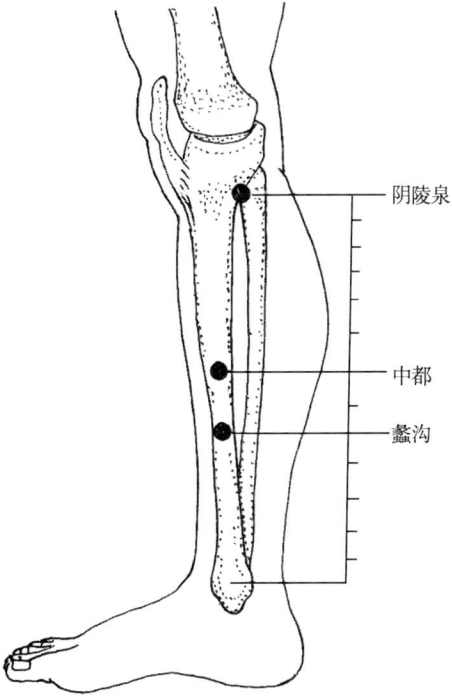

图 14-6

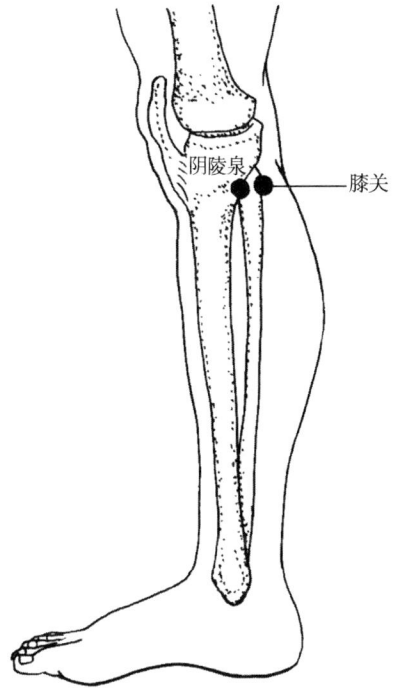

图 14-7

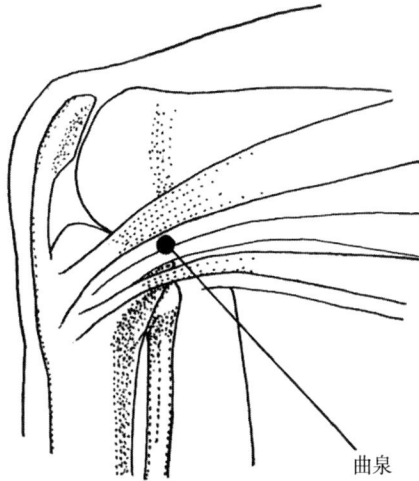

图 14-8

6. 股前区 见图 14-9、14-10。

阴包　　　髌底上 4 寸，股薄肌与缝匠肌之间

足五里 } 气冲（ST30）直下 { 3 寸，动脉搏动处
阴廉 　　　　　　　　　　　　 2 寸

7. 腹股沟区 见图 14-10。

急脉　　　横平耻骨联合上缘，前正中线旁开 2.5 寸

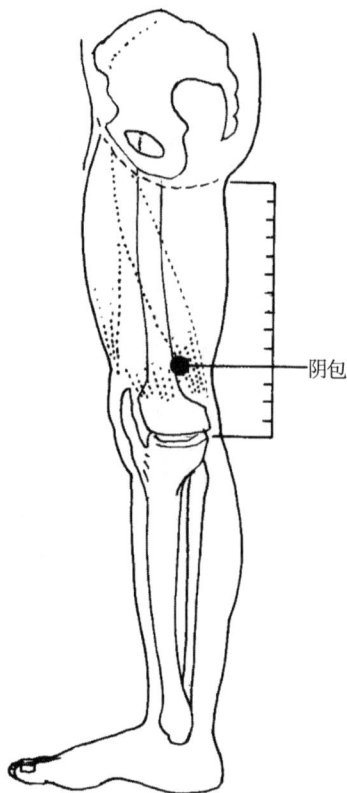

图 14-9

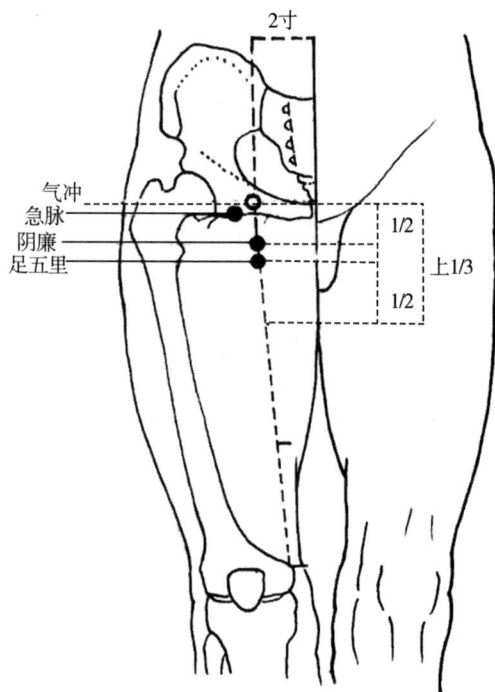

图 14-10

8. 侧腹部 见图 14-11。

章门 第 11 肋游离端的下际

9. 胸部 见图 14-12。

期门 第 6 肋间隙，前正中线旁开 4 寸

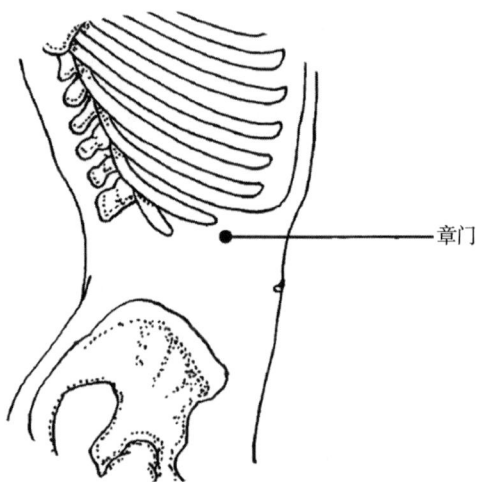

图 14-11

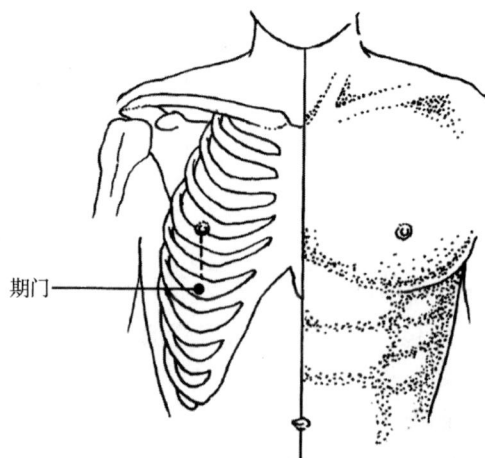

图 14-12

三、腧穴定位及取穴方法

1. 腧穴定位

穴位	国标定位	取穴要点	特定穴属性
1. 大敦※ LR1	在足趾，大趾末节外侧，趾甲根角侧后方 0.1 寸	①找准足大趾末节外侧； ②沿爪甲外侧画一直线与爪甲基底缘水平线交点处取穴	井穴
2. 行间※ LR2	在足背，第 1、2 趾间，趾蹼缘后方赤白肉际处	①找准足背第 1、2 趾间； ②确定趾蹼缘后方赤白肉际处	荥穴
3. 太冲※ LR3	在足背，第 1、2 跖骨间，跖骨底结合部前方凹陷中，或触及动脉搏动 注：从第 1、2 跖骨间向后推移至底部的凹陷中取穴	从第 1、2 跖骨间向后推移至底部的凹陷中取穴	输穴，原穴
4. 中封 LR4	在踝前内侧，足内踝前，胫骨前肌肌腱的内侧缘凹陷中 注：商丘(SP5) 与解溪(ST41) 中间	①足内踝前，商丘（SP5）与解溪（ST41）连线之中点； ②胫骨前肌肌腱的内侧缘凹陷中取穴	经穴
5. 蠡沟※ LR5	在小腿前内侧，内踝尖上 5 寸，胫骨内侧面的中央 注：髌尖与内踝尖连线的上 2/3 与下 1/3 交点，胫骨内侧面的中央，横平筑宾 (KI9)	①髌尖与内踝尖连线的上 2/3 与下 1/3 交点，定取内踝尖上 5 寸； ②胫骨内侧面的中央，横平筑宾（KI9）取穴	络穴

续表

穴位	国标定位	取穴要点	特定穴属性
6. 中都 LR6	在小腿前内侧，内踝尖上7寸，胫骨内侧面的中央 注：髌尖与内踝尖连线中点下0.5寸，胫骨内侧面的中央	①髌尖与内踝尖连线中点下0.5寸，定取内踝尖上7寸； ②胫骨内侧面的中央取穴	郄穴
7. 膝关 LR7	在小腿内侧，胫骨内侧髁的下方，阴陵泉（SP9）后1寸	①将拇指沿胫骨内侧缘后际由下往上滑动，当滑至胫骨内侧髁时指下有突起感，该突起的后下方为阴陵泉（SP9）； ②在阴陵泉后1寸取穴	
8. 曲泉[※] LR8	在膝内侧，腘横纹内侧端，半腱肌肌腱内缘凹陷中 注：屈膝，在腘横纹内侧端最明显的肌腱内侧凹陷中取穴	屈膝，将手指从股骨内侧近膝部开始往膝关节方向滑动，滑动至股骨内侧髁时指下有突起感，在该突起的近端画横线，在半腱肌、半膜肌接近止端的前缘画竖线，该横线与竖线相交的凹陷处取穴	合穴
9. 阴包 LR9	在股内侧，髌底上4寸，股薄肌与缝匠肌之间 注：下肢稍屈，稍外展，略提起（或坐位，大腿稍外展，用力收缩肌肉），显露出明显的缝匠肌，在其后缘取穴	①先定腹部正中线外2寸平耻骨联合上缘的气冲（ST30）穴； ②将气冲穴至髌底内侧股骨内侧髁上缘的连线18分3等分（即每等分为6寸），再将下1/3的连线3等分，其中上1/3与下2/3交点处取阴包；上1/3的连线中点处取足五里；上1/3的连线3等分，其中上1/3与下2/3交点处取阴廉； ③气冲穴外0.5寸，腹股沟股动脉搏动处取急脉	
10. 足五里 LR10	在股内侧，气冲（ST30）直下3寸，动脉搏动处		

续表

穴位	国标定位	取穴要点	特定穴属性
11. 阴廉 LR11	在股内侧，气冲（ST30）直下2寸 注：稍屈髋，屈膝，外展，大腿抗阻力内收时显露出长收肌，在其外缘取穴		
12. 急脉 LR12	在腹股沟，横平耻骨联合上缘，前正中线旁开2.5寸		
13. 章门※ LR13	在侧腹部，在第11肋游离端的下际 注：侧卧举臂，屈上足伸下足，先确认第12肋游离端，再沿着肋弓缘向前触摸到的浮肋即第11肋骨游离端，在其下际取之	侧卧举臂，从腋前线的肋弓软骨缘下方向前触摸第11肋骨游离端，在其下际取穴	脾之募穴，八会穴（脏会）
14. 期门※ LR14	在前胸部，第6肋间隙，前正中线旁开4寸 注：在乳头直下，不容（ST19）旁开2寸处取穴，女性在锁骨中线与第6肋间隙交点处	乳头直下第6肋间隙取穴；女性在锁骨中线与第6肋间隙交点处取穴	肝之募穴

2. 取穴方法

（1）常规取穴方法：扫描上表中腧穴名称下的二维码，观看腧穴定取方法的视频。

（2）特殊取穴方法

①行间——足趾并拢时，足背第1、2趾间缝纹头处（图14-13）。

②曲泉——正坐屈膝90°，在膝关节内侧纹头直上，半腱肌上方凹陷中（图14-14。）

③章门

取法一：双手拇指与食指尽量分开，拇指向前、虎口向下放于腋中线上，拇指置于肋弓下缘，拇指指腹下寻找第11肋游离端的下缘取穴。

取法二：上臂自然下垂，肘关节屈曲时，肘尖所及处寻找第 11 肋游离端的下缘取穴（图 14-15）。

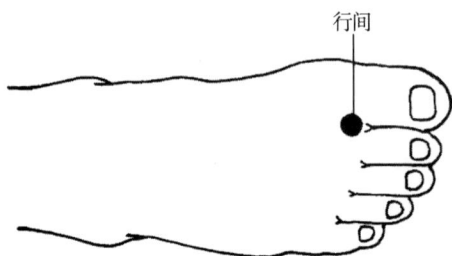

图 14-13 行间的特殊取穴

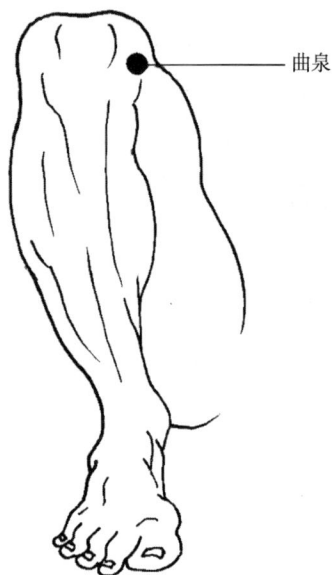

图 14-14 曲泉的特殊取穴

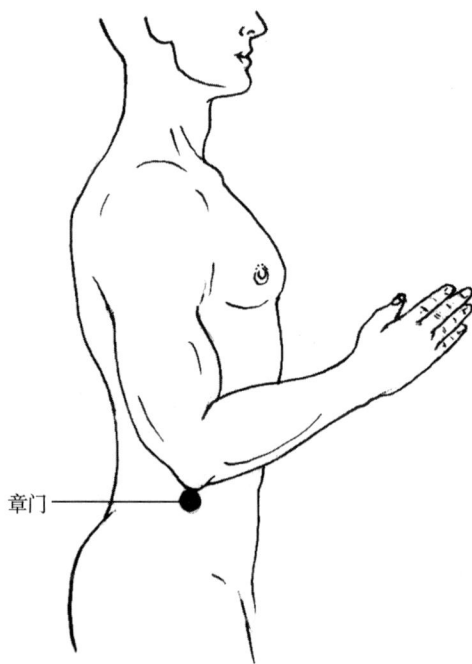

图 14-15 章门的特殊取穴

第十五章 督脉▷▷▷▷

一、督脉循行分布路线

见图 15-1。

1. 体表循行路线

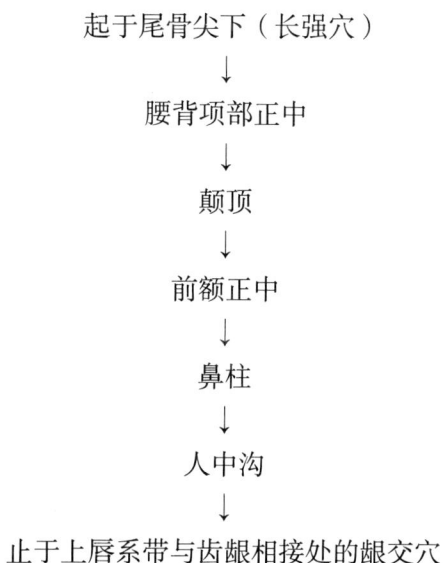

起于尾骨尖下（长强穴）

↓

腰背项部正中

↓

颠顶

↓

前额正中

↓

鼻柱

↓

人中沟

↓

止于上唇系带与齿龈相接处的龈交穴

2. 体内循行路线　起于少腹，自下向上循行到臀部后，合少阴，贯脊，属肾，上至风府，入属于脑。

3. 循行分布特点

（1）走向和特性：沿人体腰、背、头面正中循行，为阳脉之海，总督全身各条阳经。

（2）共 29 穴：起于长强穴，止于龈交穴。

（3）分布：腰、背、头面正中。

（4）交接关系：任脉与督脉下则于会阴交接，上则于口周交接。

二、督脉的腧穴分布概况

督脉的腧穴分布概况，见图 15-2。

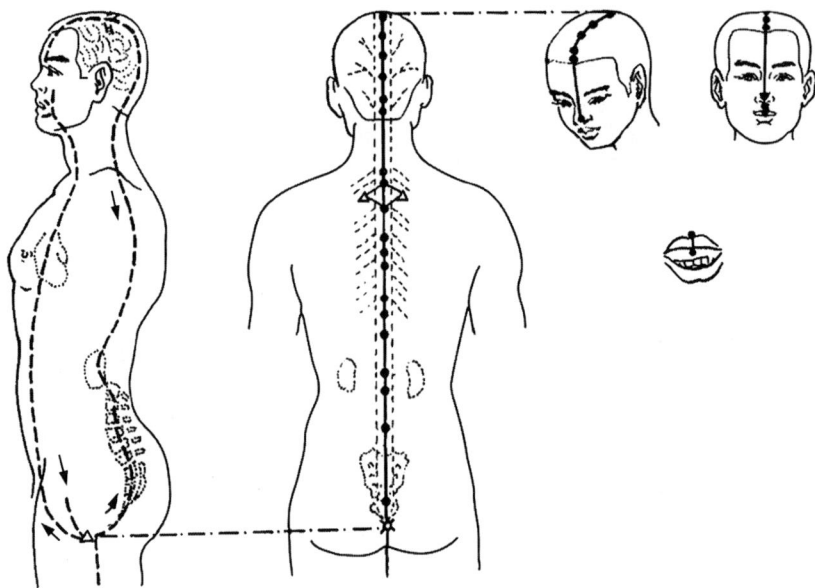

图 15-1 督脉循行示意图

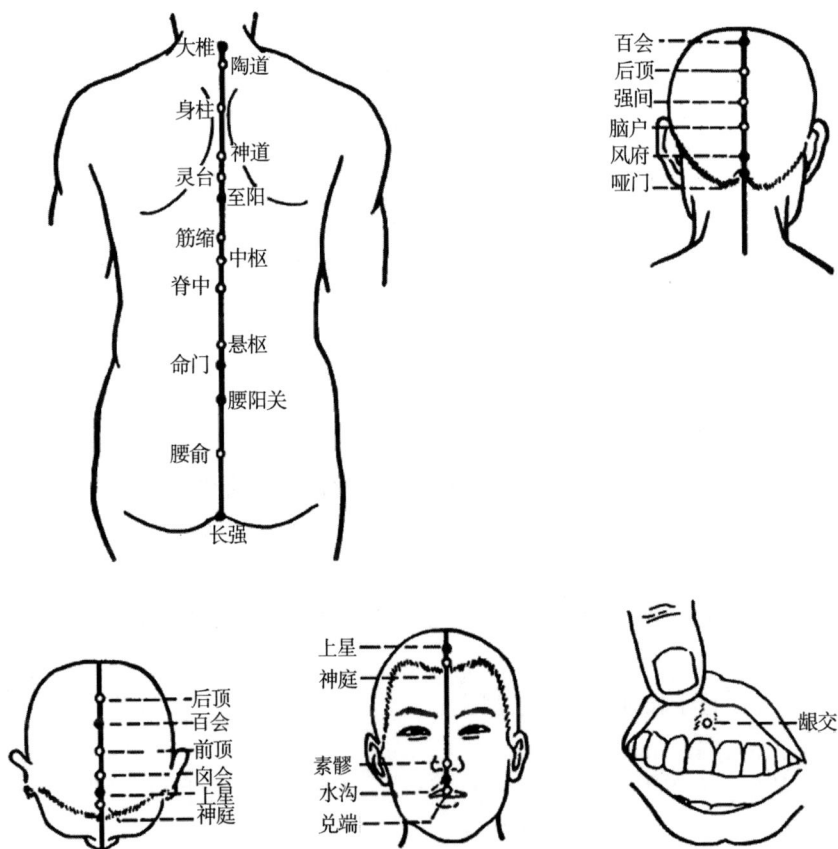

图 15-2 督脉腧穴分布总图

1. 会阴区 见图 15-3。

长强　　在会阴部，尾骨下方，尾骨端与肛门连线的中点处

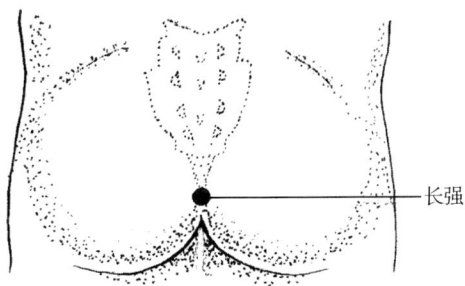

图 15-3

2. 骶区 见图 15-4。

腰俞　　在骶部，正对骶管裂孔，后正中线上

3. 脊柱区 见图 15-4。

$$\left.\begin{array}{l}\text{腰阳关}\\\text{命门}\\\text{悬枢}\end{array}\right\}\ \text{在腰部，后正中线上}\ \left\{\begin{array}{l}\text{第4}\\\text{第2}\\\text{第1}\end{array}\right\}\ \text{腰椎棘突下凹陷中}$$

$$\left.\begin{array}{l}\text{脊中}\\\text{中枢}\\\text{筋缩}\\\text{至阳}\\\text{灵台}\\\text{神道}\\\text{身柱}\\\text{陶道}\end{array}\right\}\ \text{在背部，后正中线上}\ \left\{\begin{array}{l}\text{第11}\\\text{第10}\\\text{第9}\\\text{第7}\\\text{第6}\\\text{第5}\\\text{第3}\\\text{第1}\end{array}\right\}\ \text{胸椎棘突下凹陷中}$$

4. 项后区 见图 15-4、图 15-5。

$$\left.\begin{array}{l}\text{大椎}\\\text{哑门}\end{array}\right\}\ \text{在颈后部，后正中线上}\ \left\{\begin{array}{l}\text{第7}\\\text{第2}\end{array}\right\}\ \text{颈椎棘突下凹陷中}$$

风府　　在颈后部，枕外隆凸直下，两侧斜方肌之间凹陷中

5. 头部 见图 15-5、图 15-6。

脑户　　在头部，枕外隆凸的上缘凹陷中

$$\left.\begin{array}{l}\text{强间}\\\text{后顶}\\\text{百会}\\\text{前顶}\\\text{囟会}\\\text{上星}\\\text{神庭}\end{array}\right\}\ \text{在头部，后发际正中直上}\ \left\{\begin{array}{l}\text{4寸}\\\text{5.5寸}\\\text{5寸}\\\text{3.5寸}\\\text{2寸}\\\text{1寸}\\\text{0.5寸}\end{array}\right.$$

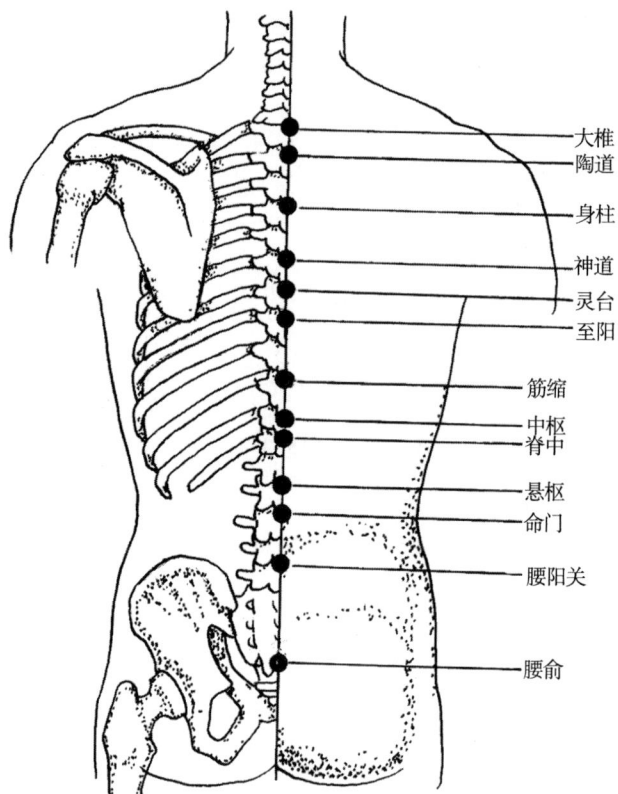

大椎
陶道
身柱
神道
灵台
至阳
筋缩
中枢
脊中
悬枢
命门
腰阳关
腰俞

图 15-4

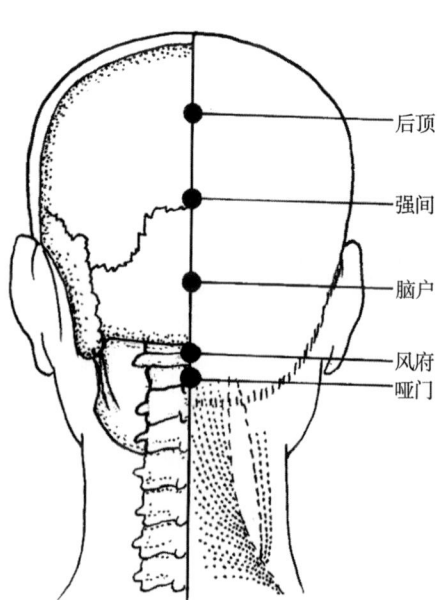

后顶
强间
脑户
风府
哑门

图 15-5

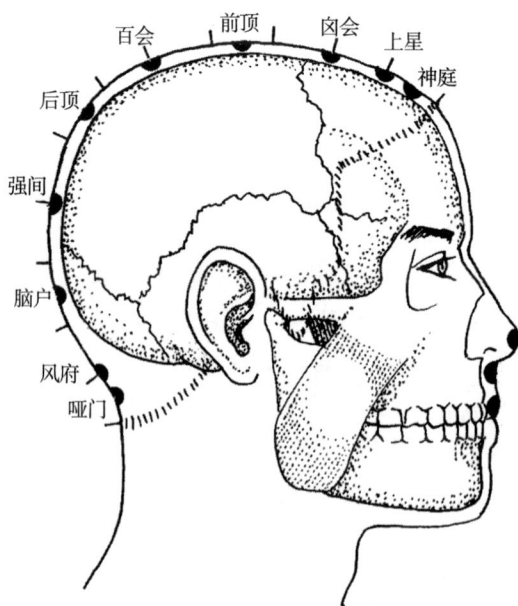

百会　前顶　囟会
上星
神庭
后顶
强间
脑户
风府
哑门

图 15-6

6. 面部 见图 15-7。

印堂   在头部，两眉毛内侧端中间的凹陷中

素髎   在面部，鼻尖的正中央

水沟   在面部，人中沟的上 1/3 与中 1/3 交点处

兑端   在面部，上唇结节的中点

7. 上唇内 见图 15-8。

龈交   在上唇内，上唇系带与上齿龈的交点

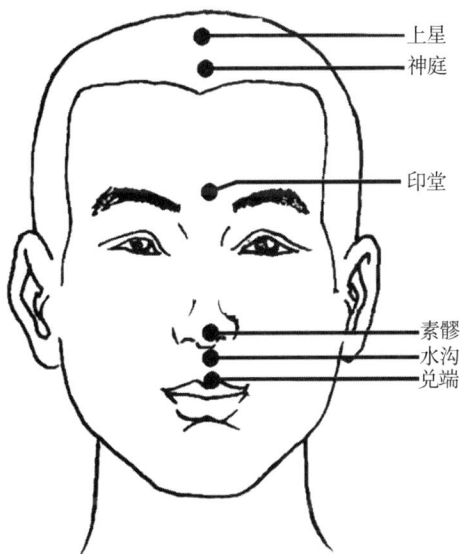

图 15-7

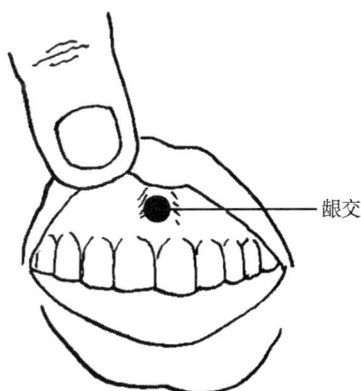

图 15-8

三、腧穴定位及取穴方法

1. 腧穴定位

穴位	国标定位	取穴要点	特定穴属性
1. 长强 [※] GV1	在会阴部，尾骨下方，尾骨端与肛门连线的中点处	①跪伏，膝胸位，找准尾骨下方； ②确定尾骨端与肛门连线的中点	络穴

穴位	国标定位	取穴要点	特定穴属性
2.腰俞 GV2	在骶部，正对骶管裂孔，后正中线上 注：臀裂正上方的小凹陷即骶管裂孔。	①找准后正中线； ②确定臀裂正上方的小凹陷即骶管裂孔	
3.腰阳关 ※ GV3	在腰部，第4腰椎棘突下凹陷中，后正中线上	①找准后正中线； ②找准两髂嵴最高点连线与脊柱交点，约为第4腰椎棘突； ③准确找到第4腰椎棘突下缘凹陷处取腰阳关，依次向上于第2腰椎棘突下凹陷取命门	
4.命门 ※ GV4	在腰部，第2腰椎棘突下凹陷中，后正中线上		
5.悬枢 GV5	在腰部，第1腰椎棘突下凹陷中，后正中线上 注：先定第12胸椎棘突，往下1个棘突即第1腰椎	①找准后正中线； ②直立双手下垂时，横平两肩胛下角与两髂嵴最高点连线的中点，确定第12胸椎棘突； ③往下1个棘突即第1腰椎棘突下凹陷中取悬枢；依次向上于第11胸椎棘突下凹陷中取脊中；第10胸椎棘突下凹陷中取中枢	
6.脊中 GV6	在背部，第11胸椎棘突下凹陷中，后正中线上 注：先定第12胸椎棘突，往上1个棘突即第11胸椎		
7.中枢 GV7	在背部，第10胸椎棘突下凹陷中，后正中线上 注：先定第12胸椎棘突，往上2个棘突即第10胸椎		

穴位	国标定位	取穴要点	特定穴属性
8. 筋缩 ※ GV8	在背部，第9胸椎棘突下凹陷中，后正中线上 注：从至阳（GV9）向下2个棘突，其下方凹陷中		
9. 至阳 ※ GV9	在背部，第7胸椎棘突下凹陷中，后正中线上 注：坐位时，宜抱肘展肩取该穴	①找准后正中线； ②直立双手下垂时，两侧肩胛骨下角连线与后正中线相交处约平第7胸椎棘突； ③准确找到第7胸椎棘突下缘凹陷中取至阳；向下2个棘突即第9胸椎棘突下凹陷中取筋缩；依次向上于第6胸椎棘突下凹陷中取灵台；依次向上于第5胸椎棘突下凹陷中取神道	
10. 灵台 GV10	在背部，第6胸椎棘突下凹陷中，后正中线上 注：从至阳（GV9）向上1个棘突，其上方凹陷中		
11. 神道 GV11	在背部，第5胸椎棘突下凹陷中，后正中线上 注：从至阳（GV9）向上2个棘突，其上方凹陷中		
12. 身柱 ※ GV12	在背部，第3胸椎棘突下凹陷中，后正中线上	①找准后正中线； ②直立双手下垂时，两肩胛冈内侧端连线与后正中线的交点，约为第3胸椎棘突； ③准确找到第3胸椎棘突下缘凹陷中取身柱	
13. 陶道 GV13	在背部，第1胸椎棘突下凹陷中，后正中线上 注：从第7颈椎向下1个棘突，在棘突下凹陷中	①找准后正中线； ②正坐位，低头时，于颈部下方隆起最高处取第7颈椎棘突； ③确定第7颈椎棘突下凹陷处取大椎；向下于第1胸椎棘突下凹陷中取陶道	

穴位	国标定位	取穴要点	特定穴属性
14. 大椎 ※ GV14	在颈后部，第 7 颈椎棘突下凹陷中，后正中线上		
15. 哑门 ※ GV15	在颈后部，第 2 颈椎棘突上际凹陷中，后正中线上 注 1：先定风府（GV16），再于风府（GV16）下 0.5 寸取本穴 注 2：后发际正中直上 0.5 寸	①找准后发际正中； ②正坐位，头稍仰，使项部斜方肌松弛，先从项后发际正中上推至枕骨而止，即枕骨隆凸直下，在两侧斜方肌之间凹陷处取风府； ③风府下 0.5 寸即后发际正中直上 0.5 寸取哑门	
16. 风府 ※ GV16	在颈后部，枕外隆凸直下，两侧斜方肌之间凹陷中 注：正坐，头稍仰，使项部斜方肌松弛，从项后发际正中上推至枕骨而止即是本穴		
17. 脑户 GV17	在头部，枕外隆凸的上缘凹陷中 注：后正中线与枕外隆凸的上缘交点处的凹陷中，横平玉枕（BL9）	①找准后发际正中； ②枕外隆凸上缘与后正中线交点处凹陷取脑户	
18. 强间 GV18	在头部，后发际正中直上 4 寸 注：脑户 (GV17) 直上 1.5 寸凹陷中	①找准前发际正中与后发际正中； ②前发际正中至后发际正中连线分为 3 等分，前 2/3 与后 1/3 交点处（即后发际正中直上 4 寸）取强间	
19. 后顶 GV19	在头部，后发际正中直上 5.5 寸 注：百会（GV20）向后 1.5 寸处	①找准后发际正中； ②百会与强间中点（即后发际正中直上 5.5 寸）取后顶	

穴位	国标定位	取穴要点	特定穴属性
20. 百会 [※] GV20	在头部，前发际正中直上 5寸 注 1：在前、后发际正中连线的中点向前 1 寸凹陷中 注 2：折耳，两耳尖向上连线的中点	①找准前发际正中与后发际正中； ②前发际正中至后发际正中连线中点前 1 寸，即前发际正中直上 5 寸取百会	
21. 前顶 GV21	在头部，前发际正中直上 3.5 寸 注：百会（GV20）与囟会(GV22) 连线的中点	①找准前发际正中； ②百会与囟会的中点（即前发际正中直上 3.5 寸）取前顶	
22. 囟会 GV22	在头部，前发际正中直上 2 寸	①找准前发际正中与后发际正中； ②前发际正中与后发际正中连线的前 1/3 再分为 2 等分，取中点，即前发际正中直上 2 寸取囟会；前发际正中直上 1 寸取上星；前发际正中直上0.5 寸取神庭	
23. 上星 [※] GV23	在头部，前发际正中直上 1 寸		
24. 神庭 [※] GV24	在头部，前发际正中直上 0.5寸 注：发际不明或变异者，从眉心直上 3.5 寸处取穴		
25. 素髎 GV25	在面部，鼻尖的正中央	找准鼻尖，鼻尖的正中取素髎	

穴位	国标定位	取穴要点	特定穴属性
26. 水沟※ GV26	在面部，人中沟的上 1/3 与中 1/3 交点处	①找准人中沟； ②人中沟的上 1/3 与中 1/3 交点处取水沟；人中沟下端的皮肤与上唇的移行部取兑端	
27. 兑端 GV27	在面部，上唇结节的中点		
28. 龈交 GV28	在上唇内，上唇系带与上牙龈的交点 注：正坐仰头，提起上唇，于上唇系带与齿龈的移行处取穴	①找准上唇系带、上牙龈； ②正坐位，上唇系带与上牙龈的相接处取龈交	
29. 印堂※ GV29	在头部，两眉毛内侧端中间的凹陷中 注：左右攒竹（BL2）连线的中点	①找准两眉毛内侧端； ②两眉毛内侧端中间凹陷，即左右攒竹连线中点取印堂	

2. 取穴方法

（1）常规取穴方法：扫描上表中腧穴名称下的二维码，观看腧穴定取方法的视频。

（2）特殊取穴方法

①百会

取法一：正坐位，微低头，折耳向前，两耳尖连线与头正中线交点处取百会。

取法二：前发际正中与后发际正中连线中点前 1 寸处取百会（图 15-9）。

②大椎——正坐伏案，摸取颈后突起最高的一个棘突，能随患者头颈转动而活动的为第 7 颈椎（图 15-10）。

③至阳穴——垂臂低头，由肩胛骨下角下缘，画一水平线，相交于脊背正中线处为至阳穴。

④腰阳关——俯卧位，先按取骨盆两侧最高点，两最高点连线与背部正中线交点处

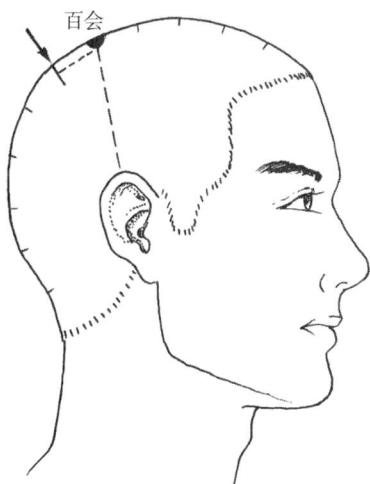

图 15-9　百会的特殊取穴

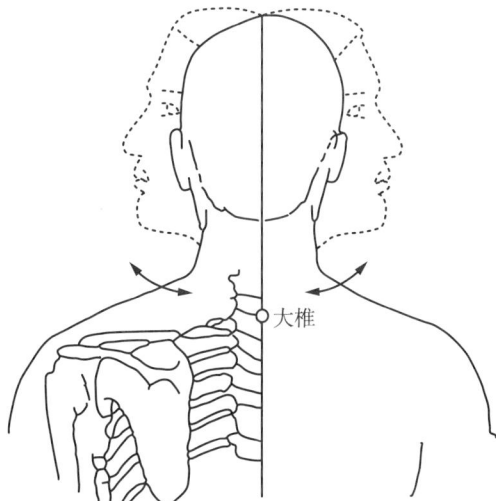

图 15-10　大椎的特殊取穴

相当于第 4 腰椎棘突，棘突下方凹陷处即是腰阳关穴。

附：第 7 颈椎和第 1 胸椎的鉴别

头部旋转试验：被检查者坐姿，头部中间位不屈、不伸。检查者站在被检查者的一侧，右手的食指和中指分别触摸到第 7 颈椎（C7）棘突和第 1 胸椎（T1）棘突。然后检查者用左手控制被检查者头部，使其头部左右旋转，如果有必要可反复做几次。被检查者做头部左右旋转时，在第 7 颈椎棘突处能摸到一个轻微的运动，而第 1 胸椎棘突没有任何运动。注意：只有当头部向侧方运动时才能感觉到第 7 颈椎的轻微运动，转向另一侧时更明显，即交替向两侧运动时更容易触诊（图 15-11）。

头部后伸试验：被检查者坐姿，头部中间位 (不屈、不伸)。检查者右手的食指和中指分别置于被检查者颈背部两个最隆起的棘突。检查者左手置于被检查者额部，控制后者的头部做极度后伸，第 7 颈椎棘突在颈部脊柱生理性前凸中消失，而第 1 胸椎棘突仍然在手指下没有移动（图 15-12）。

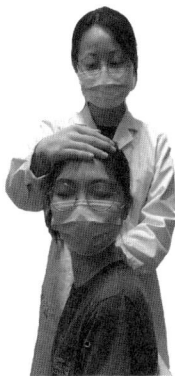

图 15-11　头部旋转试验

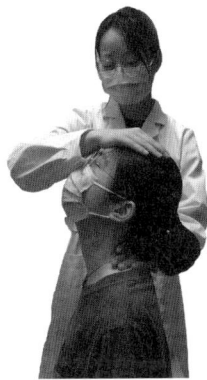

图 15-12　头部后伸试验

第十六章 任脉▷▷▷▷

一、任脉循行分布路线

见图 16-1。

1. 体表循行路线

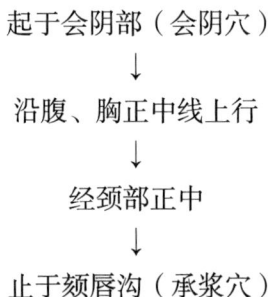

起于会阴部（会阴穴）
↓
沿腹、胸正中线上行
↓
经颈部正中
↓
止于颏唇沟（承浆穴）

2. 体内循行路线 起于小腹内（胞宫），在面部进入目眶下，联系于目，交于督脉。

3. 循行分布特点

（1）走向和特性：沿人体前正中线上行，为阴脉之海，总任全身各条阴经。

（2）共 24 穴：起于会阴穴，止于承浆穴。

（3）分布：人体前正中线上。

（4）交接关系：在唇内交于督脉。

二、任脉的腧穴分布概况

任脉的腧穴分布概况，见图 16-2。

1. 会阴部 见图 16-3。

会阴 在会阴部，男性在阴囊根部与肛门连线的中点，女性在大阴唇后联合与肛门连线的中点

2. 下腹部 见图 16-4。

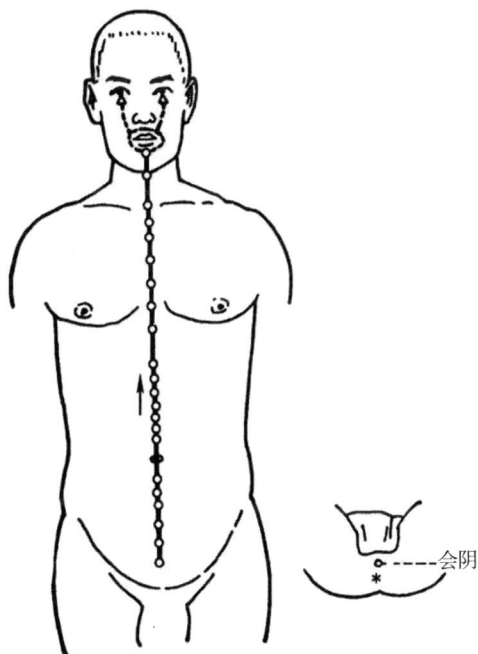

图 16-1 任脉循行示意图

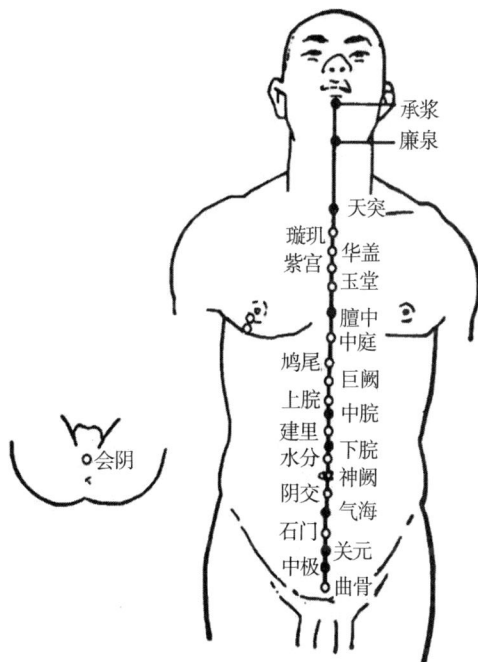

图 16-2 任脉腧穴分布总图

曲骨		耻骨联合上缘
中极		脐中下 4 寸
关元		脐中下 3 寸
石门	在下腹部，前正中线上	脐中下 2 寸
气海		脐中下 1.5 寸
阴交		脐中下 1 寸

3. 上腹部 见图 16-4。

神阙	在上腹部，脐中央	
水分		脐中上 1 寸
下脘		脐中上 2 寸
建里		脐中上 3 寸
中脘	在上腹部，前正中线上	脐中上 4 寸
上脘		脐中上 5 寸
巨阙		脐中上 6 寸
鸠尾		剑突尖下 1 寸
中庭	在前胸部，剑突尖所在处，前正中线上	

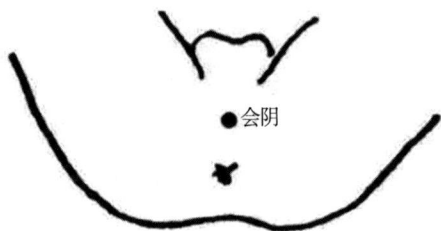

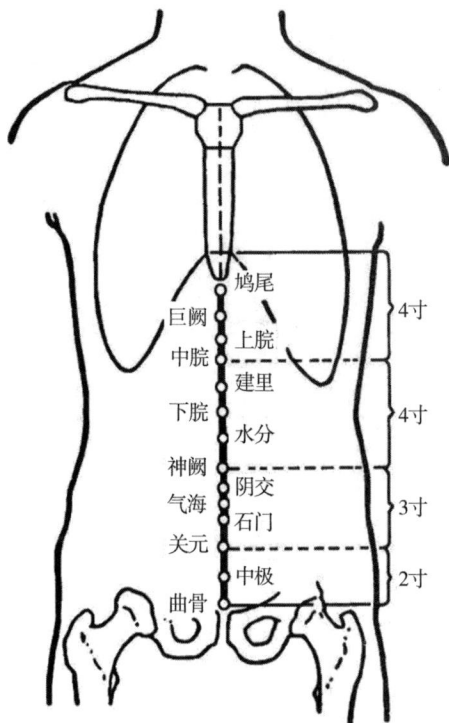

图 16-3　　　　　　　　　　　　图 16-4

4. 胸部　见图 16-5。

膻中 ⎫
玉堂 ｜
紫宫 ⎬ 在前胸部，前正中线上 ⎧ 横平第 4 肋间隙
华盖 ｜　　　　　　　　　　　 横平第 3 肋间隙
璇玑 ⎭　　　　　　　　　　　 横平第 2 肋间隙
　　　　　　　　　　　　　　 横平第 1 肋间隙
　　　　　　　　　　　　　　 胸骨上窝下 1 寸

5. 颈前区　见图 16-6。

天突 ⎫ 在颈前部，前正中线上 ⎧ 胸骨上窝中央
廉泉 ⎭　　　　　　　　　　　 甲状软骨上缘（约相当于喉结处）上方，
　　　　　　　　　　　　　　 舌骨上缘凹陷中

6. 面部　见图 16-6。

承浆　　在面部，颏唇沟的正中凹陷处

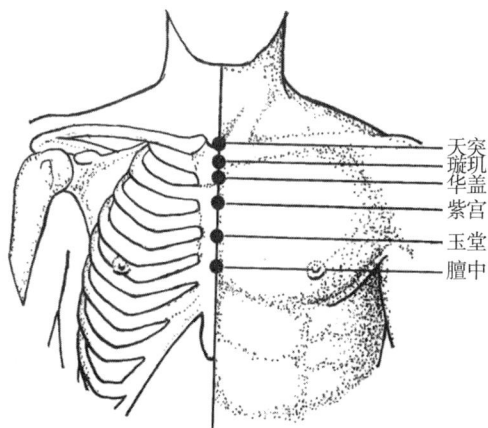

图 16-5

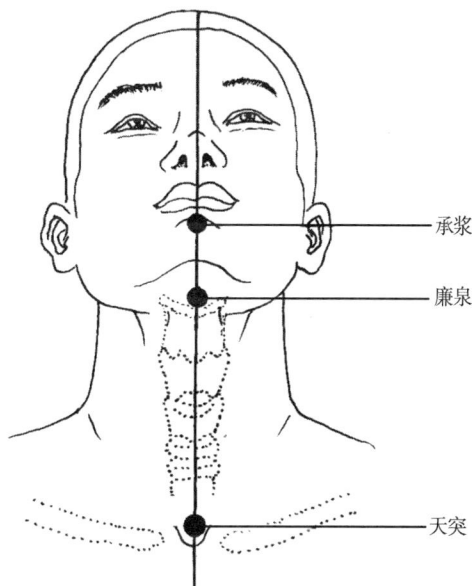

图 16-6

三、腧穴定位及取穴方法

1. 腧穴定位

穴位	国标定位	取穴要点	特定穴属性
1. 会阴 CV1	在会阴部，男性在阴囊根部与肛门连线的中点，女性在大阴唇后联合与肛门连线的中点 注：胸膝位或侧卧位，在前后二阴中间	①找到肛门中点； ②男性找阴囊根部，女性找大阴唇后联合； ③该穴在两者中点取穴	
2. 曲骨 CV2	在下腹部，耻骨联合上缘，前正中线上	手指沿腹部向下推，找准耻骨联合	
3. 中极※ CV3	在下腹部，脐中下 4 寸，前正中线上	①找准曲骨穴； ②曲骨到肚脐中点为 5 寸，平分为 5 等分，每等分为 1 寸； ③脐中下 4 寸取中极，3 寸取关元，2 寸取石门，1 寸取阴交，神阙与关元中点取气海	膀胱之募穴

续表

穴位	国标定位	取穴要点	特定穴属性
4. 关元 ※ CV4	在下腹部，脐中下 3 寸，前正中线上		小肠之募穴
5. 石门 CV5	在下腹部，脐中下 2 寸，前正中线上		三焦之募穴
6. 气海 ※ CV6	在下腹部，脐中下 1.5 寸，前正中线上		
7. 阴交 CV7	在下腹部，脐中下 1 寸，前正中线上		
8. 神阙 ※ CV8	在上腹部，脐中央	找肚脐中央	
9. 水分 CV9	在上腹部，脐中上 1 寸，前正中线上	①找准肚脐中央； ②找准剑胸结合中央； ③该穴在这两点连线上，根据骨度分寸，两点之间连线为 8 寸，确定肚脐上 4 寸的中脘穴，脐上 2 寸的下脘穴，下脘和脐中连线中点取水分，中脘和下脘中点取建里，剑胸结合和中脘中点取巨阙，剑胸结合和巨阙中点取鸠尾，巨阙和中脘的中点取上脘	

穴位	国标定位	取穴要点	特定穴属性
10. 下脘[※] CV10	在上腹部,脐中上 2 寸,前正中线上		
11. 建里[※] CV11	在上腹部,脐中上 3 寸,前正中线上		
12. 中脘[※] CV12	在上腹部,脐中上 4 寸,前正中线上 注:剑胸结合与脐中连线的中点处		胃之募穴, 八会穴 (腑会)
13. 上脘[※] CV13	在上腹部,脐中上 5 寸,前正中线上		
14. 巨阙 CV14	在上腹部,脐中上 6 寸,前正中线上		心之募穴
15. 鸠尾 CV15	在上腹部,剑胸结合下 1 寸,前正中线上		络穴

续表

穴位	国标定位	取穴要点	特定穴属性
16. 中庭 CV16	在前胸部，剑突尖所在处，前正中线上	找剑胸结合的中点	
17. 膻中※ CV17	在前胸部，横平第4肋间隙，前正中线上		心包之募穴，八会穴（气会）
18. 玉堂 CV18	在前胸部，横平第3肋间隙，前正中线上	找两侧第2、3、4肋间隙水平连线的和前正中线的交点	
19. 紫宫 CV19	在前胸部，横平第2肋间隙，前正中线上		
20. 华盖 CV20	在前胸部，横平第1肋间隙，前正中线上	第2肋骨上缘凹陷定取第1肋间隙，与前正中线交点取华盖	
21. 璇玑 CV21	在前胸部，胸骨上窝下1寸，前正中线上。 注：在前正中线，天突（CV22）下1寸	①找准胸骨上窝中央； ②找准剑胸结合中央； ③根据骨度分寸，两者连线为9寸，该穴位于胸骨上窝下1寸	

续表

穴位	国标定位	取穴要点	特定穴属性
22. 天突※ CV22	在颈前部，胸骨上窝中央，前正中线上 注：两侧锁骨中间凹陷中	用食指摸到胸骨上窝正中央	
23. 廉泉※ CV23	在颈前部，甲状软骨上缘（约相当于喉结处）上方，舌骨上缘凹陷中，前正中线上	①确定喉结； ②确定喉结上方的舌骨，该穴在舌骨上缘	
24. 承浆※ CV24	在面部，颏唇沟的正中凹陷处	①确定下颏和下唇之间的颏唇沟； ②找准颏唇沟的正中凹陷处	

2. 取穴方法

（1）常规取穴方法：扫描上表中腧穴名称下的二维码，观看腧穴定取方法的视频。

（2）特殊取穴方法：膻中——男性，可取两乳头连线的中点。

第十七章　经外奇穴▷▷▷▷

一、经外奇穴腧穴分布概况

1.头颈部　见图 17-1 至图 17-15。

四神聪　百会（GV20）前后左右各旁开 1 寸，共 4 穴

当阳 ⎫
　　　⎬ 瞳孔直上 ⎰ 前发际上 1 寸
鱼腰 ⎭　　　　　　⎱ 眉毛中

太阳　眉梢与目外眦之间，向后约一横指的凹陷中

耳尖　外耳轮的最高点

球后　眶下缘外 1/4 与内 3/4 交界处

上迎香　鼻翼软骨与鼻甲的交界处，近鼻唇沟上端

内迎香　鼻翼软骨与鼻甲交界的黏膜处

聚泉　舌背正中缝的中点

海泉 ⎫　　　　　　⎰ 中点
金津 ⎬ 舌下系带 ⎨ 左侧的静脉上
玉液 ⎭　　　　　　⎱ 右侧的静脉上

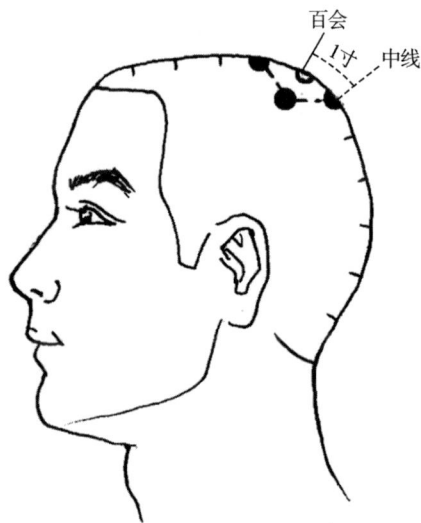

图 17-1

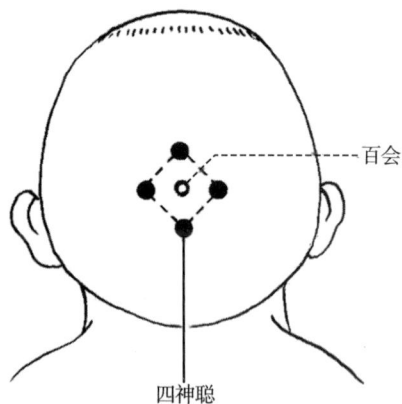

图 17-2

夹承浆	承浆穴左右各旁开 1 寸，共 2 穴
牵正	耳垂前 0.5～1 寸的压痛处
翳明	翳风后 1 寸
安眠	翳风与风池连线的中点处
颈百劳	第 7 颈椎棘突直上 2 寸，后正中线旁开 1 寸

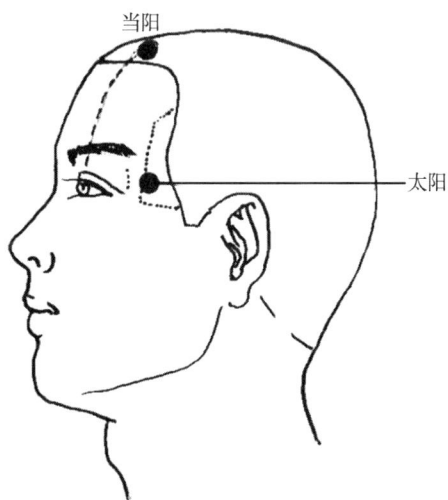

图 17-3

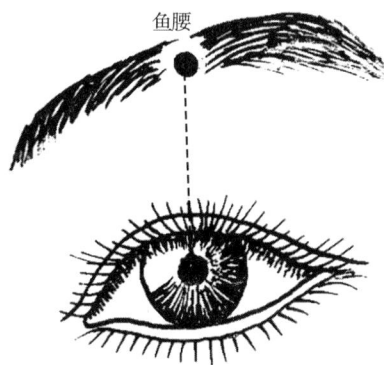

图 17-4

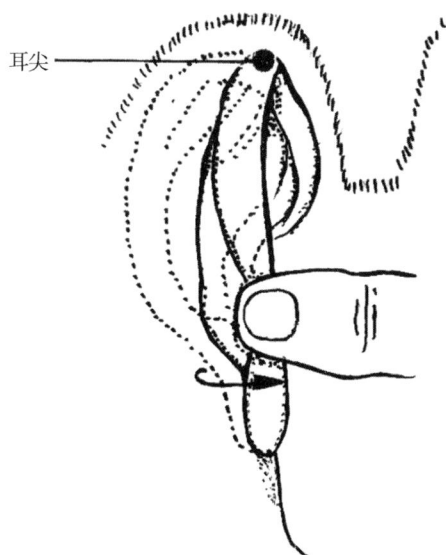

图 17-5

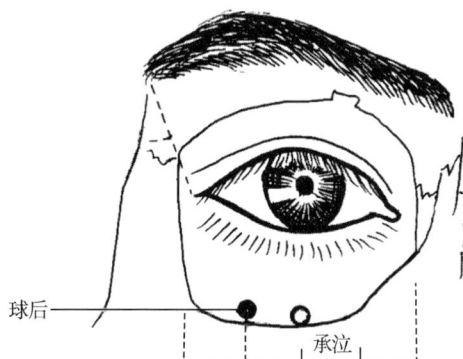

图 17-6

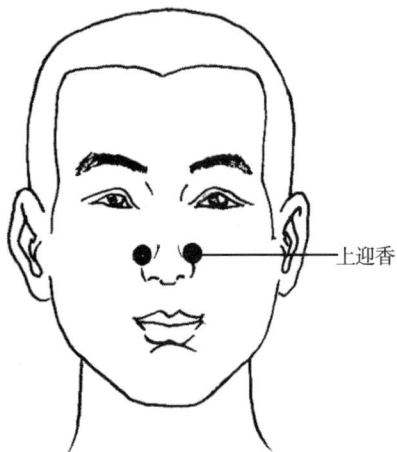

图 17-7

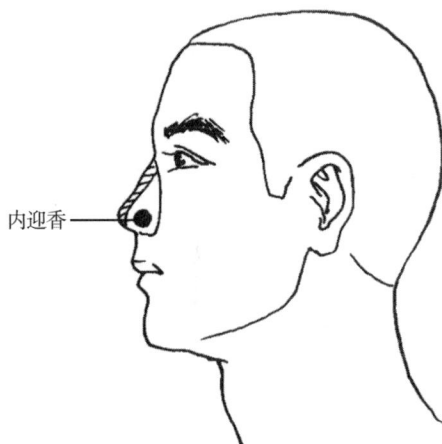

图 17-8

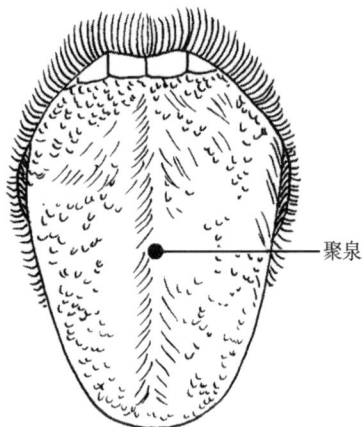

图 17-9

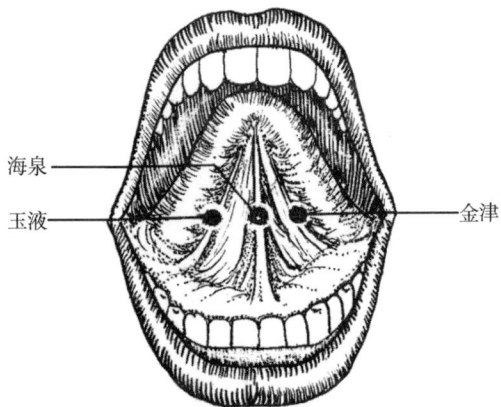

图 17-10

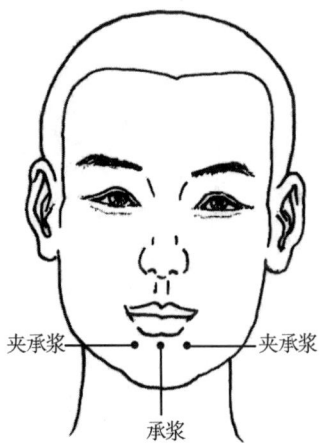

图 17-11

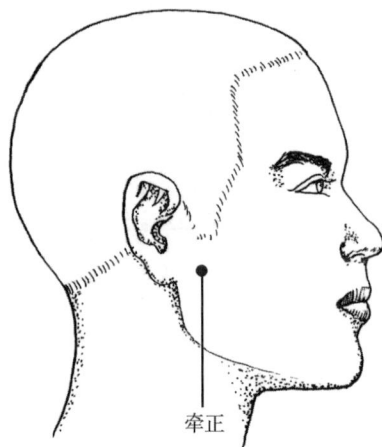

图 17-12

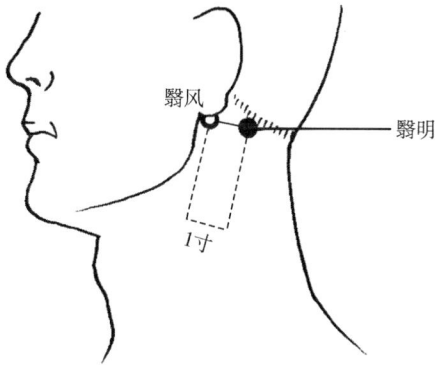

图 17-13

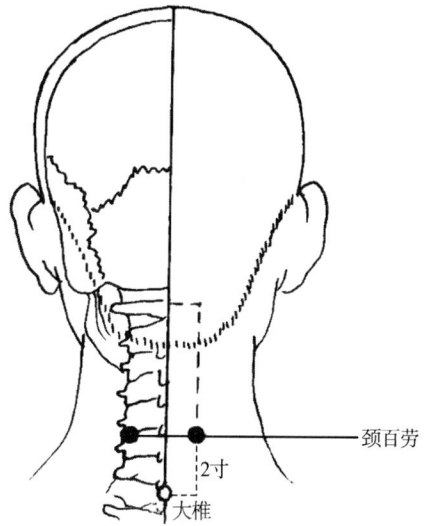

图 17-14

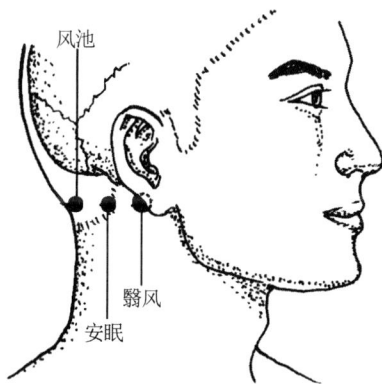

图 17-15

2. 腹部　见图 17-16、图 17-17。

子宫　　　　脐中下 4 寸，前正中线旁开 3 寸

三角灸　　　以患者两口角之间的长度为一边，作等边三角形，将顶角置于患者脐中
　　　　　　央，两底角处取穴，共 2 穴

3. 背部　见图 17-18 至图 17-24。

定喘　　　　第 7 颈椎棘突下，后正中线旁开 0.5 寸

夹脊　　　　第 1 胸椎至第 5 腰椎棘突下两侧，后正中线旁开 0.5 寸，一侧 17 穴

胃脘下俞　　第 8 胸椎棘突下，后正中线旁开 1.5 寸

痞根　　　　第 1 ⎫
　　　　　　　　⎬ 腰椎棘突下，后正中线旁开 3.5 寸
腰眼　　　　第 4 ⎭

下极俞　　第 3 腰椎棘突下

腰宜　　　第 4 腰椎棘突下，后正中线旁开 3 寸

十七椎　　第 5 腰椎棘突下

腰奇　　　尾骨端直上 2 寸，骶角之间凹陷中

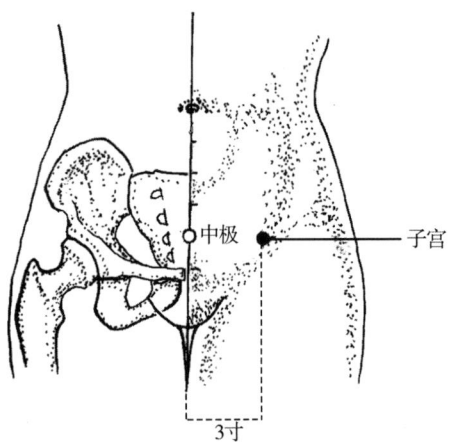

图 17-16

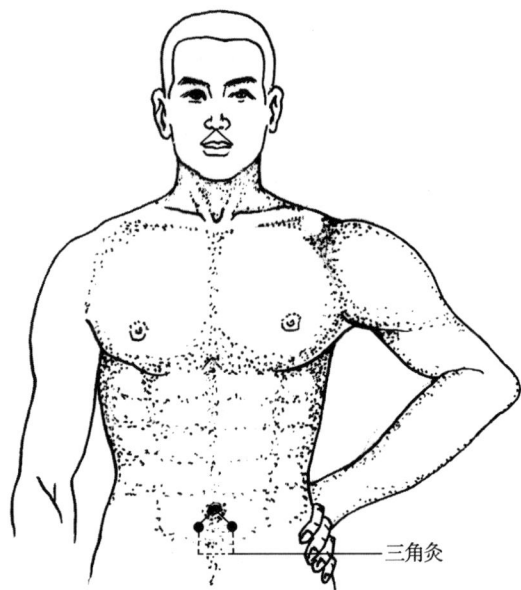

图 17-17

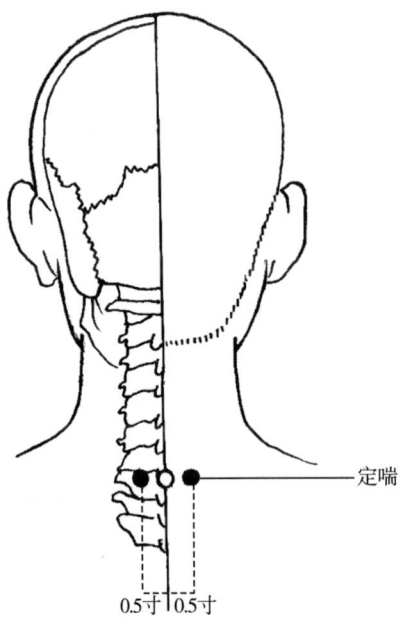

图 17-18

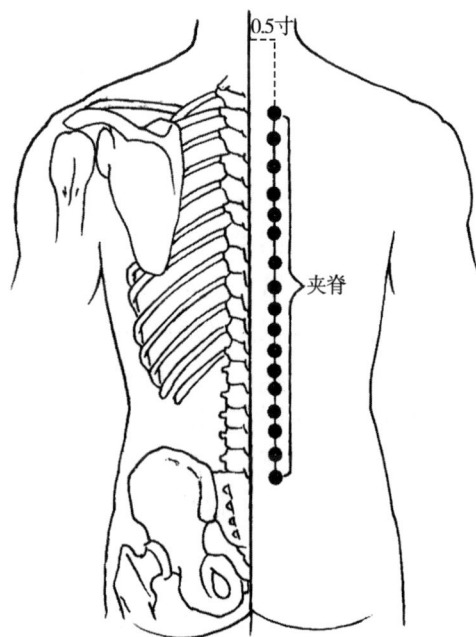

图 17-19

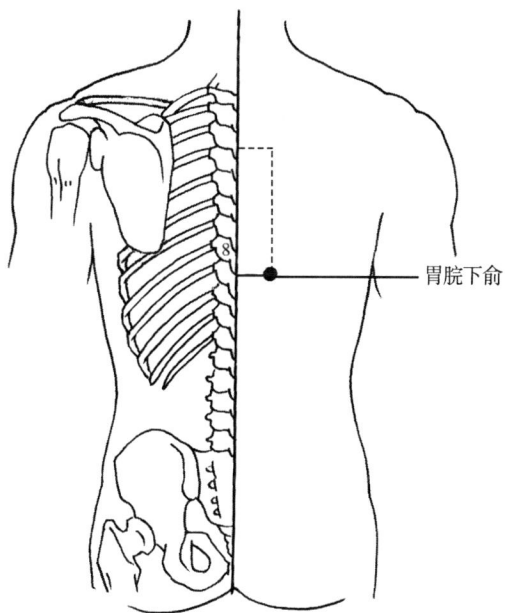

图 17-20

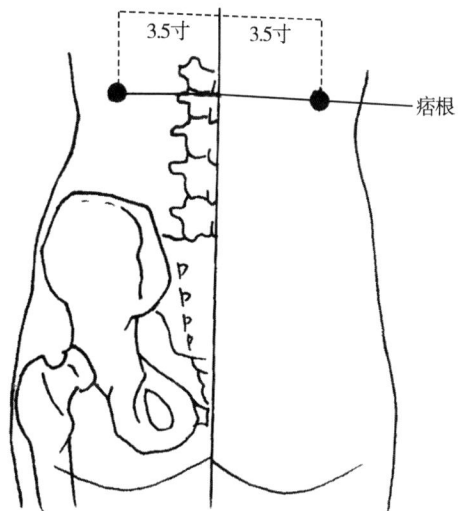

图 17-21

3.5寸　3.5寸

痞根

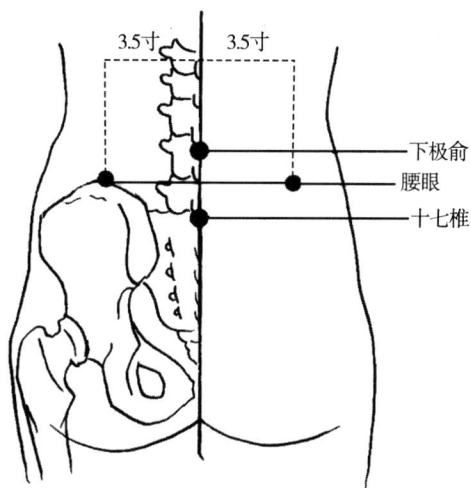

图 17-22

3.5寸　3.5寸

下极俞
腰眼
十七椎

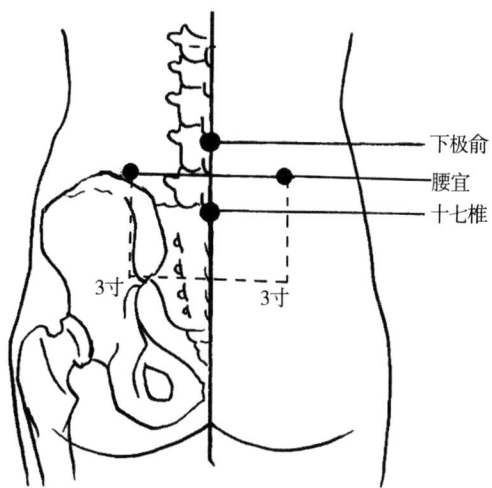

图 17-23

下极俞
腰宜
十七椎

3寸　3寸

胃脘下俞

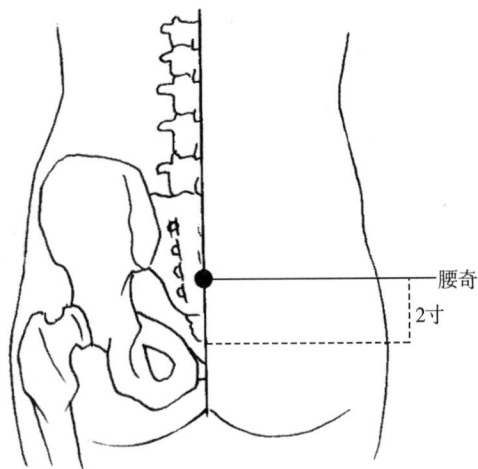

图 17-24

4. 上肢部　见图 17-25 至图 17-34。

肩前　　腋前皱襞顶端与肩髃（LI15）连线的中点

肘尖　　尺骨鹰嘴的尖端

二白　　腕掌侧远端横纹上 4 寸，桡侧腕屈肌腱的两侧，一肢 2 穴

中泉　　腕背侧远端横纹上，指总伸肌腱桡侧凹陷中

中魁　　　中指背面，近侧　　⎫

大骨空　　拇指背面　　　　　⎬　指间关节的中点处

小骨空　　小指背面，近侧　　⎭

四缝　　第 2～5 指掌面的近侧指间关节横纹的中央，一手 4 穴

十宣　　十指尖端，距指甲游离缘 0.1 寸，左右共 10 穴

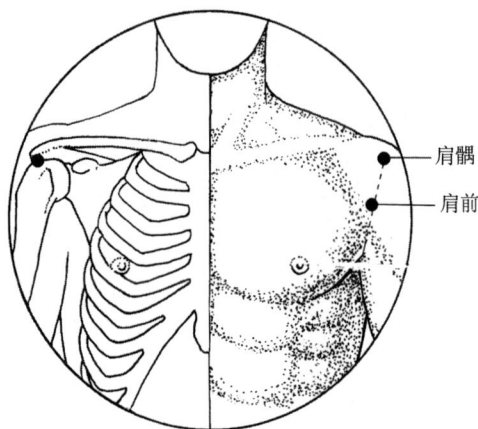

图 17-25

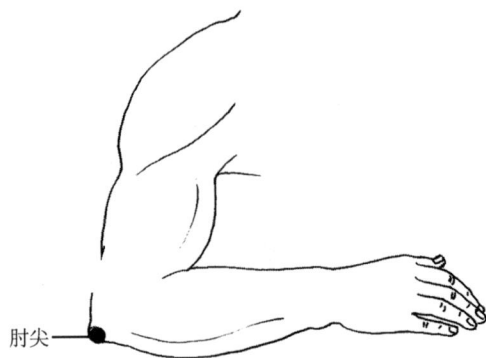

图 17-26

腰痛点　　第2、3掌骨间及第4、5掌骨间，腕背侧远端横纹与掌指关节的中点处，
　　　　　一手2穴

外劳宫　　手背第2、3掌骨间，掌指关节后0.5寸凹陷中

八邪　　　手背第1～5指间，指蹼缘后方赤白肉际处，左右共8穴

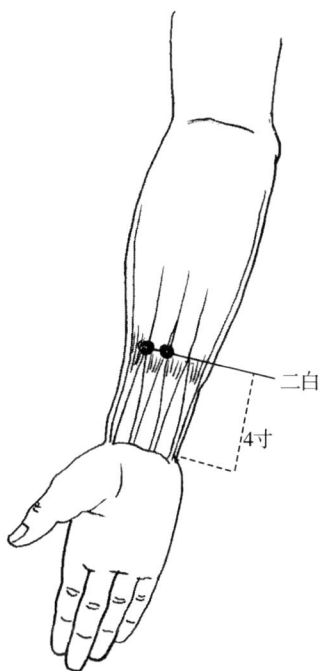

图 17-27

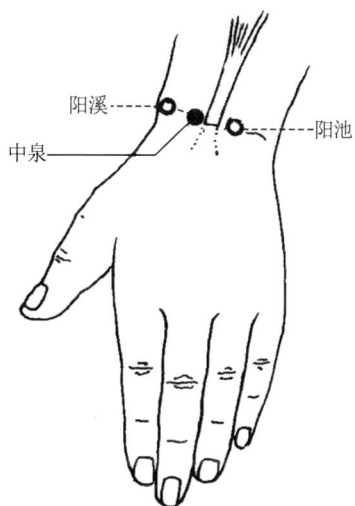

图 17-28

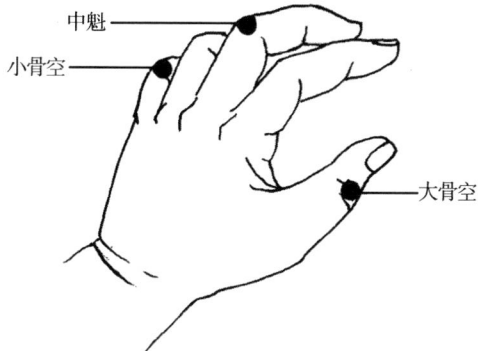

图 17-29

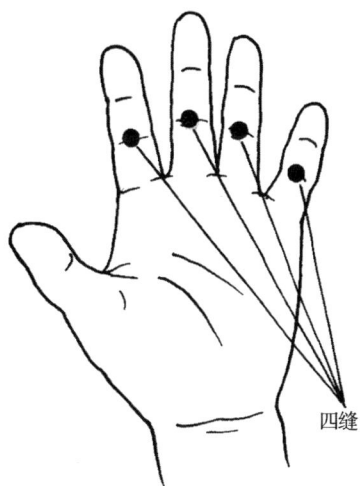

图 17-30

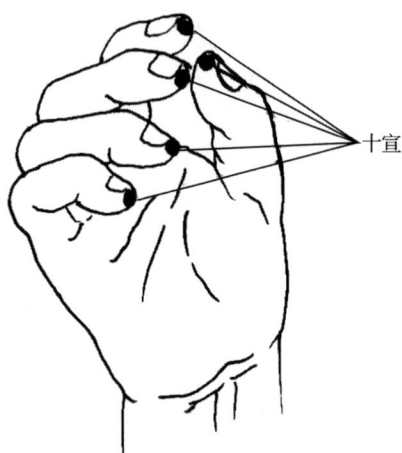

图 17-31

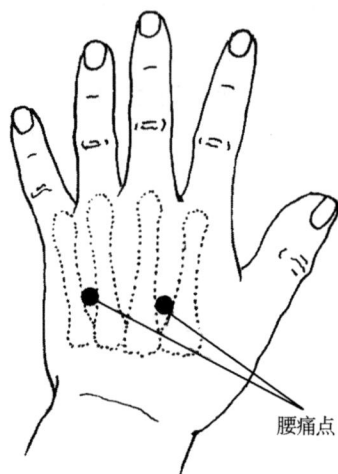

图 17-32

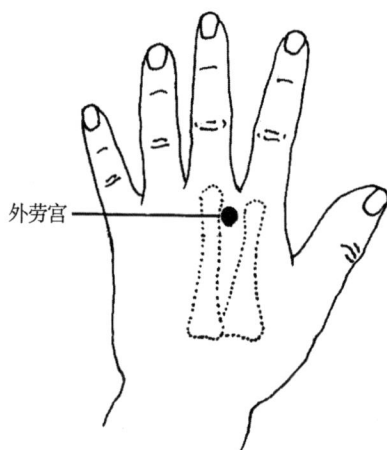

图 17-33

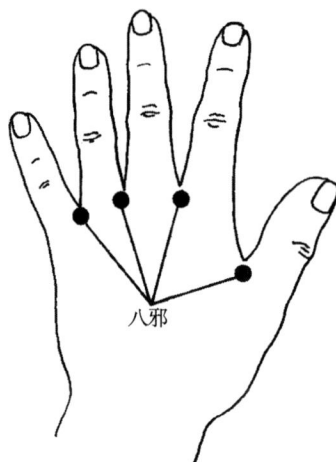

图 17-34

5. 下肢部　见图 17-35 至图 17-45。

髋骨	梁丘（ST34）两旁各 1.5 寸，一肢 2 穴
百虫窝	髌底内侧端上 3 寸
鹤顶	髌底中点的上方凹陷处
内膝眼	髌韧带内侧凹陷处的中央
胆囊	腓骨小头直下 2 寸
阑尾	髌韧带外侧凹陷下 5 寸，胫骨前嵴外一横指（中指）
内踝尖	内踝的最凸起处
外踝尖	外踝的最凸起处

八风　　　　足背第 1～5 趾间，趾蹼缘后方赤白肉际处，左右共 8 穴

独阴　　　　足底第 2 趾的跖侧远端趾间关节的中点

气端　　　　十趾端的中央，距趾甲游离缘 0.1 寸，左右共 10 穴

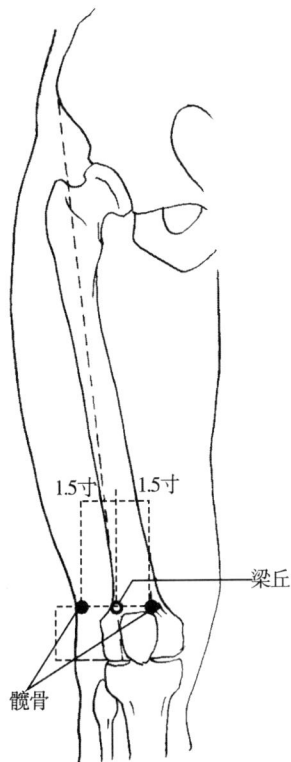

图 17-35

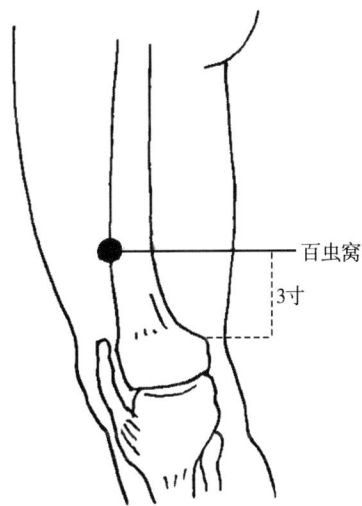

图 17-36

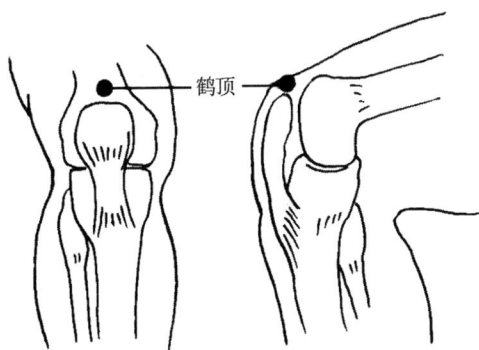

图 17-37

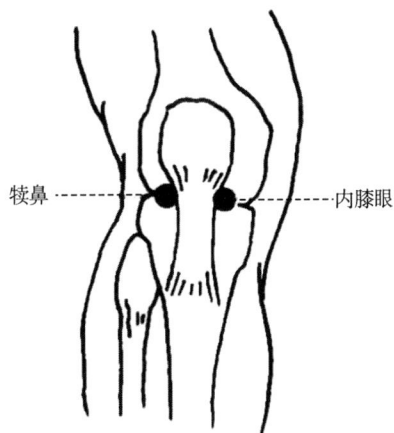

图 17-38

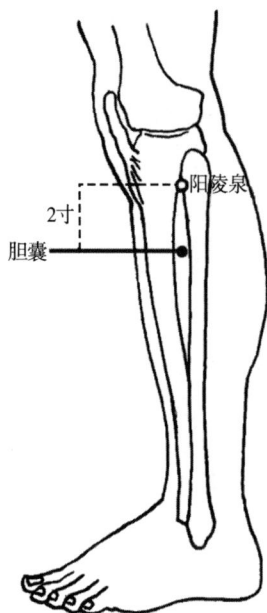

图 17-39

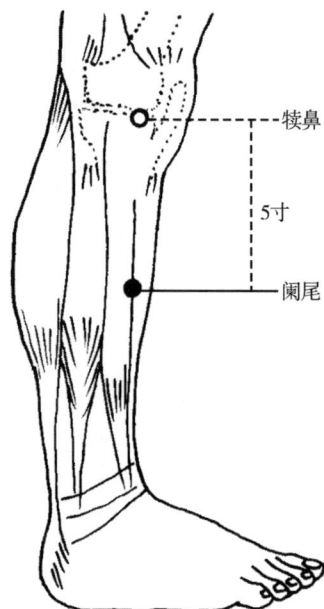

图 17-40

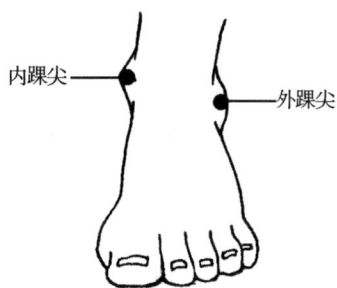

图 17-41

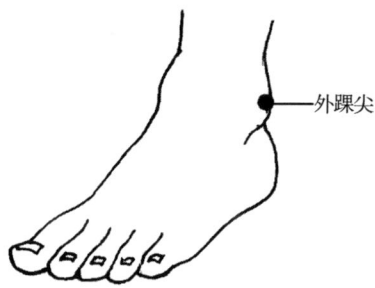

图 17-42

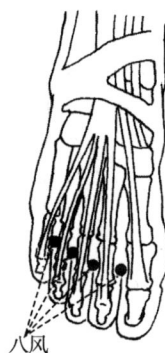

图 17-43

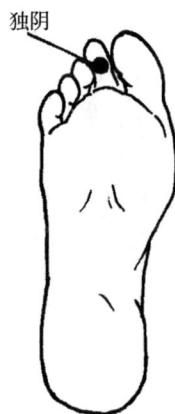

图 17-44

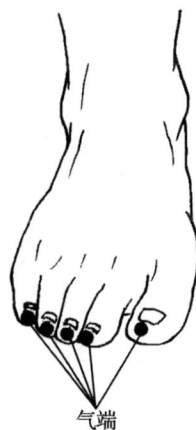

图 17-45

二、腧穴定位及取穴方法

1. 腧穴定位

穴位	国标定位	取穴要点
1. 四神聪[※] EX–HN1	在头部，百会（GV20）前后左右各旁开 1 寸，共 4 穴 注：后神聪在前、后发际正中连线的中点处，前顶（GV21）后 0.5 寸为前神聪	找准百会穴
2. 当阳 EX–HN2	在头部，瞳孔直上，前发际上 1 寸 注：头临泣（GB15）直上 0.5 寸，横平上星（GV23）	瞳孔直上
3. 鱼腰[※] EX–HN4	在头部，瞳孔直上，眉毛中	
4. 太阳[※] EX–HN5	在头部，眉梢与目外眦之间，向后约一横指的凹陷中 注：丝竹空（TE23）与瞳子髎（GB1）连线中点向外约一横指处	经丝竹空与瞳子髎做一连线，取其中点，再旁开一横指
5. 耳尖[※] EX–HN6	在耳区，在外耳轮的最高点	折耳向前时，耳郭上方的尖端处
6. 球后[※] EX–HN7	在面部，眶下缘外 1/4 与内 3/4 交界处 注：承泣（ST1）的稍外上方	①眼球与眶下缘之间； ②将眶下缘分为 4 等分，在外 1/4 与内 3/4 交界处

续表

穴位	国标定位	取穴要点
7. 上迎香[※] EX–HN8	在面部，鼻翼软骨与鼻甲的交界处，近鼻翼沟上端处	①找到鼻翼软骨的上方，与鼻甲的交界处； ②上迎香与内迎香内外相对
8. 内迎香[※] EX–HN9	在鼻孔内，鼻翼软骨与鼻甲交界的黏膜处 注：与上迎香（EX-HN8）相对处的鼻黏膜上	
9. 聚泉[※] EX–HN10	在口腔内，舌背正中缝的中点处	张口伸舌，找到舌背正中缝
10. 海泉[※] EX–HN11	在口腔内，舌下系带中点处	①张口伸舌，舌体向上卷曲 ②找到舌下系带
11. 金津[※] 玉液[※] EX–HN12， EX–HN13	在口腔内，舌下系带两侧的静脉上，左为金津，右为玉液	
12. 夹承浆	在面部，承浆穴左右各旁开1寸，共2穴	找准承浆穴

续表

穴位	国标定位	取穴要点
13. 牵正	在面部，耳垂前 0.5～1 寸的压痛处	通过耳垂的中心点画一条水平线，在此水平线上取穴
14. 翳明※ EX–HN14	在颈部，翳风（TE17）后 1 寸	找准翳风穴
15. 安眠	在颈部，翳风与风池连线的中点处	找准翳风穴和风池穴
16. 颈百劳※ EX–HN15	在颈部，第 7 颈椎棘突直上 2 寸，后正中线旁开 1 寸	低头，项后隆起最高且能随头部旋转而转动者即为第 7 颈椎棘突
17. 子宫※ EX–CA1	在下腹部，脐中下 4 寸，前正中线旁开 3 寸 注：胃经线与脾经线中间，横平中极（CV3）	找准位于脐中下 4 寸的中极穴
18. 三角灸	在下腹部，以患者两口角之间的长度为一边，作等边三角形，将顶角置于患者脐中央，两底角处取穴，共 2 穴	①量取患者两口角之间的长度； ②找到脐中央

续表

穴位	国标定位	取穴要点
19. 定喘 EX–B1	在脊柱区，横平第 7 颈椎棘突下，后正中线旁开 0.5 寸 注：大椎（GV14）旁开 0.5 寸	找准第 7 颈椎棘突
20. 夹脊※ EX–B2	在脊柱区，第 1 胸椎至第 5 腰椎棘突下两侧，后正中线旁开 0.5 寸，一侧 17 穴	清晰触摸到第 1 胸椎至第 5 腰椎棘突，其下旁开 0.5 寸取穴，与定喘取法类似
21. 胃脘下俞 EX–B3	在脊柱区，横平第 8 胸椎棘突下，后正中线旁开 1.5 寸 注：膈俞（BL17）与肝俞（BL18）中间	肩胛骨下角平第 7 胸椎棘突，再向下找到第 8 胸椎棘突下
22. 痞根 EX–B4	在腰区，横平第 1 腰椎棘突下，后正中线旁开 3.5 寸 注：肓门（BL51）外 0.5 寸	
23. 下极俞 EX–B5	在腰区，第 3 腰椎棘突下	先找到髂嵴最高点，横平第 4 腰椎棘突，再向上或向下找到相应棘突下凹陷
24. 腰宜 EX–B6	有腰区，横平第 4 腰椎棘突下，后正中线旁开 3 寸	

穴位	国标定位	取穴要点
25. 腰眼 EX-B7	在腰区，横平第 4 腰椎棘突下，后正中线旁开约 3.5 寸凹陷中 注：直立时，约横平腰阳关（GV3）两侧呈现的圆形凹陷中	先找到髂嵴最高点，横平第 4 腰椎棘突，再向上或向下找到相应棘突下凹陷
26. 十七椎[※] EX-B8	在腰区，第 5 腰椎棘突下凹陷中 注：腰阳关（GV3）下一个棘突	
27. 腰奇 EX-B9	在骶区，尾骨端直上 2 寸，骶角之间凹陷中	①两骶角之间凹陷中取穴； ②在尾骨端上 2 寸，腰俞（GV2）正下方
28. 肩前	在肩前区，腋前皱襞顶端与肩髃（LI15）连线的中点	①找到腋前皱襞顶端（腋前纹头端）； ②找准肩髃（LI15）
29. 肘尖[※] EX-UE1	在肘后区，尺骨鹰嘴的尖端	找准尺骨鹰嘴
30. 二白[※] EX-UE2	在前臂前区，腕掌侧远端横纹上 4 寸，桡侧腕屈肌腱的两侧，一肢 2 穴 注：屈腕，显现两条肌腱，其中一穴点在间使（PC5）后 1 寸两腱间，另一穴点在桡侧腕屈肌腱的桡侧	握拳微屈腕，前臂前区显现两条肌腱，其中靠桡侧的一条即为桡侧腕屈肌腱，在其两侧各取一个穴点，距离腕掌侧远端横纹皆为 4 寸

穴位	国标定位	取穴要点
31. 中泉 ※ EX–UE3	在前臂后区，腕背侧远端横纹上，指总伸肌腱桡侧的凹陷中 注：阳溪（LI5）与阳池（TE4）连线的中点处	伸腕时，在腕背侧远端横纹上找到指总伸肌腱
32. 中魁 ※ EX–UE4	在手指，中指背面，近侧指间关节的中点处	
33. 大骨空 ※ EX–UE5	在手指，拇指背面，指间关节的中点处	掌心向下，微握拳，找到相应手指的近侧指间关节
34. 小骨空 ※ EX–UE6	在手指，小指背面，近侧指间关节的中点处	
35. 腰痛点 ※ EX–UE7	在手背，第2、3掌骨间及第4、5掌骨间，腕背侧远端横纹与掌指关节的中点处，一手2穴	掌心向下，找到腕背侧远端横纹与掌指关节的中点
36. 外劳宫 ※ EX–UE8	在手背，第2、3掌骨间，掌指关节后0.5寸（指寸）凹陷中 注：与劳宫（PC8）前后相对	微握拳，找到手背第2、3掌指关节

穴位	国标定位	取穴要点
37. 八邪※ EX–UE9	在手背，第1～5指间，指蹼缘后方赤白肉际处，左右共8穴 注：微握拳，第1～5指间缝纹端凹陷中，其中4、5指间穴即液门	掌心向下，找到手背各指蹼缘后方赤白肉际处
38. 四缝※ EX–UE10	在手指，第2～5指掌面的近侧指间关节横纹的中央，一手4穴	掌心向上，伸指，找到第2～5指掌面的近侧指间关节横纹
39. 十宣※ EX–UE11	在手指，十指尖端，距指甲游离缘0.1寸（指寸），左右共10穴 注：其中中指尖端穴点即中冲（PC9）	掌心向上，十指微屈，在十指尖端
40. 髋骨※ EX–LE1	在股前区，梁丘（ST34）两旁各1.5寸，一肢2穴	找准梁丘穴
41. 鹤顶※ EX–LE2	在膝前区，髌底中点的上方凹陷中	屈膝，找准髌底的中点
42. 百虫窝※ EX–LE3	在股前区，髌底内侧端上3寸 注：屈膝，血海（SP10）上1寸	屈膝，找准髌底内侧端

续表

穴位	国标定位	取穴要点
43. 内膝眼 ※ EX–LE4	在膝部，髌韧带内侧凹陷处的中央 注：与犊鼻（ST35）内外相对	在髌尖与髌韧带内侧凹陷的中央处取穴，与犊鼻内外相对
44. 胆囊 ※ EX–LE6	在小腿外侧，腓骨小头直下 2 寸	找准腓骨小头
45. 阑尾 ※ EX–LE7	在小腿外侧，髌韧带外侧凹陷下 5 寸，胫骨前嵴外一横指（中指） 注：上巨虚（ST37）上 1 寸	在犊鼻与解溪的连线上，犊鼻下 5 寸
46. 内踝尖 ※ EX–LE8	在踝区，内踝的最凸起处	找准内踝的最高点
47. 外踝尖 ※ EX–LE9	在踝区，外踝的最凸起处	找准外踝的最高点
48. 八风 ※ EX–LE10	在足背，第 1～5 趾间，趾蹼缘后方赤白肉际处，左右共 8 穴 注：其中 1、2，2、3，4、5 趾间穴点即行间（LR2）、内庭（ST44）、侠溪（GB43）	找到足背各趾蹼缘后方赤白肉际处，类似八邪的取法

续表

穴位	国标定位	取穴要点
49. 独阴 [※] EX–LE11	在足底，第2趾的跖侧远端趾间关节的中点	找准足底第2趾的远端趾间关节
50. 气端 [※] EX–LE12	在足趾，十趾端的中央，距趾甲游离缘0.1寸（指寸），左右共10穴	在十趾的尖端，类似十宣的取法

2. 取穴方法

（1）常规取穴方法：扫描上表中腧穴名称下的二维码，观看腧穴定取方法的视频。

（2）特殊取穴方法

①八邪——手背第1～5指间缝纹端处取穴，左右共8穴（图17-46）

②八风——足背第1～5趾间缝纹端处取穴，左右共8穴（图17-47）

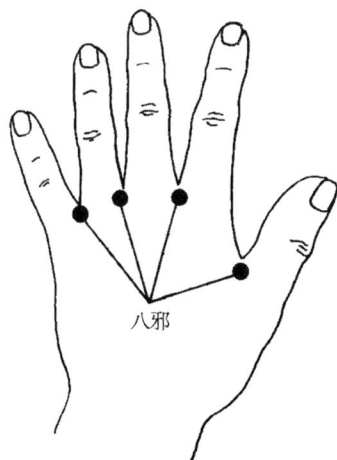

图 17-46　八邪的特殊取穴

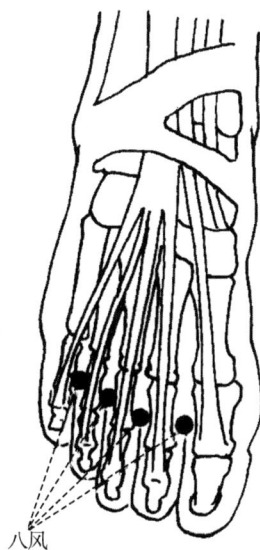

图 17-47　八风的特殊取穴

附 录 ▷▷▷▷
·····················

一、分部腧穴

1. 头部腧穴

（1）前头部

前头部
- 督脉
  - 百会　前发际正中直上 5 寸
  - 前顶　前发际正中直上 3.5 寸
  - 囟会　前发际正中直上 2 寸
  - 上星　前发际正中直上 1 寸
  - 神庭　前发际正中直上 0.5 寸
- 足太阳膀胱经
  - 眉冲　额切迹直上入发际 0.5 寸
  - 曲差　前发际正中直上 0.5 寸，旁开 1.5 寸
  - 五处　前发际正中直上 1 寸，旁开 1.5 寸
  - 承光　前发际正中直上 2.5 寸，旁开 1.5 寸
  - 通天　前发际正中直上 4 寸，旁开 1.5 寸
  - 络却　前发际正中直上 5.5 寸，旁开 1.5 寸
- 足少阳胆经
  - 本神　前发际上 0.5 寸，头正中线旁开 3 寸
  - 头临泣　前发际上 0.5 寸，瞳孔直上
  - 目窗　前发际上 1.5 寸，瞳孔直上
  - 正营　前发际上 2.5 寸，瞳孔直上
  - 承灵　前发际上 4 寸，瞳孔直上

（2）后头部

后头部
- 督脉
  - 哑门 在颈后区，第 2 颈椎棘突上际凹陷中，后正中线上
  - 风府 在颈后区，枕外隆凸直下，两侧斜方肌之间凹陷中
  - 脑户 枕外隆凸的上缘凹陷中
  - 强间 后发际正中直上 4 寸
  - 后顶 后发际正中直上 5.5 寸
- 足太阳膀胱经
  - 玉枕 横平枕外隆凸上缘，后发际正中旁开 1.3 寸
  - 天柱 横平第 2 颈椎棘突上际，斜方肌外缘凹陷中
- 足少阳胆经
  - 脑空 横平枕外隆凸的上缘，风池直上
  - 风池 枕骨之下，胸锁乳突肌上端与斜方肌上端之间的凹陷中

（3）侧头部

侧头部
- 足少阳胆经
  - 颔厌 从头维至曲鬓的弧形连线的上 1/4 与下 3/4 的交点处
  - 悬颅 从头维至曲鬓的弧形连线的中点处
  - 悬厘 从头维至曲鬓的弧形连线的上 3/4 与下 1/4 的交点处
  - 曲鬓 耳前鬓角发际后缘与耳尖水平线的交点处
  - 率谷 耳尖直上入发际 1.5 寸
  - 天冲 耳根后缘直上，入发际 2 寸
  - 浮白 从天冲至完骨的弧形连线的上 1/3 与下 2/3 交点处
  - 头窍阴 阴从天冲到完骨的弧形连线的上 2/3 与下 1/3 交点处
  - 完骨 耳后乳突的后下方凹陷中
- 手少阳三焦经
  - 翳风 耳垂后方，乳突下端前方凹陷中
  - 瘈脉 角孙与翳风沿耳轮弧形连线的上 2/3 与下 1/3 的交点处
  - 颅息 角孙与翳风沿耳轮弧形连线的上 1/3 与下 2/3 的交点处
  - 角孙 耳尖正对发际处

（4）入发际 0.5 寸

$$
\text{入发际 0.5 寸}
\begin{cases}
\text{神庭〔督〕} & \text{前发际正中直上 0.5 寸} \\
\text{眉冲〔膀胱〕} & \text{额切迹直上入发际 0.5 寸} \\
\text{曲差〔膀胱〕} & \text{前发际正中直上 0.5 寸，旁开 1.5 寸} \\
\text{头临泣〔胆〕} & \text{前发际上 0.5 寸，瞳孔直上} \\
\text{本神〔胆〕} & \text{前发际上 0.5 寸，头正中线旁开 3 寸} \\
\text{头维〔胃〕} & \text{额角发际直上 0.5 寸，头正中线旁开 4.5 寸}
\end{cases}
$$

（5）横平枕外隆凸上缘

$$
\text{横平枕外隆凸上缘}
\begin{cases}
\text{玉枕〔膀胱〕} & \text{横平枕外隆凸上缘，后发际正中旁开 1.3 寸} \\
\text{脑空〔胆〕} & \text{横平枕外隆凸上缘，风池直上} \\
\text{脑户〔督〕} & \text{枕外隆凸的上缘凹陷中}
\end{cases}
$$

2. 面部腧穴

（1）面部

面部	额头	阳白［胆］	眉上 1 寸，瞳孔直上
	眉毛	印堂［督］	两眉毛内侧端中间的凹陷中
		攒竹［膀胱］	眉头凹陷中，额切迹处
		鱼腰［奇］	瞳孔直上，眉毛中
		丝竹空［三焦］	眉梢凹陷中
	眼周	睛明［膀胱］	目内眦内上方眶内侧壁凹陷中
		承泣［胃］	眼球与眶下缘之间，瞳孔直下
		瞳子髎［胆］	目外眦外侧 0.5 寸凹陷中
		太阳［奇］	眉梢与目外眦之间，向后约一横指的凹陷中
	鼻周	迎香［大肠］	鼻翼外缘中点旁，鼻唇沟中
		口禾髎［大肠］	横平人中沟上 1/3 与下 2/3 交点，鼻孔外缘直下
		素髎［督］	鼻尖的正中央
		水沟［督］	人中沟的上 1/3 与中 1/3 交点处
	颧骨	四白［胃］	眶下孔处
		巨髎［胃］	横平鼻翼下缘，瞳孔直下
		颧髎［小肠］	颧骨下缘，目外眦直下的凹陷中
		上关［胆］	颧弓上缘中央凹陷中
		下关［胃］	颧弓下缘中央与下颌切迹之间凹陷中
	耳前	耳门［三焦］	耳屏上切迹与下颌骨髁突之间的凹陷中
		听宫［小肠］	耳屏正中与下颌骨髁突之间的凹陷中
		听会［胆］	耳屏间切迹与下颌骨髁突之间的凹陷中
	面颊	大迎［胃］	下颌角前方，咬肌附着部的前缘凹陷中，面动脉搏动处
		颊车［胃］	下颌角前上方一横指 (中指)
	口周	地仓［胃］	口角旁开 0.4 寸 (指寸)
		承浆［任］	颏唇沟的正中凹陷处

（2）面正中线

```
                    ┌─ 印堂      两眉毛内侧端中间的凹陷中
                    ├─ 素髎      鼻尖的正中央
            ┌─ 督脉 ─┤─ 水沟      人中沟的上 1/3 与中 1/3 交点处
            │       ├─ 兑端      上唇结节的中点
  面正中线 ─┤       └─ 龈交      在上唇内，上唇系带与上牙龈的交点
            │
            └─ 任脉 ─ 承浆      颏唇沟的正中凹陷处
```

（3）瞳孔垂直线

```
          ┌─ 直上 ─┬─ 阳白〔胆〕   眉上 1 寸，瞳孔直上
          │        └─ 鱼腰〔奇〕   瞳孔直上，眉毛中
          │
  瞳孔 ────┤        ┌─ 承泣〔胃〕   眼球与眶下缘之间，瞳孔直下
          │        ├─ 四白〔胃〕   眶下孔处
          └─ 直下 ─┤─ 巨髎〔胃〕   横平鼻翼下缘，瞳孔直下
                   └─ 地仓〔胃〕   口角旁开 0.4 寸 ( 指寸 )
```

3. 颈部腧穴

```
         ┌─ 横平 ─┬─ 人迎〔胃〕    横平喉结，胸锁乳突肌前缘，颈总动脉搏动处
         │   喉结 ├─ 扶突〔大肠〕   横平喉结，胸锁乳突肌前、后缘中间
         │        └─ 天窗〔小肠〕   横平喉结，胸锁乳突肌的后缘
         │
         │  横平环 ─┬─ 水突〔胃〕    横平环状软骨，胸锁乳突肌前缘
         │  状软骨  └─ 天鼎〔大肠〕   横平环状软骨，胸锁乳突肌后缘
         │
  颈部 ──┤  横平 ─┬─ 天容〔小肠〕   下颌角后方，胸锁乳突肌的前缘凹陷中
         │  下颌角 └─ 天牖〔三焦〕   横平下颌角，胸锁乳突肌的后缘凹陷中
         │
         │        ┌─ 气舍〔胃〕    锁骨上小窝，锁骨胸骨端上缘，胸锁乳突肌胸
         │        │               骨头与锁骨头中间的凹陷中
         └─ 其他 ─┤─ 缺盆〔胃〕    锁骨上大窝，锁骨上缘凹陷中，前正中线旁开
                  │               4 寸
                  ├─ 天突〔任〕    在颈前区，胸骨上窝中央，前正中线上
                  └─ 廉泉〔任〕    在颈前区，喉结上方，舌骨上缘凹陷中，前正
                                  中线上
```

4. 躯干腧穴

（1）躯干背面

棘突下	督脉	足太阳膀胱经（后正中线旁开1.5寸）	足太阳膀胱经（后正中线旁开3寸）
胸部			
T1	陶道	大杼	
T2		风门	附分
T3	身柱	肺俞	魄户
T4		厥阴俞	膏肓
T5	神道	心俞	神堂
T6	灵台	督俞	譩譆
T7	至阳	膈俞	膈关
T8			
T9	筋缩	肝俞	魂门
T10	中枢	胆俞	阳纲
T11	脊中	脾俞	意舍
T12		胃俞	胃仓
腰部			
L1	悬枢	三焦俞	肓门
L2	命门	肾俞	志室
L3		气海俞	
L4	腰阳关	大肠俞	
L5		关元俞	
骶部			
S1		小肠俞	
S2		膀胱俞	胞肓
S3		中膂俞	
S4		白环俞	秩边

骶区穴位补充：

穴位	定位
上髎［膀胱］	正对第1骶后孔中
次髎［膀胱］	正对第2骶后孔中
中髎［膀胱］	正对第3骶后孔中
下髎［膀胱］	正对第4骶后孔中
会阳［膀胱］	尾骨端旁开0.5寸
腰俞［督］	正对骶管裂孔，后正中线上

备注：T：胸椎　L：腰椎　S：骶椎

（2）躯干腹面

躯干腹面	胸部		任脉 （前正中线）	足少阴肾经 （旁开 2 寸）	足阳明胃经 （旁开 4 寸）	足太阴脾经 （旁开 6 寸）
		锁骨下		俞府	气户	
		第 1 肋间隙	华盖	彧中	库房	
		第 2 肋间隙	紫宫	神藏	屋翳	周荣
		第 3 肋间隙	玉堂	灵墟	膺窗	胸乡
		第 4 肋间隙	膻中	神封	乳中	天溪
		第 5 肋间隙	中庭	步廊	乳根	食窦

			任脉 （前正中线）	足少阴肾经 （旁开 0.5 寸）	足阳明胃经 （旁开 2 寸）	足太阴脾经 （旁开 4 寸）
	腹部	脐上 6 寸	巨阙	幽门	不容	
		脐上 5 寸	上脘	腹通谷	承满	
		脐上 4 寸	中脘	阴都	梁门	
		脐上 3 寸	建里	石关	关门	腹哀
		脐上 2 寸	下脘	商曲	太乙	
		脐上 1 寸	水分		滑肉门	
		平脐	神阙	肓俞	天枢	大横
		脐下 1 寸	阴交	中注	外陵	
		脐下 1.3 寸				腹结
		脐下 1.5 寸	气海			
		脐下 2 寸	石门	四满	大巨	
		脐下 3 寸	关元	气穴	水道	
		脐下 4 寸	中极	大赫	归来	
		脐下 4.3 寸				府舍
		脐下 5 寸	曲骨	横骨	气冲	

补充

璇玑［任］：在胸部，胸骨上窝下 1 寸，前正中线上。

鸠尾［任］：在上腹部，剑胸结合下 1 寸，前正中线上。

（3）躯干侧面

躯干侧面 ┬ 足厥阴肝经 ┬ 章门　　第 11 肋游离端的下际
　　　　　　　　　　　└ 期门　　第 6 肋间隙，前正中线旁开 4 寸

　　　　　├ 足少阳胆经 ┬ 渊腋　　第 4 肋间隙中，腋中线上
　　　　　　　　　　　├ 辄筋　　第 4 肋间隙中，腋中线前 1 寸
　　　　　　　　　　　├ 日月　　第 7 肋间隙中，前正中线旁开 4 寸
　　　　　　　　　　　├ 京门　　第 12 肋骨游离端的下际
　　　　　　　　　　　├ 带脉　　第 11 肋骨游离端垂线与脐水平线的交点上
　　　　　　　　　　　├ 五枢　　横平脐下 3 寸，髂前上棘内侧
　　　　　　　　　　　├ 维道　　髂前上棘内下 0.5 寸
　　　　　　　　　　　├ 居髎　　在臀区，髂前上棘与股骨大转子最凸点连线的中点处
　　　　　　　　　　　└ 环跳　　在臀区，股骨大转子最凸点与骶管裂孔连线的外 1/3 与内 2/3 交点处

　　　　　└ 足太阴脾经 ─ 大包　　第 6 肋间隙，在腋中线上

5. 上肢腧穴

（1）手

① 指端

指端 ┬ 少商［肺］　　拇指末节桡侧，指甲根角侧上方 0.1 寸
　　　├ 商阳［大肠］　食指末节桡侧，指甲根角侧上方 0.1 寸
　　　├ 中冲［心包］　中指末端最高点
　　　├ 关冲［三焦］　第 4 指末节尺侧，指甲根角侧上方 0.1 寸
　　　├ 少冲［心］　　小指末节桡侧，指甲根角侧上方 0.1 寸
　　　└ 少泽［小肠］　小指末节尺侧，指甲根角侧上方 0.1 寸

② 掌指关节

掌指关节 ┬ 手掌 ┬ 鱼际［肺］　　第 1 掌骨桡侧中点赤白肉际处
　　　　　　　　├ 劳宫［心包］　横平第 3 掌指关节近端，第 2、3 掌骨之间偏于第 3 掌骨
　　　　　　　　└ 少府［心］　　横平第 5 掌指关节近端，第 4、5 掌骨之间

　　　　　└ 手背 ┬ 二间［大肠］　第 2 掌指关节桡侧远端赤白肉际处
　　　　　　　　　├ 三间［大肠］　第 2 掌指关节桡侧近端凹陷中
　　　　　　　　　├ 液门［三焦］　第 4、5 指间，指蹼缘上方赤白肉际凹陷中
　　　　　　　　　├ 中渚［三焦］　第 4、5 掌骨间，第 4 掌指关节近端凹陷中
　　　　　　　　　├ 前谷［小肠］　第 5 掌指关节尺侧远端赤白肉际凹陷中
　　　　　　　　　└ 后溪［小肠］　第 5 掌指关节尺侧近端赤白肉际凹陷中

③ 腕部

腕部	**掌侧**	太渊［肺］	腕掌侧远端横纹桡侧，桡骨茎突与舟状骨之间，拇长展肌腱尺侧凹陷中
		大陵［心包］	腕掌侧远端横纹中，掌长肌腱与桡侧腕屈肌腱之间
		神门［心］	腕掌侧远端横纹尺侧端，尺侧腕屈肌腱的桡侧缘
	背侧	阳溪［大肠］	腕背侧远端横纹桡侧，桡骨茎突远端，解剖学"鼻烟窝"凹陷中
		阳池［三焦］	腕背侧远端横纹上，指伸肌腱的尺侧缘凹陷中
		腕骨［小肠］	第5掌骨底与三角骨之间的赤白肉际凹陷中
		阳谷［小肠］	尺骨茎突与三角骨之间的凹陷中

（2）前臂

前臂	**掌侧**	经渠［肺］	腕掌侧远端横纹上1寸，桡骨茎突与桡动脉之间
		列缺［肺］	腕掌侧远端横纹上1.5寸，拇短伸肌腱与拇长展肌腱之间，拇长展肌腱沟的凹陷中
		孔最［肺］	腕掌侧远端横纹上7寸，尺泽与太渊连线上
		内关［心包］	腕掌侧远端横纹上2寸，掌长肌腱与桡侧腕屈肌腱之间
		间使［心包］	腕掌侧远端横纹上3寸，掌长肌腱与桡侧腕屈肌腱之间
		郄门［心包］	腕掌侧远端横纹上5寸，掌长肌腱与桡侧腕屈肌腱之间
		阴郄［心］	腕掌侧远端横纹上0.5寸，尺侧腕屈肌腱的桡侧缘
		通里［心］	腕掌侧远端横纹上1寸，尺侧腕屈肌腱的桡侧缘
		灵道［心］	腕掌侧远端横纹上1.5寸，尺侧腕屈肌腱的桡侧缘
	背侧	偏历［大肠］	腕背侧远端横纹上3寸，阳溪与曲池连线上
		温溜［大肠］	腕背侧远端横纹上5寸，阳溪与曲池连线上
		下廉［大肠］	肘横纹下4寸，阳溪与曲池连线上
		上廉［大肠］	肘横纹下3寸，阳溪与曲池连线上
		手三里［大肠］	肘横纹下2寸，阳溪与曲池连线上
		外关［三焦］	腕背侧远端横纹上2寸，尺骨与桡骨间隙中点
		支沟［三焦］	腕背侧远端横纹上3寸，尺骨与桡骨间隙中点
		会宗［三焦］	腕背侧远端横纹上3寸，尺骨的桡侧缘
		三阳络［三焦］	腕背侧远端横纹上4寸，尺骨与桡骨间隙中点
		四渎［三焦］	肘尖下5寸，尺骨与桡骨间隙中点
		养老［小肠］	腕背横纹上1寸，尺骨头桡侧凹陷中
		支正［小肠］	腕背侧远端横纹上5寸，尺骨尺侧与尺侧腕屈肌之间

（3）肘部

肘关节
├─ 曲池［大肠］　尺泽与肱骨外上髁连线的中点处
├─ 尺泽［肺］　肘横纹上，肱二头肌腱桡侧缘凹陷中
├─ 曲泽［心包］　肘横纹上，肱二头肌腱的尺侧缘凹陷中
├─ 少海［心］　横平肘横纹，肱骨内上髁前缘
├─ 小海［小肠］　尺骨鹰嘴与肱骨内上髁之间凹陷处
└─ 天井［三焦］　肘尖上1寸凹陷中

（4）上臂

上臂

后侧
├─ 肘髎［大肠］　肱骨外上髁上缘，髁上嵴的前缘
├─ 手五里［大肠］　肘横纹上3寸，曲池与肩髃连线上
├─ 臂臑［大肠］　曲池上7寸，三角肌前缘处
├─ 肩髃［大肠］　在三角肌区，肩峰外侧缘前端与肱骨大结节两骨间凹陷中
├─ 清冷渊［三焦］　肘尖与肩峰角连线上，肘尖上2寸
├─ 消泺［三焦］　肘尖与肩峰角连线上，肘尖上5寸
├─ 臑会［三焦］　肩峰角下3寸，三角肌的后下缘
└─ 肩髎［三焦］　肩峰角与肱骨大结节两骨间凹陷中

前侧
├─ 侠白［肺］　腋前纹头下4寸，肱二头肌桡侧缘处
├─ 天府［肺］　腋前纹头下3寸，肱二头肌桡侧缘处
├─ 天泉［心包］　腋前纹头下2寸，肱二头肌的长、短头之间
├─ 青灵［心］　肘横纹上3寸，肱二头肌的内侧沟中
└─ 极泉［心］　在腋区，腋窝中央，腋动脉搏动处

（5）肩部（三角肌区和肩胛区）

三角肌区
├─ 肩髃［大肠］　在三角肌区，肩峰外侧缘前端与肱骨大结节两骨间凹陷中
├─ 肩髎［三焦］　在三角肌区，肩峰角与肱骨大结节两骨间凹陷中
├─ 臂臑［大肠］　曲池上7寸，三角肌前缘处
└─ 臑会［三焦］　肩峰角下3寸，三角肌的后下缘

肩胛区
├─ 肩贞［小肠］　肩关节后下方，腋后纹头直上1寸
├─ 臑俞［小肠］　腋后纹头直上，肩胛冈下缘凹陷中
├─ 天宗［小肠］　肩胛冈中点与肩胛骨下角连线的上1/3与下2/3交点凹陷中
├─ 秉风［小肠］　肩胛冈中点上方冈上窝中
├─ 曲垣［小肠］　肩胛冈内侧端上缘凹陷中
├─ 巨骨［大肠］　锁骨肩峰端与肩胛冈之间凹陷中
├─ 天髎［三焦］　肩胛骨上角骨际凹陷中
└─ 肩井［胆］　第7颈椎棘突与肩峰最外侧点连线的中点

6. 下肢腧穴

（1）足部

① 趾端

趾端
- 隐白［脾］　　大趾末节内侧，趾甲根角侧后方 0.1 寸
- 大敦［肝］　　大趾末节外侧，趾甲根角侧后方 0.1 寸
- 厉兑［胃］　　第 2 趾末节外侧，趾甲根角侧后方 0.1 寸
- 足窍阴［胆］　第 4 趾末节外侧，趾甲根角侧后方 0.1 寸
- 至阴［膀胱］　小趾末节外侧，趾甲根角侧后方 0.1 寸

② 跖趾关节

跖趾关节

足太阴脾经
- 大都　　第 1 跖趾关节远端赤白肉际凹陷中
- 太白　　第 1 跖趾关节近端赤白肉际凹陷中
- 公孙　　第 1 跖骨底的前下缘赤白肉际处

足厥阴肝经
- 行间　　足背第 1、2 趾之间，趾蹼缘的后方赤白肉际处
- 太冲　　足背第 1、2 跖骨间，跖骨底结合部前方凹陷中，或触及动脉搏动

足阳明胃经
- 内庭　　足背第 2、3 趾间，趾蹼缘后方赤白肉际处
- 陷谷　　足背第 2、3 跖骨间，第 2 跖趾关节近端凹陷中
- 冲阳　　足背第 2 跖骨基底部与中间楔状骨关节处，可触及足背动脉

足少阳胆经
- 侠溪　　足背第 4、5 跖间，趾蹼缘后方赤白肉际处
- 地五会　足背第 4、5 跖骨间，第 4 跖趾关节近端凹陷中
- 足临泣　足背第 4、5 跖骨底结合部的前方，第 5 趾长伸肌腱外侧凹陷中

足太阳膀胱经
- 足通谷　第 5 跖趾关节的远端，赤白肉际处
- 束骨　　第 5 跖趾关节的近端，赤白肉际处
- 京骨　　第 5 跖骨关节粗隆前下方，赤白肉际处
- 金门　　外踝前缘直下，第 5 跖骨粗隆后方，骰骨下缘凹陷中

足少阴肾经
- 涌泉　　屈足卷趾时足心最凹陷中
- 然谷　　足舟骨粗隆下方，赤白肉际处

③ 踝部

踝部
- 内踝
  - 商丘［脾］ 内踝前下方，舟骨粗隆与内踝尖连线中点凹陷中
  - 太溪［肾］ 内踝尖与跟腱之间的凹陷中
  - 大钟［肾］ 内踝后下方，跟骨上缘，跟腱附着部前缘凹陷中
  - 水泉［肾］ 太溪直下 1 寸，跟骨结节内侧凹陷中
  - 照海［肾］ 内踝尖下 1 寸，内踝下缘边际凹陷中
- 外踝
  - 昆仑［膀胱］ 外踝尖与跟腱之间的凹陷中
  - 仆参［膀胱］ 昆仑直下，跟骨外侧，赤白肉际处
  - 申脉［膀胱］ 外踝尖直下，外踝下缘与跟骨之间凹陷中
- 踝关节前面
  - 中封［肝］ 内踝前，胫骨前肌肌腱的内侧缘凹陷中
  - 解溪［胃］ 踝关节前面中央凹陷中，当拇长伸肌腱与趾长伸肌腱之间
  - 丘墟［胆］ 外踝的前下方，趾长伸肌腱的外侧凹陷中

（2）小腿

小腿
- 内侧
  - 复溜［肾］ 内踝尖上 2 寸，跟腱的前缘
  - 交信［肾］ 内踝尖上 2 寸，胫骨内侧缘后际凹陷中
  - 筑宾［肾］ 太溪直上 5 寸，比目鱼肌与跟腱之间
  - 三阴交［脾］ 内踝尖上 3 寸，胫骨内侧缘后际
  - 漏谷［脾］ 内踝尖上 6 寸，胫骨内侧缘后际
  - 地机［脾］ 阴陵泉下 3 寸，胫骨内侧缘后际
  - 蠡沟［肝］ 内踝尖上 5 寸，胫骨内侧面的中央
  - 中都［肝］ 内踝尖上 7 寸，胫骨内侧面的中央
- 外侧
  - 悬钟［胆］ 外踝尖上 3 寸，腓骨前缘
  - 阳辅［胆］ 外踝尖上 4 寸，腓骨前缘
  - 光明［胆］ 外踝尖上 5 寸，腓骨前缘
  - 外丘［胆］ 外踝尖上 7 寸，腓骨前缘
  - 阳交［胆］ 外踝尖上 7 寸，腓骨后缘
  - 丰隆［胃］ 外踝尖上 8 寸，胫骨前肌的外缘
  - 下巨虚［胃］ 犊鼻下 9 寸，犊鼻与解溪连线上
  - 条口［胃］ 犊鼻下 8 寸，犊鼻与解溪连线上
  - 上巨虚［胃］ 犊鼻下 6 寸，犊鼻与解溪连线上
  - 足三里［胃］ 犊鼻下 3 寸，犊鼻与解溪连线上
- 后侧
  - 飞扬［膀胱］ 昆仑直上 7 寸，腓肠肌外下缘与跟腱移行处
  - 承山［膀胱］ 腓肠肌两肌腹与肌腱交角处
  - 承筋［膀胱］ 腘横纹下 5 寸，腓肠肌两肌腹之间
  - 合阳［膀胱］ 腘横纹下 2 寸，腓肠肌内、外侧头之间

（3）膝部

膝部

内侧
- 犊鼻［胃］ 髌韧带外侧凹陷中
- 梁丘［胃］ 髌底上 2 寸，股外侧肌与股直肌肌腱之间
- 阴陵泉［脾］ 在小腿内侧，胫骨内侧髁下缘与胫骨内侧缘之间的凹陷中
- 血海［脾］ 髌底内侧端上 2 寸，股内侧肌隆起处
- 阴谷［肾］ 腘横纹上，半腱肌肌腱外侧缘凹陷中
- 曲泉［肝］ 腘横纹内侧端，半腱肌肌腱内缘凹陷中
- 膝关［肝］ 胫骨内侧髁的下方，阴陵泉后 1 寸

外侧
- 阳陵泉［胆］ 在小腿外侧，腓骨头前下方凹陷中
- 膝阳关［胆］ 股骨外上髁后上缘，股二头肌腱与髂胫束之间的凹陷中

后侧
- 合阳［膀胱］ 腘横纹下 2 寸，腓肠肌内、外侧头之间
- 委中［膀胱］ 腘横纹中点
- 委阳［膀胱］ 腘横纹上，股二头肌腱的内侧缘
- 浮郄［膀胱］ 腘横纹上 1 寸，股二头肌腱的内侧缘

（4）大腿

大腿

内侧
- 箕门［脾］ 髌底内侧端与冲门的连线上 1/3 与下 2/3 交点，长收肌和缝匠肌交角的动脉搏动处
- 阴包［肝］ 髌底上 4 寸，股薄肌与缝匠肌之间
- 足五里［肝］ 气冲直下 3 寸，动脉搏动处
- 阴廉［肝］ 气冲直下 2 寸

外侧
- 梁丘［胃］ 髌底上 2 寸，股外侧肌与股直肌肌腱之间
- 阴市［胃］ 髌底上 3 寸，股直肌肌腱外侧缘
- 伏兔［胃］ 髌底上 6 寸，髂前上棘与髌底外侧端的连线上
- 髀关［胃］ 股直肌近端、缝匠肌与阔筋膜张肌 3 条肌肉之间凹陷中
- 中渎［胆］ 腘横纹上 7 寸，髂胫束后缘
- 风市［胆］ 直立垂手，掌心贴于大腿时，中指尖所指凹陷中，髂胫束后缘

后侧
- 殷门［膀胱］ 臀沟下 6 寸，股二头肌与半腱肌之间
- 承扶［膀胱］ 臀沟的中点

（5）腹股沟

$$
腹股沟区
\begin{cases}
气冲［胃］ & 耻骨联合上缘，前正中线旁开 2 寸，动脉搏动处 \\
冲门［脾］ & 腹股沟斜纹中，髂外动脉搏动处的外侧 \\
急脉［肝］ & 横平耻骨联合上缘，前正中线旁开 2.5 寸
\end{cases}
$$

二、相似腧穴

1. 名字中带有"数字"的穴位

（1）二间（LI2），归手阳明大肠经，在手指，第 2 掌指关节桡侧远端赤白肉际处。

（2）二白（EX-UE2），经外奇穴，在前臂前区，腕掌侧远端横纹上 4 寸，桡侧腕屈肌腱的两侧，一肢 2 穴。

（3）三间（LI3），归手阳明大肠经，在手背，第 2 掌指关节桡侧近端凹陷中。

（4）手三里（LI10），归手阳明大肠经，在前臂，肘横纹下 2 寸，阳溪与曲池连线上。

（5）足三里（ST36），归足阳明胃经，在小腿外侧，犊鼻下 3 寸，犊鼻与解溪连线上。

（6）三阴交（SP6），归足太阴脾经，在小腿内侧，内踝尖上 3 寸，胫骨内侧缘后际。

（7）三焦俞（BL22），归足太阳膀胱经，在脊柱区，第 1 腰椎棘突下，后正中线旁开 1.5 寸。

（8）三阳络（TE8），归手少阳三焦经，在前臂后区，腕背侧远端横纹上 4 寸，尺骨与桡骨间隙中点。

（9）四白（ST2），归足阳明胃经，在面部，眶下孔处。

（10）四满（KI14），归足少阴肾经，在下腹部，脐中下 2 寸，前正中线旁开 0.5 寸。

（11）四渎（TE9），归手少阳三焦经，在前臂后区，肘尖下 5 寸，尺骨与桡骨间隙中点。

（12）四神聪（EX-HN1），经外奇穴，在头部，百会前后左右各旁开 1 寸，共 4 穴。

（13）四缝（EX-UE10），经外奇穴，在手指，第 2～5 指掌面的近侧指间关节横纹的中央，一手 4 穴。

（14）手五里（LI13），归手阳明大肠经，在臂部，肘横纹上 3 寸，曲池与肩髃连线上。

（15）五处（BL5），归足太阳膀胱经，在头部，前发际正中直上 1 寸，旁开 1.5 寸。

（16）五枢（GB27），归足少阳胆经，在下腹部，横平脐下 3 寸，髂前上棘内侧。

（17）地五会（GB42），归足少阳胆经，在足背，第 4、5 跖骨间，第 4 跖趾关节近端凹陷中。

（18）足五里（LR10），归足厥阴肝经，在股前区，气冲直下 3 寸，动脉搏动处。

（19）八邪（EX-UE9），经外奇穴，在手背，第 1～5 指间，指蹼缘后方赤白肉际处，左右共 8 穴。

（20）八风（EX-LE10），经外奇穴，在足背，第 1～5 趾间，趾蹼缘后方赤白肉际处，左右共 8 穴。

（21）十宣（EX-UE11），经外奇穴，在手指，十指尖端，距指甲游离缘 0.1 寸（指寸），左右共 10 穴。

（22）十七椎（EX-B8），经外奇穴，在腰区，第 5 腰椎棘突下凹陷中。

（23）百会 (GV20)，归督脉，在头部，前发际正中直上 5 寸。

（24）颈百劳（EX-HN15），经外奇穴，在颈部，第 7 颈椎棘突直上 2 寸，后正中线旁开 1 寸。

（25）百虫窝（EX-LE3)，经外奇穴，在股前区，髌底内侧端上 3 寸。

2. 名字中带有"阴"字的穴位

（1）阴市（ST33），归足阳明胃经，在股前区，髌底上 3 寸，股直肌肌腱外侧缘。

（2）三阴交（SP6），归足太阴脾经，在小腿内侧，内踝尖上 3 寸，胫骨内侧缘后际。

（3）阴陵泉（SP9），归足太阴脾经，在小腿内侧，胫骨内侧髁下缘与胫骨内侧缘之间的凹陷中。

（4）阴郄（HT6），归手少阴心经，在前臂前区，腕掌侧远端横纹上 0.5 寸，尺侧腕屈肌腱的桡侧缘。

（5）厥阴俞（BL14），归足太阳膀胱经，在脊柱区，第 4 胸椎棘突下，后正中线旁开 1.5 寸。

（6）至阴（BL67），归足太阳膀胱经，在足趾，小趾末节外侧，趾甲根角侧后方 0.1 寸（指寸）。

（7）阴都（KI19），归足少阴肾经，在上腹部，脐中上 4 寸，前正中线旁开 0.5 寸。

（8）头窍阴（GB11），归足少阳胆经，在头部，耳后乳突的后上方，从天冲到完骨的弧形连线（其弧度与耳郭弧度相应）的上 2/3 与下 1/3 交点处。

（9）足窍阴（GB44），归足少阳胆经，在足趾，第 4 趾末节外侧，趾甲根角侧后方 0.1 寸（指寸）。

（10）阴包（LR9），归足厥阴肝经，在股前区，髌底上 4 寸，股薄肌与缝匠肌之间。

（11）阴廉（LR11），归足厥阴肝经，在股前区，气冲直下 2 寸。

（12）会阴（CV1），归任脉，在会阴区，男性在阴囊根部与肛门连线的中点，女性在大阴唇后联合与肛门连线的中点。

（13）阴交（CV7），归任脉，在下腹部，脐中下 1 寸，前正中线上。

（14）独阴（EX-LE11），经外奇穴，在足底，第 2 趾的跖侧远端趾间关节的中点。

（15）阴谷 (KI10)，归足少阴肾经，在膝后区，腘横纹上，半腱肌肌腱外侧缘。

3. 名字中带有"阳"字的穴位

（1）商阳（LI1），归手阳明大肠经，在手指，食指末节桡侧，指甲根角侧上方 0.1 寸（指寸）。

（2）阳溪（LI5），归手阳明大肠经，在腕区，腕背侧远端横纹桡侧，桡骨茎突远端，解剖学"鼻烟窝"凹陷中。

（3）冲阳（ST42），归足阳明胃经，在足背，第 2 跖骨基底部与中间楔状骨关节处，可触及足背动脉。

（4）委阳（BL39），归足太阳膀胱经，在膝部，腘横纹上，股二头肌腱的内侧缘。

（5）阳纲（BL48），归足太阳膀胱经，在脊柱区，第 10 胸椎棘突下，后正中线旁开 3 寸。

（6）合阳（BL55），归足太阳膀胱经，在小腿后区，腘横纹下 2 寸，腓肠肌内、外侧头之间。

（7）跗阳（BL59），归足太阳膀胱经，在小腿后区，昆仑（BL60）直上 3 寸，腓骨与跟腱之间。

（8）阳池（TE4），归手少阳三焦经，在腕后区，腕背侧远端横纹上，指伸肌腱的尺侧缘凹陷中。

（9）三阳络（TE8），归手少阳三焦经，在前臂后区，腕背侧远端横纹上 4 寸，尺骨与桡骨间隙中点。

（10）阳白（GB14），归足少阳胆经，在头部，眉上 1 寸，瞳孔直上。

（11）阳陵泉（GB34），归足少阳胆经，在小腿外侧，腓骨头前下方凹陷中。

（12）阳交（GB35），归足少阳胆经，在小腿外侧，外踝尖上 7 寸，腓骨后缘。

（13）阳辅（GB38），归足少阳胆经，在小腿外侧，外踝尖上 4 寸，腓骨前缘。

（14）腰阳关（GV3），归督脉，在脊柱区，第 4 腰椎棘突下凹陷中，后正中线上。

（15）至阳（GV9），归督脉，在脊柱区，第 7 胸椎棘突下凹陷中，后正中线上。

（16）当阳（EX-HN2），经外奇穴，在头部，瞳孔直上，前发际上 1 寸。

（17）太阳（EX-HN4），经外奇穴，在头部，眉梢与目外眦之间，向后约一横指的凹陷中。

（18）阳谷（SI5），归手太阳小肠经，在腕后区，尺骨茎突与三角骨之间的凹陷中。

（19）会阳（BL35），归足太阳膀胱经，在骶区，尾骨端旁开 0.5 寸。

（20）膝阳关 (GB33)，归足少阳胆经，在膝部，股骨外上髁后上缘，股二头肌腱与髂胫束之间的凹陷中。

4. 名字中带有"天"字的穴位

（1）天鼎（LI17），归手阳明大肠经，在颈部，横平环状软骨，胸锁乳突肌后缘。

（2）天枢（ST25），归足阳明胃经，在腹部，横平脐中，前正中线旁开 2 寸。

（3）天溪（SP18），归足太阴脾经，在胸外侧部，当第 4 肋间隙，前正中线旁开

6 寸。

（4）天宗（SI11），归手太阳小肠经，在肩胛区，肩胛冈中点与肩胛骨下角连线的上 1/3 与下 2/3 交点凹陷中。

（5）天窗（SI16），归手太阳小肠经，在颈部，横平喉结，胸锁乳突肌的后缘。

（6）天容（SI17），归手太阳小肠经，在颈部，下颌角后方，胸锁乳突肌的前缘凹陷中。

（7）通天（BL7），归足太阳膀胱经，在头部，前发际正中直上 4 寸，旁开 1.5 寸。

（8）天柱（BL10），归足太阳膀胱经，在颈后区，横平第 2 颈椎棘突上际，斜方肌外缘凹陷中。

（9）天池（PC1），归手厥阴心包经，在胸部，第 4 肋间隙，前正中线旁开 5 寸。

（10）天泉（PC2），归手厥阴心包经，在臂前区，腋前纹头下 2 寸，肱二头肌的长、短头之间。

（11）天井（TE10），归手少阳三焦经，在肘后区，肘尖上 1 寸凹陷中。

（12）天髎（TE15），归手少阳三焦经，在肩胛区，肩胛骨上角骨际凹陷中。

（13）天牖（TE16），归手少阳三焦经，在颈部，横平下颌角，胸锁乳突肌的后缘凹陷中。

（14）天冲（GB9），归足少阳胆经，在头部，耳根后缘直上，入发际 2 寸。

（15）天突（CV22），归任脉，在颈前区，胸骨上窝中央，前正中线上。

（16）天府（LU3），归手太阴肺经，在臂前区，腋前纹头下 3 寸，肱二头肌桡侧缘处。

5. 名字中带有"地"字的穴位

（1）地仓（ST4），归足阳明胃经，在面部，口角旁开 0.4 寸（指寸）。

（2）地机（SP8），归足太阴脾经，在小腿内侧，阴陵泉下 3 寸，胫骨内侧缘后际。

（3）地五会（GB42），归足少阳胆经，在足背，第 4、5 跖骨间，第 4 跖趾关节近端凹陷中。

6. 名字中带有"大"字的穴位

（1）大迎（ST5），归足阳明胃经，在面部，下颌角前方，咬肌附着部的前缘凹陷中，面动脉搏动处。

（2）大巨（ST27），归足阳明胃经，在下腹部，当脐中下 2 寸，距前正中线 2 寸。

（3）大都（SP2），归足太阴脾经，在足趾，第 1 跖趾关节远端赤白肉际凹陷中。

（4）大横（SP15），归足太阴脾经，在腹部，脐中旁开 4 寸。

（5）大包（SP21），归足太阴脾经，在胸外侧区，第 6 肋间隙，在腋中线上。

（6）大杼（BL11），归足太阳膀胱经，在脊柱区，第 1 胸椎棘突下，后正中线旁开 1.5 寸。

（7）大钟（KI4），归足少阴肾经，在跟区，内踝后下方，跟骨上缘，跟腱附着部前缘凹陷中。

（8）大赫（KI12），归足少阴肾经，在下腹部，脐中下 4 寸，前正中线旁开

0.5 寸。

（9）大陵（PC7），归手厥阴心包经，在腕前区，腕掌侧远端横纹中，掌长肌腱与桡侧腕屈肌腱之间。

（10）大敦（LR1），归足厥阴肝经，在足趾，大趾末节外侧，趾甲根角侧后方 0.1 寸（指寸）。

（11）大椎（GV14），归督脉，在脊柱区，第 7 颈椎棘突下凹陷中，后正中线上。

（12）大肠俞（BL25），归足太阳膀胱经，在脊柱区，第 4 腰椎棘突下，后正中线旁开 1.5 寸。

（13）大骨空（EX-UE5），经外奇穴，在手指，拇指背面，指间关节的中点处。

7. 名字中带有"小"字的穴位

（1）小海（SI8），归手太阳小肠经，在肘后区，尺骨鹰嘴与肱骨内上髁之间凹陷处。

（2）小肠俞（BL27），归足太阳膀胱经，在骶区，横平第 1 骶后孔，骶正中嵴旁开 1.5 寸。

（3）小骨空（EX-UE6），经外奇穴，在手指，小指背面，近侧指间关节的中点处。

8. 名字中带有"前"字的穴位

（1）前谷（SI2），归手太阳小肠经，在手指，第 5 掌指关节尺侧远端赤白肉际凹陷中。

（2）前顶 (GV21)，归督脉，在头部，前发际正中直上 3.5 寸。

（3）肩前，经外奇穴，在肩部，正坐垂臂，当腋前皱襞顶端与肩髃连线的中点。

9. 名字中带有"后"字的穴位

（1）后溪（SI3），归手太阳小肠经，在手内侧，第 5 掌指关节尺侧近端赤白肉际凹陷中。

（2）后顶（GV19），归督脉，在头部，后发际正中直上 5.5 寸。

（3）球后（EX-HN7），经外奇穴，在面部，眶下缘外 1/4 与内 3/4 交界处。

10. 名字中带有"上"字的穴位

（1）上廉（LI9），归手阳明大肠经，在前臂，肘横纹下 3 寸，阳溪与曲池连线上。

（2）上巨虚（ST37），归足阳明胃经，在小腿外侧，犊鼻下 6 寸，犊鼻与解溪连线上。

（3）上髎（BL31），归足太阳膀胱经，在骶区，正对第 1 骶后孔中。

（4）上关（GB3），归足少阳胆经，在面部，颧弓上缘中央凹陷中。

（5）上星（GV23），归督脉，在头部，前发际正中直上 1 寸。

（6）上脘（CV13），归任脉，在上腹部，脐中上 5 寸，前正中线上。

（7）上明，经外奇穴，在额部，眉弓中点，眶上缘下。

（8）上迎香（EX-HN8），经外奇穴，在面部，鼻翼软骨与鼻甲的交界处，近鼻翼沟上端处。

11. 名字中带有"下"字的穴位

（1）下廉（LI8），归手阳明大肠经，在前臂，肘横纹下 4 寸，阳溪与曲池连线上。

（2）下关（ST7），归足阳明胃经，在面部，颧弓下缘中央与下颌切迹之间凹陷中。

（3）下髎（BL34），归足太阳膀胱经，在骶区，正对第 4 骶后孔中。

（4）下巨虚（ST39），归足太阳膀胱经，在小腿外侧，犊鼻下 9 寸，犊鼻与解溪连线上。

（5）下脘（CV10），归任脉，在上腹部，脐中上 2 寸，前正中线上。

12. 名字中带有"中"字的穴位

（1）中府（LU1），归手太阴肺经，在胸部，横平第 1 肋间隙，锁骨下窝外侧，前正中线旁开 6 寸。

（2）乳中（ST17），归足阳明胃经，在胸部，乳头中央。

（3）肩中俞（SI15），归手太阳小肠经，在脊柱区，第 7 颈椎棘突下，后正中线旁开 2 寸。

（4）中膂俞（BL29），归足太阳膀胱经，在骶区，横平第 3 骶后孔，骶正中嵴旁开 1.5 寸。

（5）中髎（BL33），归足太阳膀胱经，在骶区，正对第 3 骶后孔中。

（6）委中（BL40），归足太阳膀胱经，在膝后区，腘横纹中点。

（7）中注（KI15），归足少阴肾经，在下腹部，脐中下 1 寸，前正中线旁开 0.5 寸。

（8）或中（KI26），归足少阴肾经，在胸部，第 1 肋间隙，前正中线旁开 2 寸。

（9）中冲（PC9），归手厥阴心包经，在手指，中指末端最高点。

（10）中渚（TE3），归手少阳三焦经，在手背，第 4、5 掌骨间，第 4 掌指关节近端凹陷中。

（11）中渎（GB32），归足少阳胆经，在股部，腘横纹上 7 寸，髂胫束后缘。

（12）中封（LR4），归足厥阴肝经，在踝区，内踝前，胫骨前肌肌腱的内侧缘凹陷中。

（13）中都（LR6），归足厥阴肝经，在小腿内侧，内踝尖上 7 寸，胫骨内侧面的中央。

（14）脊中（GV6），归督脉，在脊柱区，第 11 胸椎棘突下凹陷中，后正中线上。

（15）中枢（GV7），归督脉，在脊柱区，第 10 胸椎棘突下凹陷中，后正中线上。

（16）中极（CV3），归任脉，在下腹部，脐中下 4 寸，前正中线上。

（17）中脘（CV12），归任脉，在上腹部，脐中上 4 寸，前正中线上。

（18）中庭（CV16），归任脉，在上腹部，剑胸结合中点处，前正中线上。

（19）膻中（CV17），归任脉，在上腹部，横平第 4 肋间隙，前正中线上。

（20）中泉（EX-UE3），经外奇穴，在前臂后区，腕背侧远端横纹上，指总伸肌腱桡侧凹陷中。

（21）中魁（EX-UE4），经外奇穴，在手指，中指背面，近侧指间关节的中点处。

（22）环中（EX-LE1），经外奇穴，在臀部，环跳和腰俞连线中点处。

13. 名字中带有"髎"字的穴位

（1）肘髎（LI12），归手阳明大肠经，在肘区，肱骨外上髁上缘，髁上嵴的前缘。

（2）口禾髎（LI19），归手阳明大肠经，在面部，横平人中沟上 1/3 与下 2/3 交点，鼻孔外缘直下。

（3）巨髎（ST3），归足阳明胃经，在面部，横平鼻翼下缘，瞳孔直下。

（4）颧髎（SI18），归手太阳小肠经，在面部，颧骨下缘，目外眦直下的凹陷中。

（5）上髎（BL31），归足太阳膀胱经，在骶区，正对第 1 骶后孔中。

（6）次髎（BL32），归足太阳膀胱经，在骶区，正对第 2 骶后孔中。

（7）中髎（BL33），归足太阳膀胱经，在骶区，正对第 3 骶后孔中。

（8）下髎（BL34），归足太阳膀胱经，在骶区，正对第 4 骶后孔中。

（9）肩髎（TE14），归手少阳三焦经，在三角肌区，肩峰角与肱骨大结节两骨间凹陷中。

（10）天髎（TE15），归手少阳三焦经，在肩胛区，肩胛骨上角骨际凹陷中。

（11）耳和髎（TE22），归手少阳三焦经，在头部，鬓发后缘，耳郭根的前方，颞浅动脉的后缘。

（12）瞳子髎（GB1），归足少阳胆经，在面部，目外眦外侧 0.5 寸凹陷中。

（13）居髎（GB29），归足少阳胆经，在臀区，髂前上棘与股骨大转子最凸点连线的中点处。

（14）素髎（GV25），归督脉，在面部，鼻尖的正中央。

14. 名字中带有"骨"字的穴位

（1）陷谷（ST43），归足阳明胃经，在足背，第 2、3 跖骨间，第 2 跖趾关节近端凹陷中。

（2）腕骨（SI4），归手太阳小肠经，在腕区，第 5 掌骨底与三角骨之间的赤白肉际凹陷中。

（3）横骨（KI11），归足少阴肾经，在下腹部，脐中下 5 寸，前正中线旁开 0.5 寸。

（4）完骨（GB12），归足少阳胆经，在头部，耳后乳突的后下方凹陷中。

（5）曲骨（CV3），归任脉，在下腹部，耻骨联合上缘，前正中线上。

（6）大骨空（EX-UE5），经外奇穴，在手指，拇指背面，指间关节的中点处。

（7）小骨空（EX-UE6），经外奇穴，在手指，小指背面，近侧指间关节的中点处。

（8）髋骨（EX-LE1），经外奇穴，在股前区，梁丘两旁各 1.5 寸，一肢 2 穴。

15. 名字中带有"脉"字的穴位

（1）申脉（BL62），归足太阳膀胱经，在踝区，外踝尖直下，外踝下缘与跟骨之间凹陷中。

（2）瘛脉（TE18），归手少阳三焦经，在头部，乳突中央，角孙与翳风沿耳轮弧形连线的上 2/3 与下 1/3 的交点处。

（3）带脉（GB26），归足少阳胆经，在侧腹部，第 11 肋骨游离端垂线与脐水平线的交点上。

（4）急脉（LR12），归足厥阴肝经，在腹股沟区，横平耻骨联合上缘，前正中线旁开 2.5 寸。

16. 名字中带有"头"字的穴位

（1）头维（ST8），归足阳明胃经，在头部，额角发际直上 0.5 寸，头正中线旁开 4.5 寸。

（2）头窍阴（GB11），归足少阳胆经，在头部，耳后乳突的后上方，从天冲到完骨的弧形连线（其弧度与耳郭弧度相应）的上 2/3 与下 1/3 交点处。

（3）头临泣（GB15），归足少阳胆经，在头部，前发际上 0.5 寸，瞳孔直上。注：两目平视，瞳孔直上，正当神庭（GV24）与头维（ST8）弧形连线（其弧度与前发际弧度相应）的中点处。

17. 名字中带有"肩"字的穴位

（1）肩髃（LI15），归手阳明大肠经，在三角肌区，肩峰外侧缘前端与肱骨大结节两骨间凹陷中。

（2）肩贞（SI9），归手太阳小肠经，在肩胛区，肩关节后下方，腋后纹头直上 1 寸。

（3）肩外俞（SI14），归手太阳小肠经，在脊柱区，第 1 胸椎棘突下，后正中线旁开 3 寸。

（4）肩中俞（SI15），归手太阳小肠经，在脊柱区，第 7 颈椎棘突下，后正中线旁开 2 寸。

（5）肩髎（TE14），归手少阳三焦经，在三角肌区，肩峰角与肱骨大结节两骨间凹陷中。

（6）肩井（GB21），归足少阳胆经，在肩胛区，第 7 颈椎棘突与肩峰最外侧点连线的中点。

（7）肩前，经外奇穴，在肩部，正坐垂臂，当腋前皱襞顶端与肩髃连线的中点。

18. 名字中带有"腰"字的穴位

（1）腰俞（GV2），归督脉，在骶区，正对骶管裂孔，后正中线上。

（2）腰阳关（GV3），归督脉，在脊柱区，第 4 腰椎棘突下凹陷中，后正中线上。

（3）鱼腰（EX–HN3），经外奇穴，在头部，瞳孔直上，眉毛中。

（4）腰宜（EX–B6），经外奇穴，在腰区，横平第 4 腰椎棘突下，后正中线旁开 3 寸。

（5）腰眼（EX–B7），经外奇穴，在腰区，横平第 4 腰椎棘突下，后正中线旁开 3.5 寸凹陷中。

（6）腰奇（EX–B9），经外奇穴，在骶区，尾骨端直上 2 寸，骶角之间凹陷中。

（7）腰痛点（EX–UE7），经外奇穴，在手背，第 2、3 掌骨间及第 4、5 掌骨间，腕背侧远端横纹与掌指关节的中点处，一手 2 穴。

19. 名字中带有"水"字的穴位

（1）水突（ST10），归足阳明胃经，在颈部，横平环状软骨，胸锁乳突肌前缘。

（2）水道（ST28），归足阳明胃经，在下腹部，脐中下 3 寸，前正中线旁开 2 寸。

（3）水泉（KI5），归足少阴肾经，在跟区，太溪（KI3）直下 1 寸，跟骨结节内侧凹陷中。

（4）水沟（GV26），归督脉，在面部，人中沟的上 1/3 与中 1/3 交点处。

（5）水分（CV9），归任脉，在上腹部，脐中上 1 寸，前正中线上。

20. 名字中带有"泉"字的穴位

（1）阴陵泉（SP9），归足太阴脾经，在小腿内侧，胫骨内侧髁下缘与胫骨内侧缘之间的凹陷中。

（2）极泉（HT1），归手少阴心经，在腋区，腋窝中央，腋动脉搏动处。

（3）涌泉（KI1），归足少阴肾经，在足底，屈足卷趾时足心最凹陷中。

（4）水泉（KI5），归足少阴肾经，在跟区，太溪直下 1 寸，跟骨结节内侧凹陷中。

（5）天泉（PC2），归手厥阴心包经，在臂前区，腋前纹头下 2 寸，肱二头肌的长、短头之间。

（6）阳陵泉（GB34），归足少阳胆经，在小腿外侧，腓骨头前下方凹陷中。

（7）曲泉（LR8），归足厥阴肝经，在膝部，腘横纹内侧端，半腱肌肌腱内缘凹陷中。

（8）廉泉（CV23），归任脉，在颈前区，喉结上方，舌骨上缘凹陷中，前正中线上。

（9）聚泉（EX-HN10），经外奇穴，在口腔内，舌背正中缝的中点处。

（10）海泉（EX-HN11），经外奇穴，在口腔内，舌下系带中点处。

（11）中泉（EX-UE3），经外奇穴，在前臂后区，腕背侧远端横纹上，指总伸肌腱桡侧凹陷中。

21. 名字中带有"海"字的穴位

（1）血海（SP10），归足太阴脾经，在股前区，髌底内侧端上 2 寸，股内侧肌隆起处。

（2）少海（HT3），归手少阴心经，在肘前区，横平肘横纹，肱骨内上髁前缘。

（3）小海（SI8），归手太阳小肠经，在肘后区，尺骨鹰嘴与肱骨内上髁之间凹陷处。

（4）气海俞（BL24），归足太阳膀胱经，在脊柱区，第 3 腰椎棘突下，后正中线旁开 1.5 寸。

（5）照海（KI6），归足少阴肾经，在踝区，内踝尖下 1 寸，内踝下缘边际凹陷中。

（6）气海（CV6），归任脉，在下腹部，脐中下 1.5 寸，前正中线上。

（7）海泉（EX-HN11），经外奇穴，在口腔内，舌下系带中点处。

22. 名字中带有"承"字的穴位

（1）承泣（ST1），归足阳明胃经，在面部，眼球与眶下缘之间，瞳孔直下。

（2）承满（ST20），归足阳明胃经，在上腹部，脐中上 5 寸，前正中线旁开 2 寸。

（3）承光（BL6），归足太阳膀胱经，在头部，前发际正中直上 2.5 寸，旁开

1.5 寸。

（4）承扶（BL36），归足太阳膀胱经，在股后区，臀沟的中点。

（5）承筋（BL56），归足太阳膀胱经，在小腿后区，腘横纹下 5 寸，腓肠肌两肌腹之间。

（6）承山（BL57），归足太阳膀胱经，在小腿后区，腓肠肌两肌腹与肌腱交角处。

（7）承灵（GB18），归足少阳胆经，在头部，前发际上 4 寸，瞳孔直上。

（8）承浆（CV24），归任脉，在面部，颏唇沟的正中凹陷处。

23. 名字中带有"风"字的穴位

（1）秉风（SI12），归足太阳小肠经，在肩胛区，肩胛冈中点上方冈上窝中。

（2）风门（BL12），归足太阳膀胱经，在脊柱区，第 2 胸椎棘突下，后正中线旁开1.5 寸。

（3）翳风（TE17），归手少阳三焦经，在颈部，耳垂后方，乳突下端前方凹陷中。

（4）风池（GB20），归足少阳胆经，在颈后区，枕骨之下，胸锁乳突肌上端与斜方肌上端之间的凹陷中。

（5）风市（GB31），归足少阳胆经，在股部，直立垂手，掌心贴于大腿时，中指尖所指凹陷中，髂胫束后缘。

（6）风府（GV16），归督脉，在颈后区，枕外隆凸直下，两侧斜方肌之间凹陷中。

（7）八风（EX-LE10），经外奇穴，在足背，第 1～5 趾间，趾蹼缘后方赤白肉际处，左右共 8 穴。

24. 名字中带有"宫"字的穴位

（1）听宫（SI19），归手太阳小肠经，在面部，耳屏正中与下颌骨髁状突之间的凹陷中。

（2）劳宫（PC8），归手厥阴心包经，在掌区，横平第 3 掌指关节近端，第 2、3 掌骨之间偏于第 3 掌骨。

（3）紫宫（CV19），归任脉，在上腹部，横平第 2 肋间隙，前正中线上。

（4）子宫（EX-CA1），经外奇穴，在下腹部，脐中下 4 寸，前正中线旁开 3 寸。

（5）外劳宫（EX-UE8），经外奇穴，在手背，第 2、3 掌骨间，掌指关节后 0.5 寸（指寸）凹陷中。

25. 名字中带有"谷"字的穴位

（1）合谷（LI4），归手阳明大肠经，在手背，第 2 掌骨桡侧的中点处。

（2）陷谷（ST43），归足阳明胃经，在足背，当第 2、3 跖骨结合部前方凹陷处。

（3）漏谷（SP7），归足太阴脾经，在小腿内侧，内踝尖上 6 寸，胫骨内侧缘后际。

（4）前谷（SI2），归手太阳小肠经，在手指，第 5 掌指关节尺侧远端赤白肉际凹陷中。

（5）阳谷（SI5），归手太阳小肠经，在腕后区，尺骨茎突与三角骨之间的凹陷中。

（6）足通谷（BL66），归足太阳膀胱经，在跖区，第 5 跖趾关节的远端，赤白肉际处。

（7）然谷（KI2），归足少阴肾经，在足内侧，足舟骨粗隆下方，赤白肉际处。

（8）阴谷（KI10），归足少阴肾经，在膝后区，腘横纹上，半腱肌肌腱外侧缘。

（9）腹通谷（KI20），归足少阴肾经，在上腹部，脐中上 5 寸，前正中线旁开 0.5 寸。

（10）率谷（GB8），归足少阳胆经，在头部，耳尖直上入发际 1.5 寸。

26. 名字中带有"关"字的穴位

（1）下关（ST7），归足阳明胃经，在面部，颧弓下缘中央与下颌切迹之间凹陷中。

（2）关门（ST22），归足阳明胃经，在上腹部，脐中上 3 寸，前正中线旁开 2 寸。

（3）髀关（ST31），归足阳明胃经，在股前区，股直肌近端、缝匠肌与阔筋膜张肌 3 条肌肉之间凹陷中。

（4）关元俞（BL26），归足太阳膀胱经，在脊柱区，第 5 腰椎棘突下，后正中线旁开 1.5 寸。

（5）膈关（BL46），归足太阳膀胱经，在脊柱区，第 7 胸椎棘突下，后正中线旁开 3 寸。

（6）石关（KI18），归足少阴肾经，在上腹部，脐中上 3 寸，前正中线旁开 0.5 寸。

（7）内关（PC6），归手厥阴心包经，在前臂前区，腕掌侧远端横纹上 1 寸，掌长肌腱与桡侧腕屈肌腱之间。

（8）关冲（TE1），归手少阳三焦经，在手指，第 4 指末节尺侧，指甲根角侧上方 0.1 寸（指寸）。

（9）外关（TE5），归手少阳三焦经，在前臂后区，腕背侧远端横纹上 2 寸，尺骨与桡骨间隙中点。

（10）上关（GB3），归足少阳胆经，在面部，颧弓上缘中央凹陷中。

（11）膝关（LR7），归足厥阴肝经，在膝部，胫骨内侧髁的下方，阴陵泉后 1 寸。

（12）腰阳关（GV3），归督脉，在脊柱区，第 4 腰椎棘突下凹陷中，后正中线上。

（13）关元（CV4），归任脉，在下腹部，脐中下 3 寸，前正中线上。

（14）膝阳关（GB33），归足少阳胆经，在膝部，股骨外上髁后上缘，股二头肌腱与髂胫束之间的凹陷中。

27. 名字中带有"会"字的穴位

（1）会阳（BL35），归足太阳膀胱经，在骶区，尾骨端旁开 0.5 寸。

（2）会宗（TE7），归手少阳三焦经，在前臂后区，腕背侧远端横纹上 3 寸，尺骨的桡侧缘。

（3）臑会（TE13），归手少阳三焦经，在臂后区，肩峰角下 3 寸，三角肌的后下缘。

（4）听会（GB2），归足少阳胆经，在面部，耳屏间切迹与下颌骨髁突之间的凹陷中。

（5）地五会（GB42），归足少阳胆经，在足背，第 4、5 跖骨间，第 4 跖趾关节近端凹陷中。

（6）百会（GV20），归督脉，在头部，前发际正中直上 5 寸。

（7）囟会（GV22），归督脉，在头部，前发际正中直上 2 寸。

（8）会阴（CV1），归任脉，在会阴区，男性在阴囊根部与肛门连线的中点，女性在大阴唇后联合与肛门连线的中点。

28. 名字中带有"巨"字的穴位

（1）巨骨（LI16），归手阳明大肠经，在肩胛区，锁骨肩峰端与肩胛冈之间凹陷中。

（2）巨髎（ST3），归足阳明胃经，在面部，横平鼻翼下缘，瞳孔直下。

（3）大巨（ST27），归足阳明胃经，在下腹部，脐中下 2 寸，前正中线旁开 2 寸。

（4）上巨虚（ST37），归足阳明胃经，在小腿外侧，犊鼻下 6 寸，犊鼻与解溪连线上。

（5）下巨虚（ST39），归足阳明胃经，在小腿外侧，犊鼻下 9 寸，犊鼻与解溪连线上。

（6）巨阙（CV14），归任脉，在上腹部，脐中上 6 寸，前正中线上。

29. 名字带有"里"字的穴位

（1）手三里（LI10），归手阳明大肠经，在前臂，肘横纹下 2 寸，阳溪与曲池连线上。

（2）手五里（LI13），归手阳明大肠经，在臂部，肘横纹上 3 寸，曲池与肩髃连线上。

（3）足三里（ST36），归足阳明胃经，在小腿外侧，犊鼻下 3 寸，犊鼻与解溪连线上。

（4）通里（HT5），归手少阴心经，在前臂前区，腕掌侧远端横纹上 1 寸，尺侧腕屈肌腱的桡侧缘。

（5）足五里（LR10），归足厥阴肝经，在股前区，气冲直下 3 寸，动脉搏动处。

（6）建里（CV11），归任脉，在上腹部，脐中上 3 寸，前正中线上。

30. 名字中带有"灵"字的穴位

（1）青灵（HT2），归手少阴心经，在臂前区，肘横纹上 3 寸，肱二头肌的内侧沟中。

（2）灵道（HT4），归手少阴心经，在前臂前区，腕掌侧远端横纹上 1.5 寸，尺侧腕屈肌腱的桡侧缘。

（3）灵墟（KI24），归足少阴肾经，在胸部，第 3 肋间隙，前正中线旁开 2 寸。

（4）承灵（GB18），归足少阳胆经，在头部，前发际上 4 寸，瞳孔直上。

（5）灵台（GV1O），归督脉，在脊柱区，第 6 胸椎棘突下凹陷中，后正中线上。

31. 名字中带有"门"字的穴位

（1）云门（LU2），归手太阴肺经，在胸部，锁骨下窝凹陷中，肩胛骨喙突内缘，前正中线旁开 6 寸。

（2）梁门（ST21），归足阳明胃经，在上腹部，脐中上 4 寸，前正中线旁开 2 寸。

（3）关门（ST22），归足阳明胃经，在上腹部，脐中上 3 寸，前正中线旁开 2 寸。

（4）滑肉门（ST24），归足阳明胃经，在上腹部，脐中上 1 寸，前正中线旁开 2 寸。

（5）箕门（SP11），归足太阴脾经，在股前区，髌底内侧端与冲门的连线上 1/3 与下 2/3 交点，长收肌和缝匠肌交角的动脉搏动处。

（6）冲门（SP12），归足太阴脾经，在腹股沟区，腹股沟斜纹中，髂外动脉搏动处的外侧。

（7）神门（HT7），归手少阴心经，在腕前区，腕掌侧远端横纹尺侧端，尺侧腕屈肌腱的桡侧缘。

（8）风门（BL12），归足太阳膀胱经，在脊柱区，第 2 胸椎棘突下，后正中线旁开 1.5 寸。

（9）殷门（BL37），归足太阳膀胱经，在股后区，臀沟下 6 寸，股二头肌与半腱肌之间。

（10）魂门（BL47），归足太阳膀胱经，在脊柱区，第 9 胸椎棘突下，后正中线旁开 3 寸。

（11）肓门（BL51），归足太阳膀胱经，在腰区，第 1 腰椎棘突下，后正中线旁开 3 寸。

（12）金门（BL63），归足太阳膀胱经，在足背，外踝前缘直下，第 5 跖骨粗隆后方，骰骨下缘凹陷中。

（13）幽门（KI21），归足少阴肾经，在上腹部，脐中上 6 寸，前正中线旁开 0.5 寸。

（14）郄门（PC4），归手厥阴心包经，在前臂前区，腕掌侧远端横纹上 5 寸，掌长肌腱与桡侧腕屈肌腱之间。

（15）液门（TE2），归手少阳三焦经，在手背，第 4、5 指间，指蹼缘上方赤白肉际凹陷中。

（16）耳门（TE21），归手少阳三焦经，在耳区，耳屏上切迹与下颌骨髁突之间的凹陷中。

（17）京门（GB25），归足少阳胆经，在上腹部，第 12 肋骨游离端的下际。

（18）章门（LR13），归足厥阴肝经，在侧腹部，在第 11 肋游离端的下际。

（20）期门（LR14），归足厥阴肝经，在胸部，第 6 肋间隙，前正中线旁开 4 寸。

（21）命门（GV4），归督脉，在脊柱区，第 2 腰椎棘突下凹陷中，后正中线上。

（22）哑门（GV15），归督脉，在颈后区，第 2 颈椎棘突上际凹陷中，后正中线上。

（23）石门（CV5），归任脉，在下腹部，脐中下 2 寸，前正中线上。

32. 名字中带有"明"字的穴位

（1）睛明（BL1），归足太阳膀胱经，在面部，目内眦内上方眶内侧壁凹陷中。

（2）光明（GB37），归足少阳胆经，在小腿外侧，外踝尖上 5 寸，腓骨前缘。

（3）翳明（EX-HN14），经外奇穴，在颈部，翳风后 1 寸。

（4）上明，经外奇穴，在额部，眉弓中点，眶上缘下。

33. 名字中带有"气"字的穴位

（1）气舍（ST11），归足阳明胃经，在胸锁乳突肌区，锁骨上小窝，锁骨胸骨端上缘，胸锁乳突肌胸骨头与锁骨头中间的凹陷中。

（2）气户（ST13），归足阳明胃经，在胸部，锁骨下缘，前正中线旁开 4 寸。

（3）气冲（ST30），归足阳明胃经，在腹股沟区，耻骨联合上缘，前正中线旁开 2寸，动脉搏动处。

（4）气海俞（BL24），归足太阳膀胱经，在脊柱区，第 3 腰椎棘突下，后正中线旁开 1.5 寸。

（5）气穴（KI13），归足少阴肾经，在下腹部，脐中下 3 寸，前正中线旁开 0.5 寸。

（6）气海（CV6），归任脉，在下腹部，脐中下 1.5 寸，前正中线上。

（7）气端（EX-LE12），经外奇穴，在足趾，十趾端的中央，距趾甲游离缘 0.1 寸（指寸），左右共 10 穴。

34. 名字中带有"丘"字的穴位

（1）梁丘（ST34），归足阳明胃经，在股前区，髌底上 2 寸，股外侧肌与股直肌肌腱之间。

（2）商丘（SP5），归足太阴脾经，在踝区，内踝前下方，舟骨粗隆与内踝尖连线中点凹陷中。

（3）外丘（GB36），归足少阳胆经，在小腿外侧，外踝尖上 7 寸，腓骨前缘。

（4）丘墟（GB40），归足少阳胆经，在踝区，外踝的前下方，趾长伸肌腱的外侧凹陷中。

35. 名字中带有"曲"字的穴位

（1）曲池（LI11），归手阳明大肠经，在肘区，尺泽（LU5）与肱骨外上髁连线的中点处。

（2）曲垣（SI13），归手太阳小肠经，在肩胛区，肩胛冈内侧端上缘凹陷中。

（3）曲差（BL4），归足太阳膀胱经，在头部，前发际正中直上 0.5 寸，旁开 1.5 寸。

（4）商曲（KI17），归足少阴肾经，在上腹部，脐中上 2 寸，前正中线旁开 0.5 寸。

（5）曲泽（PC3），归手厥阴心包经，在肘前区，肘横纹上，肱二头肌腱的尺侧缘凹陷中。

（6）曲鬓（GB7），归足少阳胆经，在头部，耳前鬓角发际后缘与耳尖水平线的交点处。

（7）曲泉（LR8），归足厥阴肝经，在膝部，腘横纹内侧端，半腱肌肌腱内缘凹陷中。

（8）曲骨（CV3），归任脉，在下腹部，耻骨联合上缘，前正中线上。

36. 名字中带有"少"字的穴位

（1）少商（LU11），归手太阴肺经，在手指，拇指末节桡侧，指甲根角侧上方0.1寸（指寸）。

（2）少海（HT3），归手少阴心经，在肘前区，横平肘横纹，肱骨内上髁前缘。

（3）少府（HT8），归手少阴心经，在手掌，横平第5掌指关节近端，第4、5掌骨之间。

（4）少冲（HT9），归手少阴心经，在手指，小指末节桡侧，指甲根角侧上方0.1寸（指寸）。

（5）少泽（SI1），归手太阳小肠经，在手指，小指末节尺侧，指甲根角侧上方0.1寸（指寸）。

37. 名字中带有"神"字的穴位

（1）神门（HT7），归手少阴心经，在腕前区，腕掌侧远端横纹尺侧端，尺侧腕屈肌腱的桡侧缘。

（2）神堂（BL44），归足太阳膀胱经，在脊柱区，第4胸椎棘突下，后正中线旁开3寸。

（3）神封（KI23），归足少阴肾经，在胸部，第4肋间隙，前正中线旁开2寸。

（4）神藏（KI25），归足少阴肾经，在胸部，第2肋间隙，前正中线旁开2寸。

（5）本神（GB13），归足少阳胆经，在头部，前发际上0.5寸，头正中线旁开3寸。

（6）神道（GV11），归督脉，在脊柱区，第5胸椎棘突下凹陷中，后正中线上。

（7）神庭（GV24），归督脉，在头部，前发际正中直上0.5寸。

（8）神阙（CV8），归任脉，在脐区，脐中央。

（9）四神聪（EX-HN1），经外奇穴，在头部，百会前后左右各旁开1寸，共4穴。

38. 名字中带有"俞"字的穴位

（1）臑俞（SI10），归手太阳小肠经，在肩胛区，腋后纹头直上，肩胛冈下缘凹陷中。

（2）肩外俞（SI14），归手太阳小肠经，在脊柱区，第1胸椎棘突下，后正中线旁开3寸。

（3）肩中俞（SI15），归手太阳小肠经，在脊柱区，第7颈椎棘突下，后正中线旁开2寸。

（4）肺俞（BL13），归足太阳膀胱经，在脊柱区，第3胸椎棘突下，后正中线旁开1.5寸。

（5）厥阴俞（BL14），归足太阳膀胱经，在脊柱区，第4胸椎棘突下，后正中线旁开1.5寸。

（6）心俞（BL15），归足太阳膀胱经，在脊柱区，第5胸椎棘突下，后正中线旁开1.5寸。

（7）督俞（BL16），归足太阳膀胱经，在脊柱区，第6胸椎棘突下，后正中线旁开

1.5 寸。

（8）膈俞（BL17），归足太阳膀胱经，在脊柱区，第 7 胸椎棘突下，后正中线旁开 1.5 寸。

（9）肝俞（BL18），归足太阳膀胱经，在脊柱区，第 9 胸椎棘突下，后正中线旁开 1.5 寸。

（10）胆俞（BL19），归足太阳膀胱经，在脊柱区，第 10 胸椎棘突下，后正中线旁开 1.5 寸。

（11）脾俞（BL20），归足太阳膀胱经，在脊柱区，第 11 胸椎棘突下，后正中线旁开 1.5 寸。

（12）胃俞（BL21），归足太阳膀胱经，在脊柱区，第 12 胸椎棘突下，后正中线旁开 1.5 寸。

（13）三焦俞（BL22），归足太阳膀胱经，在脊柱区，第 1 腰椎棘突下，后正中线旁开 1.5 寸。

（14）肾俞（BL23），归足太阳膀胱经，在脊柱区，第 2 腰椎棘突下，后正中线旁开 1.5 寸。

（15）气海俞（BL24），归足太阳膀胱经，在脊柱区，第 3 腰椎棘突下，后正中线旁开 1.5 寸。

（16）大肠俞（BL25），归足太阳膀胱经，在脊柱区，第 4 腰椎棘突下，后正中线旁开 1.5 寸。

（17）关元俞（BL26），归足太阳膀胱经，在脊柱区，第 5 腰椎棘突下，后正中线旁开 1.5 寸。

（18）小肠俞（BL27），归足太阳膀胱经，在骶区，横平第 1 骶后孔，骶正中嵴旁开 1.5 寸。

（19）膀胱俞（BL28），归足太阳膀胱经，在骶区，横平第 2 骶后孔，骶正中嵴旁开 1.5 寸。

（20）中膂俞（BL29），归足太阳膀胱经，在骶区，横平第 3 骶后孔，骶正中嵴旁开 1.5 寸。

（21）白环俞（BL30），归足太阳膀胱经，在骶区，横平第 4 骶后孔，骶正中嵴旁开 1.5 寸。

（22）肓俞（KI16），归足少阴肾经，在腹部，脐中旁开 0.5 寸。

（23）俞府（KI27），归足少阴肾经，在胸部，锁骨下缘，前正中线旁开 2 寸。

（24）腰俞（GV2），归督脉，在骶区，正对骶管裂孔，后正中线上。

（25）胃脘下俞（EX-B3），经外奇穴，在脊柱区，横平第 8 胸椎棘突下，后正中线旁开 1.5 寸。

（26）下极俞（EX-B5），经外奇穴，在腰区，第 3 腰椎棘突下。

39. 名字中带有"太"字的穴位

（1）太渊（LU9），归手太阴肺经，在腕前区，桡骨茎突与舟状骨之间，拇长展肌腱尺侧凹陷中。

（2）太乙（ST23），归足阳明胃经，在上腹部，脐中上 2 寸，前正中线旁开 2 寸。

（3）太白（SP3），归足太阴脾经，在跖区，第 1 跖趾关节近端赤白肉际凹陷中。

（4）太溪（KI3），归足少阴肾经，在踝区，内踝尖与跟腱之间的凹陷中。

（5）太冲（LR3），归足厥阴肝经，在足背，第 1、2 跖骨间，跖骨底结合部前方凹陷中，或触及动脉搏动处。

（6）太阳 (EX-HN4)，经外奇穴，在头部，眉梢与目外眦之间，向后约一横指的凹陷中。

40. 名字中带有"悬"字的穴位

（1）悬颅（GB5），归足少阳胆经，在头部，从头维至曲鬓的弧形连线（其弧度与鬓发弧度相应）的中点处。

（2）悬厘（GB6），归足少阳胆经，在头部，从头维至曲鬓的弧形连线（其弧度与鬓发弧度相应）的上 3/4 与下 1/4 的交点处。

（3）悬钟（GB39），归足少阳胆经，在小腿外侧，外踝尖上 3 寸，腓骨前缘。

（4）悬枢（GV5），归督脉，在脊柱区，第 1 腰椎棘突下凹陷中，后正中线上。

41. 名字中带有"玉"字的穴位

（1）玉枕（BL9），归足太阳膀胱经，在头部，横平枕外隆凸上缘，后发际正中旁开 1.3 寸。

（2）玉堂（CV18），归任脉，在上腹部，横平第 3 肋间隙，前正中线上。

（3）玉液（EX-HN13），经外奇穴，在口腔内，舌下系带右侧的静脉上。

参考文献

1. 路玫. 经络腧穴学技能实训 [M]. 北京：中国中医药出版社，2010.

2. 沈雪勇，刘存志. 经络腧穴学 [M]. 北京：中国中医药出版社，2021.

3. 黄龙祥，黄幼民. 实验针灸表面解剖学 [M]. 北京：人民卫生出版社，2007.

4. 全国针灸标准化技术委员会. 腧穴名称与定位：GB/T 12346—2006[S]. 北京：中国标准出版社，2006.

5. 全国针灸标准化技术委员会. 经穴名称与定位：GB/T 12346—2021[S]. 北京：中国标准出版社，2021.